◆ 医学临床诊疗技术丛书 ◆

肿瘤科疾病
临床诊疗技术

郑和艳　吕翠红　边兴花　主编

U0316311

中国医药科技出版社

内 容 提 要

本书较为系统、全面地介绍了肿瘤科疾病的诊断方法和治疗技术，包括疾病的临床表现、辅助检查、诊断、鉴别诊断和治疗等方面的知识。结合临床实际，重点介绍了诊断和治疗上的临床经验，以及如何做好病情记录、医患沟通等方面的方法与要求。本书立足临床实践，内容全面翔实，重点突出，是一本实用性很强的肿瘤科疾病诊疗读本，适合肿瘤科专业人员以及基层医务工作者阅读。

图书在版编目（CIP）数据

肿瘤科疾病临床诊疗技术/郑和艳，吕翠红，边兴花主编. —北京：中国医药科技出版社，2016.9

（医学临床诊疗技术丛书）

ISBN 978 - 7 - 5067 - 8586 - 0

Ⅰ. ①肿… Ⅱ. ①郑… ②吕… ③边… Ⅲ. ①肿瘤—诊疗 Ⅳ. ①R73

中国版本图书馆 CIP 数据核字（2016）第 191240 号

美术编辑 陈君杞
版式设计 郭小平

出版 中国医药科技出版社
地址 北京市海淀区文慧园北路甲 22 号
邮编 100082
电话 发行：010 - 62227427 邮购：010 - 62236938
网址 www.cmstp.com
规格 787×1092mm $\frac{1}{32}$
印张 11⅝
字数 260 千字
版次 2016 年 9 月第 1 版
印次 2016 年 9 月第 1 次印刷
印刷 北京市昌平百善印刷厂
经销 全国各地新华书店
书号 ISBN 978 - 7 - 5067 - 8586 - 0
定价 **35.00 元**

编委会

前　言

　　肿瘤科是临床医学中重要的组成部分，肿瘤对人类健康和生命的威胁很大，是人类死亡的主要原因之一。随着医学的快速发展和外科学专业分工的进一步细化，肿瘤专业在近年来取得了一系列进步。肿瘤的早期发现、早期诊断、早期治疗是患者获得长期生存的最主要途径。循证医学证明，开展综合防治是目前肿瘤治疗最有效的方法。为了在广大临床医师中普及和更新肿瘤科的诊断和治疗知识，满足肿瘤科专业人员以及基层医务工作者的临床需要，在参阅国内外相关研究进展的基础上，我们结合临床经验编写此书，供广大肿瘤科医师在临床工作中参考，以促进临床肿瘤诊治水平的提高。

　　本书共分为 10 章，较为系统、全面地介绍了肿瘤科常见疾病的概述、临床表现、辅助检查、诊断要点、鉴别诊断和治疗等方面的知识，重点介绍疾病的诊断及治疗。目的是让广大临床医师把疾病相关诊断标准与临床实践更好地结合，从而使临床诊断更规范、合理和科学，并最终提高疾病的治愈率。该书适用于肿瘤科、普通内外科专业人员以及基层医务工作者参考阅读。

　　在本书编写过程中，得到了多位同道的支持和关怀，他们在繁忙的医疗、教学和科研工作之余参与撰写，在此表示衷心的感谢。

由于编写时间仓卒，专业水平有限，书中难免存在不妥和疏漏之处，敬请读者和同道提出宝贵意见。

编　者

2016 年 6 月

目　录

第一章

肿瘤科疾病常见症状

第一节 神经系统症状

一、头痛

（一）颅内肿瘤引起的头痛

头痛是颅内肿瘤患者最为常见的症状。早期头痛可为阵发性，症状较轻，多于清晨或夜间出现。低头、咳嗽、喷嚏、用力排便等动作常使头痛加重，坐位或站立后减轻。幕上肿瘤头痛可从患侧开始，颅内压明显增高后，可加重并累及整个头部。但头痛部位不一定具有定位诊断的意义。大脑凸面肿瘤可有局限性头痛和局部叩击痛。蝶鞍内肿瘤可出现双颞侧头痛。脑室系统肿瘤可出现随体位改变的阵发性头痛，可因肿瘤位置移动、头位变化，出现发作性剧烈难忍的头痛，并可形成特定的强迫体位。颅后窝肿瘤头痛出现较早，程度可相当剧烈，多位于枕后部，可向枕颈部及眶额部放射。少数患者即便颅内肿瘤已发展到晚期，仍可无头痛。小儿颅缝未闭前，由于颅腔扩展，可使头痛变得不明显。

颅内肿瘤除根据其所发生的位置各异而引起不同性质的头痛外，还可有其特殊的表现来协助诊断。如听神经瘤可出现患侧听力障碍、眩晕、耳鸣、面部麻木及共济障碍。

垂体瘤除头痛部位位于额部外，还可出现视野缺损及内分泌障碍。

（二）诊断与鉴别诊断

1. 颅内肿瘤与其他肿瘤引起的头痛 除颅内原发肿瘤外，对于头痛为主要表现，特别是睡眠中突然痛醒的患者及出现神经系统症状如偏瘫、腰背疼痛、精神异常、排尿困难、共济失调等，头颅 CT 出现占位病灶、脑叶低密度灶，虽然无明显呼吸系统症状，但消瘦进行性加重者，应注意有肺癌的可能，进行全面的检查，包括胸部 X 线检查及胸部 CT 扫描，有条件者可行胸部 MRI 扫描，必要时进行肺组织活检，及时确诊，采取治疗措施。

2. 偏头痛 多见于年轻女性，患者有家庭遗传背景；患者发作前有明显的视觉感觉异常、轻瘫、失语等先兆症状；疼痛部位多在一侧，呈周期性发作，每次发作时性质相似，伴有出汗、眩晕、心慌、面色苍白或潮红，甚则腹痛、腹泻等自主神经功能紊乱症状。血管收缩药麦角胺使用后效果显著。大部分患者经历数年至绝经期后症状逐渐减轻或消失。

3. 丛集性头痛 多见于中年男性，发作前无先兆症状，突发于夜间或睡眠时。疼痛剧烈呈密集性发作而迅速达到高峰，从一侧眼部四周或单侧面部开始而快速扩展，甚则波及同侧肩颈部，呈跳痛或烧灼样痛，站立可减轻。伴同侧眼面潮红、流泪、鼻塞、流涕等。疼痛持续数分钟至数小时，无明显神经系统阳性体征，必要时做组胺试验可协助诊断。

4. 鼻窦炎 常位于前额及鼻根部，晨起加重伴鼻塞、流脓涕等。部分患者因继发性肌肉收缩而出现颈部疼痛和后头痛，检查鼻腔可见有脓性分泌物。病变鼻窦部位压痛明显。

5. 神经症性头痛 是其常见的临床表现，部位游走而不固定，一般表现为头部紧束感、重压感、麻痛、胀痛、刺痛等，程度与情绪波动、劳累有关。

二、呕吐

（一）颅内肿瘤引起的呕吐

颅内肿瘤患者的呕吐多在剧烈头痛时发生，可呈喷射性。与进食无关，但进食有时也易诱发呕吐，可伴有脉搏减慢，且常在呕吐之后头痛减轻。伴有或不伴有恶心。呕吐系颅内压增高或肿瘤直接压迫或刺激第四脑室基底部延髓呕吐中枢或迷走神经核所致。颅后窝肿瘤，呕吐出现较早也较多见。呕吐为颅内肿瘤的早期或首发症状，头位变动可诱发或加重呕吐。小儿颅内肿瘤以呕吐为主要症状，头痛却不甚明显，易被误诊为胃肠道疾病，应高度重视。

（二）诊断与鉴别诊断

颅内肿瘤引起的呕吐必须与下述非肿瘤疾病的呕吐相鉴别。

1. 前庭障碍性呕吐

（1）迷路炎：为化脓性中耳炎的并发症。临床表现为发作性眩晕、恶心、呕吐及眼球震颤等。结合病史及耳科检查，可以确诊。

（2）梅尼埃病：多见于中年人。临床表现为突然发作的旋转性眩晕、耳鸣、耳聋伴恶心、呕吐、面色苍白、出冷汗、血压下降等反射性迷走神经刺激症状，每次发作持续数分钟或数小时。发作时出现规律性水平性眼球震颤，发作后有明显的缓解期，缓解期长短不一，神经系统检查无异常发现。

（3）晕动病：乘坐车、船、飞机等出现眩晕、恶心、呕吐，常伴有面色苍白、出冷汗、全身无力。睡眠不足、情绪不佳或不良气味刺激可成为诱因。

2. 脑血管病引起的呕吐

（1）高血压脑病：可出现明显的头痛、眩晕、恶心、呕吐等。当病情加重出现脑出血之前，头痛与呕吐剧烈。

（2）椎－基底动脉供血不足：多发生于中年以上，男性多于女性，临床表现主要为眩晕、头痛和恶心、呕吐、出汗等自主神经功能紊乱症状，提示前庭功能障碍。

（3）偏头痛：此病多见于青年女性，青春期起病，以阵发性半侧头痛为临床特点，头痛剧烈时可出现恶心、呕吐，呕吐后头痛减轻。应用麦角胺治疗后症状明显好转。

3. 呕吐型癫痫　此型少见。临床特点是长期反复呕吐，呕吐突然发作，为阵发性，严重时 1 日内发作数次。脑电图检查有癫痫波，抗癫痫药物治疗有效。

4. 神经性呕吐　为胃神经官能症或癔病症状之一。特点是呕吐发作和精神刺激有着密切关系。常不伴恶心，呕吐可于进食后立即发生，呕吐量不多，呕吐后又可进食，如此反复发生。患者常伴有其他的神经官能症症状，如头晕、失眠、乏力等。体格检查无异常。

5. 颅内感染引起的呕吐　颅内感染可因炎症渗出及脑组织肿胀，导致颅内压增高，出现头痛、呕吐。可呈喷射性呕吐，并伴有发热、寒战、脑膜刺激征。

6. 消化系统疾病引起的呕吐　呕吐是消化系统疾病的常见症状。胃、十二指肠疾病引起的呕吐，常以恶心为先兆，吐出后感到轻松。急性胃肠炎多有饮食不洁史，可伴有腹泻。幽门梗阻患者多有胃病史，所致呕吐常呈周期性发作，多在进食后一段时间出现，可呈喷射性。肠梗阻患者呕吐剧烈，低位回肠梗阻时，晚期呕吐物可带粪臭气液体，可伴有肠绞痛与停止排便、排气等。急性阑尾炎、急性胆囊炎、胆管蛔虫症等除呕吐外，均伴有各自特点的腹痛症状。

7. 其他疾病引起的呕吐　许多全身感染疾病、尿毒症、糖尿病酮症酸中毒、低钠血症、甲状腺危象均可引起不同程度的恶心、呕吐。妊娠反应、药物反应、放射治疗后反应也可加重呕吐。

三、眩晕

（一）颅内肿瘤引起的眩晕

临床上许多颅内肿瘤都可引起眩晕，但眩晕的性质、程度及其伴随的症状各有特点，结合必要的检查，可做出正确的诊断。

1. 脑桥小脑角肿瘤　大多数为听神经瘤。多见于成年人。起病缓慢，出现进行性的单侧听力减退，逐渐发生患侧三叉神经及面神经损害症状。常伴有眩晕和耳鸣。眩晕随病程进展逐渐加重。病程后期可出现小脑共济失调及后组脑神经损害。

2. 脑干肿瘤　脑干肿瘤尤其是脑桥与延髓部位的肿瘤，可累及前庭神经核，出现眩晕和眼球震颤。患者还可伴有交叉性瘫痪、多组脑神经障碍及对侧肢体瘫痪，并可出现病理征阳性。

3. 第四脑室肿瘤　第四脑室部位的肿瘤，尤其是囊性或带蒂的肿瘤，当患者转动头部时，可突然出现眩晕与头痛、呕吐等症状，称 Bruns 征。由于患者头部处于某特定位置时，即会出现眩晕，为避免眩晕而保持头部在一定的位置，易被误诊为"位置性眩晕"。

4. 小脑肿瘤　发生眩晕的程度一般不严重。病变损害绒球小结叶时，眩晕明显加重。临床上多伴有共济失调症状。

5. 幕上肿瘤　除因为颅内压增高，可表现出头晕或眩晕外，也可因肿瘤压迫而诱发以眩晕为主要表现的癫痫发作。眩晕性癫痫系以眩晕为症状的癫痫发作，起止突然，多为真性眩晕，为时数分钟至数十分钟不等。眩晕发作时，可伴有其他癫痫症状，如意识丧失、精神运动性癫痫、癫痫大发作等，结合脑电图检查可以诊断。抗癫痫药物治疗有效。

（二）非肿瘤疾病引起眩晕的鉴别诊断

1. 脑血管性疾病　临床上脑动脉硬化、小脑后下动脉血栓、小脑出血，特别是椎－基底动脉短暂缺血发作等，极易导致眩晕。眩晕常是首发症状，为旋转性、移动性或浮动性，多因头位或体位改变诱发。眩晕同时伴有视觉闪光、复视、视物变形、颜面和肢体麻木感、头痛、晕厥、猝倒等其他症状。头后仰垂悬床外并分别左右转颈，当健侧椎动脉受压时，可因脑干缺血而出现眼震。

2. 梅尼埃病　多发生于中年人。临床表现为发作性眩晕、耳鸣、耳聋、恶心、呕吐、眼球震颤。常因精神紧张、疲劳、受寒等诱发，可数日至数年发作一次。病前耳内有胀满感，每次发作持续数分钟至数小时不等，头位改变或睁眼后加重。耳鸣和听力减退呈波动性，即间歇期可恢复，但发作越多恢复越差。多有复听（患耳、健耳对同一纯音声调不同）和响度重振（怕闹声）。听力丧失后，眩晕常可终止。

3. 眼源性眩晕　除视动性眩晕和俯视性眩晕等生理性眩晕外，主要因双眼在视网膜上成像不等干扰了视觉定位功能引起。一般为假性眩晕（视动性眩晕例外），在注视外物时加重，闭眼或闭一侧眼后症状消失（先天性眼震例外）。无前庭型眼震。常见原因有：①屈光异常，见于屈光参差（双眼屈光相差 >3D）、角膜病变（炎症、瘢痕、锥形角膜）、晶状体异位和不适眼镜等；②眼肌病变，见于眼肌瘫痪、隐斜、辐辏力弱等；③视网膜病变，见于视网膜色素变性、视网膜脱离等。

4. 本体感觉性眩晕　因脊髓后索或脑干内侧丘系病变致本体感觉传入中断引起，为假性眩晕。伴有肢体深感觉减退、感觉性共济失调和肌张力减退等。偶可因腰肌、颈肌痉挛，有过多的本体感觉冲动传入中枢所致。

5. 精神性眩晕　见于神经官能症、癔病、焦虑症等。精神因素可诱发或影响眩晕的发作和程度，精神性眩晕也可合并于器质性眩晕中发生。

6. 药物中毒性眩晕　多种药物可造成前庭神经损害，以链霉素最为常见。多为慢性中毒，出现眩晕、耳鸣后，还可出现恶心、平衡障碍、步态蹒跚等。

四、共济失调

（一）肿瘤引起的共济失调

小脑占位病变可出现明显的平衡障碍和共济失调，但根据病变所在位置不同，共济失调的表现形式亦不同。患者可出现进行性的颅内压增高，还可出现步态异常、肢体活动幅度异常、肢体活动迟滞、协调不能、交互反复运动障碍、运动性震颤、眼球震颤、肌张力减低、书写及语言障碍等。

小脑性共济失调的特点是：既有躯体的平衡障碍导致站立不稳，也有肢体的共济失调而出现肢体辨距不良、动作笨拙不稳、轮替运动障碍、协调障碍、运动起始及终止出现延迟或连续性障碍。小脑性共济失调不受睁眼、闭目或照明度的影响，不伴感觉障碍，有眼球震颤、构音障碍和特殊小脑步态，行走时步态蹒跚、常向患侧倾倒。闭目难立征阳性。肌张力减低，腱反射迟钝或消失。指鼻试验和跟 - 膝 - 胫试验阳性，可见上肢呈弧线摆动及意向性震颤，并有肌张力减低、关节运动过度、肌肉反跳现象等。多数小脑疾病症状比较持久，但恢复后后遗症不明显。患者眩晕症状不明显。共济失调与头的位置关系不大。

1. 小脑半球肿瘤　临床上原发性的小脑半球肿瘤多累及一侧。主要表现为慢性进行性患侧肢体共济失调，伴以肌张力减低和意向性震颤，而躯干平衡障碍不明显。如指鼻试验及跟 - 膝 - 胫试验阳性。单侧小脑半球病变，表现为以上肢症状明显的肢体共济失调。病变位于一侧结合臂交叉以下（包括小脑）时，症状在病变同侧。病变位于一侧结合臂交叉以上时，症状在病变对侧。两侧小脑半球肿瘤，临床上少见，多为一侧肿瘤向另一侧发展或为多发脑转移瘤。可引起四肢共济失调，但其共济失调的表现可随病程发展而先后、程度不一。主要表现为肢体的共济失调，而躯干平衡障碍不明显。

2. 小脑蚓部肿瘤 小脑蚓部病变主要引起平衡障碍。临床上以躯干平衡失调为主。静坐、站立及步行时出现平衡障碍，四肢的共济运动基本正常或完全正常，称作小脑蚓部综合征。急性进行性小脑蚓部病变以肿瘤最常见，尤其是儿童，如小脑蚓部髓母细胞瘤、星形细胞瘤、室管膜瘤等。成人则以转移性肿瘤多见。临床特点为进行性颅内压增高及躯干共济失调。表现为患者站立与步行时共济失调最为明显，身体向后摇晃和倾倒，特别是在转身时可见明显步态不稳，上肢共济失调不明显，常伴眩晕和肌张力减低。

3. 脑桥小脑角占位 多见于成人，以听神经瘤常见。肿瘤增大到压迫损害小脑及其传入神经、传出神经的传导束，产生与小脑半球肿瘤相同的症状。此外，患者还可有听力减退或丧失、面部麻木等症状，可资诊断。晚期因脑干受压，可出现言语障碍与吞咽障碍、对侧锥体束征与感觉障碍。

4. 脑干病变 脑干（中脑、脑桥、延髓）病变引起的共济失调可为深感觉性共济失调、小脑性共济失调或前庭性共济失调，以小脑性共济失调最常见。脑干与小脑半球的联系较蚓部多，故脑干损害所致的小脑性共济失调以四肢共济失调为显著，伴有毗邻结构受累症状，出现相应的脑神经障碍和传导束体征。由于脑干组织受损后代偿不如小脑半球，因此症状持续时间久。

5. 第四脑室病变 第四脑室肿瘤或囊肿也可出现单侧小脑性共济失调。

（二）非肿瘤引起的共济失调

1. 前庭性共济失调 特征为站立及行走时出现平衡障碍。一般都伴有眩晕、眼球震颤和前庭功能试验异常等，但没有肢体的共济运动障碍，也没有深感觉障碍。前庭性共济失调与小脑占位性病变引起的共济失调有相似之处，如站立时躯体不稳，向侧方或后方倾倒，行走时偏斜等。但前庭性共济失调的平衡障碍无论在静止或运动时均可出现，而且以眩晕、眼球震颤等前庭迷路症状为特点。

2. 深感觉性共济失调 与小脑占位性病变引起的共济失调有所不同，共济失调在睁眼时不明显，闭目后明显加重。即在无视觉辅助的情况下，共济失调症状明显加重。可伴位置觉、震动觉等深感觉减退或消失。患者夜间行走困难。洗脸时躯体容易向脸盆方向倾倒，呈洗脸盆征阳性。因深感觉障碍多见累及下肢，站立不稳和步态不稳为主要临床表现。行走时双目注视地面，举足过高，步距宽大，踏地过重，状如跨阈，故称跨阈步态。闭目难立征阳性，指鼻试验、跟－膝－胫试验不准确。

3. 大脑性共济失调 大脑的额叶、顶叶、颞叶、枕叶和胼胝体等部位病变均可出现共济失调。大脑性共济失调从不伴随肢体震颤及眼球震颤。

（1）额叶性共济失调：额叶病变时可发生对侧肢体的共济失调，症状与小脑性共济失调相似但较轻，在站立时明显，倾向于向后或侧方倾斜。步行时步基宽，腿僵直，起步困难，足如同粘在地上，属步行失用征。且站立或行走时可出现强直性跖反射。临床特点有肌张力增高、腱反射亢进、病理征阳性，并可有精神症状和强握反射。与小脑病变者肌张力减低、腱反射减退或呈钟摆样、无病理反射的临床表现不同。且闭目难立征、眼球震颤或运动迟缓等症状少见。额叶病变产生共济失调的机制与额桥小脑束受累或颅内高压影响小脑或迷路有关。

（2）颞叶性共济失调：颞叶病变引起对侧肢体轻度共济失调。特点是共济失调症状轻，早期不易发现，应结合颞叶病变的其他体征如同向偏盲、失语等症状，做出定位诊断。产生机制为颞叶平衡中枢受损所致，也可继发于颅内压增高。

（3）顶叶共济失调：顶叶病变所致顶叶共济失调多伴有深感觉障碍或皮质感觉障碍。因顶叶是小脑和前庭的高级中枢，顶叶旁中央小叶损害时可引起对侧肢体的小脑性共济失调及大小便障碍。

4. 遗传性共济失调 是一组以共济失调、辨距不良为主要表现的中枢神经系统慢性变性疾病。病因不明，大多有家族遗传史。常染色体隐性遗传或显性遗传，偶为伴性遗传。病理变化以脊髓、小脑、脑干变性为主。其他周围神经、视神经、大脑和小脑等也可受累。由于病损部位不同，损害程度轻重不等，临床症状有较大差异。

5. 类似共济失调的症状 临床上许多疾病的症状类似共济失调，但并非真正的共济失调，应注意鉴别。

（1）不完全性瘫痪：不完全性瘫痪时可出现行走障碍、随意运动障碍，表现与共济失调相似。当下肢不完全性瘫痪时，跟－膝－胫试验出现不稳。这种协调障碍并非由于小脑性、深感觉障碍性或前庭性病变所致，而是由于运动功能不全，肌力减弱引起。

（2）肌张力过度增强：锥体外系疾病如扭转痉挛等，由于肌张力的过度增强，影响肢体运动的正确方向。锥体束性肌张力增强时，也影响肢体运动的正确完成。需与共济失调相鉴别。

（3）不自主运动：临床上有时会将舞蹈症或手足徐动症的手足异常运动误认为共济失调。可通过伴随的其他症状相鉴别。

（4）站立步行障碍：患者不能站立或行走，卧床时下肢肌张力增高，被动屈膝困难。足背屈时，有逐渐增强的压迫感，但足跖屈时感到容易且柔软。

（5）眼部疾病引起假性共济失调：眼肌瘫痪时易将对象物体认错，随意运动出现偏斜，为假性共济失调。如眼肌瘫痪出现复视时，行走可偏斜。但遮盖患眼，这种现象消失。闭合双目做指鼻试验则准确无误，易与小脑性共济失调相鉴别。

五、脑疝

颅内肿瘤、脑水肿等造成病变区体积增大，挤压推移脑组织向邻近阻力最小的方向移动。脑组织若被挤入颅腔内的硬膜孔道或解剖裂隙，即形成脑疝。脑疝可使受压脑组织发生严重的继发性损害，是一种严重的颅内压增高危象。大多呈急性发作，但也可呈亚急性发作或慢性发作。以小脑幕切迹疝和枕骨大孔疝最为常见和危害最大。临床上也可同时发生多类疝，形成复合疝。颅内肿瘤和脑水肿等非肿瘤引起的脑疝，在临床症状和体征方面没有明显的差别。

（一）小脑幕切迹疝

又称小脑幕裂孔疝或颞叶疝。正常情况下，颞叶钩回、海马回及邻近舌回均位于小脑幕以上，若上述组织超过小脑幕缘下3mm，即可认为出现颞叶疝。

当颞叶受挤下移时，颞叶钩回突入病变侧脚间池，形成颞叶钩回疝或颞叶前疝。海马回及部分舌回突入病变侧环池，形成海马回疝。胼胝体压部及扣带回突入四叠体池，形成颞叶后疝。病情继续发展，病变侧各疝合并，即为颞叶全疝。两侧全疝合并存在，称为环疝。

小脑幕切迹疝除出现一般颅内压增高的症状外，还有以下临床表现。①意识障碍：进行性加重。由清醒逐渐发生神志阵发模糊，意识朦胧伴躁动不安，逐渐进入嗜睡、昏睡甚至昏迷，或由浅昏迷突然发展为中度昏迷或深度昏迷。②瞳孔变化：早期病灶侧瞳孔可短暂缩小，随后患侧瞳孔逐渐散大，对光反应迟钝或消失。当脑疝终末期时，两侧瞳孔明显散大，对光反应消失，眼球固定。③锥体束征：病灶对侧肢体瘫痪及中枢性面瘫，肌张力增高，腱反射亢进，病理征阳性。晚期也可呈去脑强直状态。④生命体征改变：出现明显的库欣反应。表现为初期呼吸深而慢，继之出现潮式呼吸或叹息样呼吸。晚期呼吸不规律，浅快而弱直至呼吸停止。脉搏先慢而后频而微弱，血压先升而后降，体温微上升而后下降，最终心跳停止。此过程可在数分钟或数小时内结束。

（二）枕骨大孔疝

又称小脑扁桃体疝。多发生于颅后窝占位病变，也可见于小脑幕切迹疝的中、晚期。颅内压增高使小脑扁桃体向下疝入枕骨大孔。枕骨大孔疝分为慢性疝和急性疝两种。

1. 慢性疝 为渐进性。早期有枕下痛、颈项强直、眩晕、舌咽神经、迷走神经、副神经和舌下神经等轻度损害，吞咽困难。患者意识清楚。偶可出现四肢强直、呼吸轻度抑制。病情发展超出代偿能力后，生命体征迅速恶化并出现昏迷。

2. 急性疝 多为急速发生，有严重颅内压增高的症状。头痛剧烈，阵发性加重，恶心呕吐频繁。生命体征变化出现较早且明显，呼吸、脉搏减慢，血压升高，强迫头位，四肢肌张力减低，肌力减退。意识障碍和瞳孔变化发生较晚。一旦出现，继之生命中枢衰竭。可突然昏迷、潮式呼吸或呼吸停止、双眼瞳孔散大、脉搏频快而微弱或心跳很快停止、血压下降。多见于重型颅脑创伤和颅后窝占位病变，也可由于腰椎穿刺、用力等造成原有慢性枕骨大孔疝急剧加重而致。

枕骨大孔疝与小脑幕切迹疝的鉴别点：前者生命体征中呼吸、循环障碍出现较早，瞳孔和意识变化晚期才出现；后者瞳孔和意识变化出现较早，延髓功能受损出现稍晚。

（三）其他类型脑疝

1. 小脑幕切迹上疝 又称小脑蚓部疝。颅后窝占位使小脑蚓部上端和小脑前叶一部分，经小脑幕切迹向上逆行疝入四叠体池内。占位造成梗阻性脑积水，进行侧脑室穿刺快速引流，可诱发或加重此疝。

由于小脑幕切迹上疝组织造成四叠体受压，患者表现为双侧上睑部分下垂、两眼上视受限、瞳孔等大但对光反应消失、不同程度的意识障碍等。晚期出现去大脑强直及呼吸暂停。

2. 大脑镰疝 又称扣带回疝。常由于一侧幕上占位或脑水肿，使半球内侧面的扣带回及邻近的额回经大脑镰下向对侧移位。额顶叶肿瘤最易引起此疝。由健侧进行侧脑室穿刺快速引流时也可使大脑镰疝发生或加重。一般无意识障碍，部分患者可出现对侧下肢瘫痪、排便障碍等症状。

3. 蝶骨嵴疝 颅前窝或颅中窝占位病变或脑水肿推移脑组织跨越蝶骨嵴，蝶骨嵴在脑组织上留下明显压痕。一般临床上无特征性表现。

六、脑神经损害定位症状

脑内肿瘤损害脑神经后，可以根据不同的症状进行脑神经损害的定位诊断和鉴别诊断。

（一）视神经通路的损害

视神经通路自视网膜、视神经、视交叉、视束、外侧膝状体、视放射至枕叶视觉皮质，路径虽很长，但由于行经颅内各部的解剖结构及生理功能的不同，损害后的视野改变也各异，由此可判断视路损害的部位。

1. 视神经损害 患侧视力减退或全盲，伴直接光反射消失，但间接光反射仍存在。眼底视盘萎缩。可见于肿瘤压迫。

2. 视交叉损害 视交叉中央损害时，视神经双鼻侧纤维受损，产生双颞侧偏盲，多见于鞍区肿瘤，尤其是垂体瘤、颅咽管瘤。如病变扩展至视交叉外侧累及患侧的颞侧纤维时，则患侧眼全盲，对侧眼颞侧偏盲。见于鞍区肿瘤。

3. 视束损害 病灶同侧视神经颞侧纤维和对侧视神经鼻侧纤维受损，产生患侧眼鼻侧偏盲，对侧眼颞侧偏盲，即对侧同向偏盲，伴有"偏盲性瞳孔强直"（光束自偏盲侧照射瞳孔，不出现瞳孔对光反应，自另侧照射时则有对光反射）。多见于颞叶肿瘤向内侧压迫时。

4. 视辐射受损 完全受损时出现对侧同向偏盲，见于枕叶肿瘤，但因瞳孔光反射的传入纤维已进入丘脑外侧膝状体，故无偏盲性瞳孔强直。此外，视辐射向后上方和下方的纤维逐渐分开，故可出现同向上象限性盲（下方纤维受损），见于颞叶后部肿瘤；或同向下象限性盲（上方纤维受损），见于顶叶肿瘤。多见于内囊和颞顶叶肿瘤。

5. 视觉皮质损害 一侧病变时视野改变同视辐射病变，出现对侧同向偏盲或上、下象限性盲，但有黄斑回避（偏盲侧光反射存在，同时视野中心部常保存）。双侧视皮质损害时，视力丧失，但对光反应及调视反射存在，称皮质盲。刺激病变时，可出现光幻视或形象幻视。多见于枕叶的肿瘤。

（二）眼球运动障碍

眼球运动由动眼神经、滑车神经及展神经完成。眼球运动障碍可由上述神经单独或同时受损引起。临床以动眼神经麻痹和展神经麻痹多见。

1. 动眼神经损害

（1）周围性损害 表现为上睑下垂，眼球外下斜视，向上、向下、向内运动受限，复视，瞳孔散大，对光反应消失。因走行各段邻近结构不同，其临床表现也不同。

①中脑病变：为髓内段动眼神经纤维受损，常累及同侧尚未交叉的锥体束，故出现病灶侧动眼神经麻痹，伴对侧中枢性面瘫、舌瘫及肢体上运动神经元瘫痪（Weber综合征）。见于中脑肿瘤。

②颅底病变：仅有一侧动眼神经麻痹，多见于小脑幕切迹疝等。

③海绵窦病变：早期可仅有动眼神经麻痹，常累及滑车神经和展神经，可发展为全眼肌瘫痪。此外，因同侧三叉神经第Ⅰ、第Ⅱ支也受损害，颜面部该两支神经支配范围内感觉减退或三叉神经痛发作，角膜反射减弱或消失。

④眶上裂病变：同海绵窦病变。因动眼神经入眶上裂进而分为上、下两支，故受损有时仅表现为部分眼肌瘫痪。见于该处肿瘤等。

⑤眶内病变：同眶上裂病变。因同时累及视神经，出现视力减退、视盘水肿。见于眶内肿瘤等。

（2）核性损害：中脑上丘病变时，可表现为双侧的个别眼肌瘫痪，而核上端支配瞳孔括约肌和睫状肌的埃-魏（Edinger-Westphal，E-W）核常不累及，故瞳孔多正常。见于脑干肿瘤。

（3）核上性损害：表现为双眼协同运动障碍，如双眼侧视麻痹或同向偏斜，或双眼上视和（或）下视不能［可伴瞳孔对光反应和（或）调视反射消失］，系脑干或皮质眼球协同运动中枢受损引起。多见于脑干肿瘤及脑卒中等。核上性损害具有无复视、双眼同时受累、瘫痪眼肌的反射性运动仍保存的特点。

2. 展神经损害 表现为眼球内斜视，眼球不能向外侧转动，有复视。

（1）核性损害：展神经核位于脑桥面丘水平，被面神经所环绕。该处病变时表现为病灶同侧眼球外展不能、内斜视和周围性面瘫。因病变常累及同侧未交叉的锥体束，故还出现对侧肢体上运动神经元瘫痪（Millard-Gubler综合征）。多见于脑干肿瘤。

（2）周围性损害

①颅底病变：展神经在颅底行程较长，故很易受损，可为单侧或双侧，出现一侧或双侧眼球外展受限或不能。见于颅底斜坡肿瘤、颅底转移癌、颅内压增高等。

②海绵窦、眶上裂和眶内病变：见动眼神经损害。

（3）核上性损害：表现为双眼同向运动障碍，系脑干或皮质眼球同向中枢病变引起。

①侧视麻痹：同向侧视中枢有脑桥侧视中枢和皮质侧视中枢。两个侧视中枢的病变均可引起侧视麻痹。脑桥侧视中枢病变时，常损及邻近的面神经核和未交叉的皮质脊髓束，出现同侧周围性面瘫和对侧肢体上运动神经元瘫痪及双眼不能向病灶侧注视而凝视病灶对侧（患者凝视自己的瘫痪侧肢体，称 Foville 综合征）。见于脑桥肿瘤等。皮质侧视中枢病变时，双眼不能向病灶对侧注视，且因受对侧（健侧）侧视中枢的影响，双眼向病灶侧偏斜（患者凝视自己的病灶侧）。但当病变较轻产生刺激症状时，则双眼向病灶对侧偏斜。由于皮质其他部位的代偿作用，皮质侧视中枢产生的侧视麻痹多为一过性。见于额叶肿瘤等。

②垂直运动麻痹：垂直运动脑干中枢位于中脑四叠体和导水管周围灰质。中脑病变时引起双眼不能同时上视和（或）下视，可伴瞳孔对光反应和（或）调节反射消失。见于中脑的肿瘤。

3. 面肌瘫痪的定位诊断

（1）中枢性面瘫：即核上性损害，表现为病灶对侧下部面肌瘫痪。如口角下垂、鼻唇沟变浅、口角偏向健侧、鼓腮及吹口哨不能等。

①皮质运动区病变：除中枢性面瘫外，多伴有面瘫同侧以上肢为主的上运动神经元肢体瘫痪及舌瘫；也可为刺激症状，表现为面部或同时有肢体的局限性运动性癫痫发作。见于额叶占位性病变等。

②内囊病变：除中枢性面瘫外，因病变同时累及皮质脊髓束、丘脑皮质束及视辐射，而出现面瘫同侧的肢体上运动神经元瘫痪、偏身感觉障碍及同侧偏盲，称为"三偏征"。见于内囊占位性病变。

（2）周围性面瘫：即核下性损害。除下部面肌瘫痪外，还有上部面肌瘫痪，如抬额、皱眉不能，额纹消失，眼睑闭合不全等。

①脑桥病变：当脑桥病变累及面神经时，展神经及位于脑桥腹侧的锥体束均受累，出现病灶同侧的周围性面瘫、展神经麻痹及病灶对侧肢体的上运动神经元瘫痪（Millard-Gubier综合征）。见于脑桥肿瘤等。

②脑桥小脑角病变：除面神经受损外，因累及邻近的三叉神经、前庭蜗神经及小脑，故除周围性面瘫外，还可分别出现面部麻木、疼痛、咀嚼肌无力及萎缩，耳鸣、耳聋、眩晕以及共济失调等，称为"脑桥小脑角综合征"。多见于脑桥小脑角肿瘤（尤以听神经瘤、胆脂瘤多见）等。

4. 延髓性麻痹（球麻痹）的定位诊断

位于延髓内的疑核和舌下神经核，经由舌咽神经、迷走神经和舌下神经，支配软腭、咽肌、声带和舌肌。疑核和舌下神经核的中枢支配为源自中央前回下方的皮质脑干束。当上述神经通路受损而出现构音障碍、发声障碍及吞咽障碍时，称为"延髓性麻痹"。

（1）真性延髓麻痹：为一侧或双侧延髓病变或舌咽神经、迷走神经及舌下神经病变所致，表现为声嘶、构音不清、吞咽困难、软腭下垂、咽反射消失、伸舌偏斜或不能、舌肌萎缩并有肌纤维震颤。慢性者多见于脑干肿瘤等。

（2）假性延髓麻痹：为双侧皮质运动区或皮质脑干束损害所致，因疑核受双侧皮质脑干束支配，一侧病变时不发生症状。除构音障碍、发声障碍及吞咽障碍外，与真性延髓性麻痹不同处为咽反射存在，无舌肌萎缩及震颤，且常伴有双侧锥体束征和病理性脑干反射如吸吮反射（以手指触碰患者上唇，引起吸吮样动作）和掌颏反射（轻划手掌大鱼际肌皮肤，引起同侧颏肌收缩），智力多减退，双侧内囊病变时尚有强哭强笑表现。

七、瘫痪

瘫痪是指肌肉的活动能力减弱或丧失，是神经系统常见的症状之一。肌力减弱为轻瘫（肌力4级）或不完全瘫（肌力2~3级），肌力丧失者为全瘫（肌力0~1级）。

临床上可分为单瘫、偏瘫、截瘫和四肢瘫4种形式。可由原发性或转移性的颅内肿瘤、脊髓肿瘤或脊柱肿瘤压迫脊髓引起。

（一）单瘫

单瘫是指某个肢体或肢体的某一部分的瘫痪。见于大脑半球运动区的局限性损害，也可见于脊髓、脊髓神经根的局限性损害。

1. 大脑皮质运动区（中央前回）损害 中央前回下部病变出现对侧上肢上运动神经元瘫痪，上部病变出现对侧下肢上运动神经元瘫痪。病变如局限于皮质时，瘫痪始终为弛缓性，与一般上运动神经元瘫痪后期为痉挛性者不同。如病变在优势半球累及额下回后部 Broca 区时，还可伴运动性失语。当病变引起刺激症状时，瘫痪肢体还可出现局限性运动性癫痫发作而无明显瘫痪。

2. 脊髓半横贯性病变

（1）胸段病变因：同侧皮质脊髓束受损，引起同侧下肢上运动神经元瘫痪。病变同时累及后索及脊髓丘脑束，分别引起损害水平以下同侧深感觉和对侧痛温觉减退，称为"脊髓半切综合征"（Brown-Séquard 综合征）。

（2）腰段病变：损及同侧脊髓前角，出现病变侧下肢运动神经元瘫痪，常伴有下肢放射性疼痛和感觉减退等马尾症状。以上均多见于脊髓压迫症的早期。

3. 脊髓前角病变　颈膨大（颈髓5～胸髓1）支配上肢的肌肉运动，腰膨大（腰髓2～骶髓2）支配下肢的肌肉运动，上述部位病变可分别引起上、下肢部分肌肉下运动神经元瘫痪，并因刺激作用，伴有瘫肌的肌纤维震颤。病变如仅限于前角时，无感觉障碍，多见于脊髓前角灰质炎等。若伴浅感觉分离则见于脊髓空洞症等。

4. 脊神经前根病变　所产生的瘫痪与脊髓前角损害者相同，但肌纤维震颤较粗大，称肌纤维束性震颤。此外，病变常同时累及邻近的脊神经后根，故多伴有相应的根性分布的感觉障碍，如上、下肢的放射性疼痛，浅感觉的减退、丧失或过敏等。多见于神经根炎、早期椎管内占位性病变。

5. 神经丛损害　近端损害同相应的脊神经前根损害的症状，远端者则表现为其组成的有关神经干损害症状。以臂丛近端病变为例。①臂丛上干型损害：颈5～6神经根受损，表现为上肢近端和肩胛带肌瘫痪、萎缩，上肢不能上举、屈肘和外旋。肱二头肌腱反射和桡骨膜反射消失，上肢桡侧放射性疼痛和感觉障碍，前臂肌肉和手部功能正常。多见于创伤、产伤等。②臂丛下干型：颈7～胸1神经根受损，表现为肌肉瘫痪和萎缩以上肢远端（包括手部）为主，尺侧有放射性疼痛和感觉障碍，可有 Horner 征。多见于肺尖肿瘤、锁骨骨折等。

（二）截瘫

双下肢的瘫痪称为截瘫。大多是颈膨大以下的脊髓损害所致。

1. 双侧旁中央小叶病变　双下肢上运动神经元瘫痪，但多呈弛缓性，可有双下肢运动性癫痫发作，并有失抑制性高张力型膀胱障碍。见于该部位占位性病变及上矢状窦病变。

2. 脊髓病变

（1）脊髓横贯性损害：损害平面所支配的肌肉因脊髓前角受损，呈现下运动神经元瘫痪，损害平面以下肢体因皮质脊髓束受损，呈现上运动神经元瘫痪（脊髓休克期可为弛缓性瘫）；损害平面以下所有深感觉、浅感觉减退或消失；括约肌功能障碍因脊髓损害水平不同而异，骶髓以上急性病变的休克期，表现为失张力性膀胱，但休克期过后，如膀胱反射弧的功能恢复，可逐渐转变为反射性膀胱。此外，损害平面以下尚有泌汗、皮肤营养及血管舒缩障碍。

胸节段、腰节段损害的具体表现如下：①胸段（胸髓 2～12）损害，双下肢呈上运动神经元瘫痪，病灶水平以下的全部感觉丧失，大、小便障碍，受损髓节支配的躯干部位常有神经根性痛或束带感；②腰膨大（腰髓 1～骶髓 2），双下肢呈下运动神经元瘫痪，下肢及会阴部全部感觉丧失，大、小便障碍，伴有下腰和（或）下肢的神经根性痛。

（2）脊髓其他损害

①腰膨大部的两侧脊髓前角损害：出现双下肢下运动神经元瘫痪，而不伴有感觉障碍和括约肌功能障碍。

②胸髓两侧侧索损害：引起双下肢上运动神经元瘫痪而无其他脊髓横贯损害症状。

③胸髓两侧侧索和后索损害：双下肢上运动神经元瘫痪，伴有深感觉丧失和感觉性共济失调，肌张力和腱反射改变视侧索和后索何者损害为主而定。当后索损害为主时下肢肌张力减退，腱反射消失。

3. 双侧腰骶神经根病变 双下肢呈现下运动神经元瘫痪，伴有下肢放射性疼痛和沿根性分布的浅感觉障碍，因骶神经根受损，出现失张力性膀胱。

（三）偏瘫

1. 大脑皮质损害 大脑广泛性损害累及整个中央前回时，

可引起对侧中枢性偏瘫及面瘫、舌瘫，可伴对侧肢体局限性运动性癫痫发作。优势半球病变时，可伴有运动性失语，累及后中央后回时常有皮质感觉障碍。

2. 内囊病变　由于锥体束、丘脑皮质束及视放射均从内囊通过，因此，内囊损害后除出现病灶对侧中枢性偏瘫及面瘫、舌瘫外，可伴有对侧偏身感觉障碍以及对侧同向偏盲，即"三偏综合征"。常见于脑血管病变和肿瘤等。

3. 半卵圆区病变　由于上、下行的感觉通路和运动通路及其支配颜面和上、下肢的纤维在半卵圆区呈扇形分散排列，病变常使各种纤维受损程度不同，因此，偏瘫常表现为上、下肢和颜面受累程度不同，运动障碍与感觉障碍的轻重也不相平行。多见于颅内肿瘤及血管病变。

4. 脑干病变　因脑干病变损害所在平面同侧的脑神经运动核和髓内的核下纤维以及未交叉到对侧去的皮质脊髓束，从而出现病灶同侧脑神经的周围性瘫痪、对侧肢体上运动神经元瘫痪，称为交叉性瘫痪。多见于脑干肿瘤、炎症及血管病变。

不同损害平面其表现也各异。如①中脑病变：病灶侧动眼神经麻痹，对侧中枢性面瘫、舌瘫及肢体瘫痪（Weber 综合征）；②脑桥病变：病灶同侧展神经及面神经麻痹、对侧中枢性舌瘫及肢体瘫痪（Millard-Gubler 综合征）；③延髓病变：病灶同侧延髓性麻痹或舌下神经麻痹，对侧肢体瘫痪。

5. 脊髓病变　见于颈髓半横贯性损害。高颈段病变表现为病灶同侧上、下肢上运动神经元瘫痪，颈膨大病变则表现为病灶侧上肢下运动神经元瘫痪、下肢上运动神经元瘫痪，同时伴有病灶侧损害水平以下深感觉障碍，对侧痛觉障碍和温觉障碍（Brown-Sequard 综合征）。

（四）四肢瘫

1. 大脑皮质和皮质下广泛病变　双侧中枢性面瘫、舌瘫、四肢上运动神经元瘫痪，同时因双侧皮质脑干束受损而有吞咽障碍和构音障碍等假性延髓性麻痹症状，因皮质感觉区病变而有皮质性感觉障碍，并有失语和癫痫大发作等。

2. 脑干双侧病变 除有双侧偏瘫伴感觉障碍外，并有双侧损害水平的脑神经麻痹。病变如仅侵及双侧锥体束，表现为双侧肢体上运动神经元瘫痪伴有假性延髓性麻痹，而无感觉障碍。

3. 颈髓双侧病变

（1）颈髓横贯性损害

①高颈段病变：四肢上运动神经元瘫痪，病灶水平以下全部感觉丧失，大、小便障碍，可能出现膈肌瘫痪或刺激症状（呼吸困难或呃逆）以及后颈部向枕部放射的神经根性疼痛。

②颈膨大部病变：双上肢下运动神经元瘫痪、双下肢上运动神经元瘫痪、病变水平以下全部感觉缺失、大小便障碍，常伴有 Horner 征（颈髓侧角受损），并可有向上肢放射的神经根性疼痛。

（2）其他脊髓损害

①颈髓侧索双侧损害：四肢上运动神经元瘫痪，不伴感觉障碍，极少数患者可有括约肌功能障碍。见于原发性侧索硬化。

②双侧颈髓前角及侧索损害：因损及颈膨大前角细胞而呈现上肢下运动神经元瘫痪，下肢则因侧索受损而呈现上运动神经元瘫痪。见于肌萎缩侧索硬化。

③脊髓双侧前角病变：四肢呈现下运动神经元瘫痪，无感觉及膀胱障碍。见于进行性脊肌萎缩症。

八、颅内肿瘤的定位症状

颅内肿瘤的定位症状，指肿瘤所在部位的脑组织、神经、血管受损害后所表现的症状与体征，由此可做出脑瘤的定位诊断。

（一）局灶性神经损害症状

1. 额叶肿瘤 常见的症状为精神障碍与运动障碍。额叶前区和额叶底面的病变易引起精神障碍，表现为情感淡漠、反应迟钝、漠不关心自己和周围事物，理解力和判断力减退等进行性痴呆症状，或表现为欣快感，多言多语。患者可变得愚昧，无自知力，衣着不整，行为及人格改变，大、小便失控，有时可被误诊为精神病。有的患者可出现额叶共济失调症状，行走不稳，却又无瘫痪或反射异常。可有强握反射及摸索反射。中央前回受肿瘤影响后，可出现运动障碍引起运动性失语，对侧肢体乏力。由于肿瘤难于完全破坏全部皮质，瘫痪以面肌为舌肌为重，肢体瘫痪较轻，对侧肢体可仅出现单瘫或不完全偏瘫。前额叶上部肿瘤常导致出现全身抽搐。出现抽搐时，往往表现为头及两眼球向对侧偏斜，对侧肢体呈阵挛性或强直性抽动。中央前回肿瘤常引起局灶性癫痫，称 Jakson 癫痫（该型癫痫抽搐起始的部位往往提示肿瘤生长的部位），发作后出现 Todd 瘫痪（肢体抽搐后短暂性瘫痪）。旁中央小叶受累时出现对侧下肢瘫痪伴感觉障碍及大、小便障碍。肿瘤压迫邻近组织，可破坏嗅神经引起嗅觉丧失。额叶底部一侧脑膜瘤可出现患侧视神经原发性萎缩，对侧视神经因颅高压而出现视盘水肿（Forster-Kennedy 综合征）。眼球侧视区受损，患者双眼向对侧凝视，若受破坏则向病灶侧凝视。额桥小脑束受损，则出现对侧肢体共济障碍，但无眼球震颤。

2. 顶叶肿瘤 以中枢性感觉障碍为主。常出现对侧局限性感觉性癫痫。对侧肢体各种形式的感觉减退，最重要的是皮质复合感觉障碍，引起形体觉消失，两点辨距不良，亦可出现体象障碍、空间定位觉不良、感觉忽略等。由于深感觉障碍，患者可出现深感觉障碍性共济失调。主侧顶叶后下部的肿瘤可出现失读、失写、手指失认、失计算和左右分辨不能（Gerstmann 综合征）。主侧角回病变可产生失读症。非主侧顶叶病变可产生躯体和空间辨别障碍。顶叶中央旁小叶肿瘤可引起双下肢痉挛截瘫及尿潴留。

3. 颞叶肿瘤 非主侧半球的颞叶腹外侧肿瘤可以长期不出现定位症状。肿瘤累及颞叶前端，可出现颞叶沟回发作性癫痫，表现为口唇出现吸吮、咀嚼、吞咽、舔舌等动作或有幻嗅幻味。伴或不伴对侧肢体局限性抽搐。精神运动性颞叶癫痫除幻嗅、幻味外，还可出现精神自动症、记忆情感障碍。亦可出现似曾相识症、似不相识症等。累及主侧颞上回时，可有感觉性失语、幻听或幻视。可出现同象限性盲。颞叶深部视放射受损可出现对侧同向偏盲、象限盲等。

4. 枕叶肿瘤 主要表现为视觉障碍。单侧肿瘤出现对侧同向偏盲，象限性盲（可有黄斑回避）。双侧病变产生全盲或水平型上、下方偏盲，但瞳孔对光反应存在。顶叶与颞叶后部病变，只出现对侧下 1/4 或上 1/4 视野缺损。枕叶肿瘤可引起精神性视幻觉，也可出现视觉记忆障碍，视觉失认和以视幻觉为先兆的癫痫发作。主侧枕叶前部受损可引起视觉失认症。

5. 胼胝体肿瘤 定位困难。可出现精神症状、智力减退、癫痫发作等。颅内压增高较晚。

6. 丘脑与基底核肿瘤 可出现典型的自发性偏身疼痛或感觉过度，亦可有意识障碍（嗜睡、痴呆、迟钝、记忆力减退），对侧偏盲、偏身感觉丧失。累及基底核引起肌张力改变和不自主运动，累及内囊引起对侧"三偏"综合征。下丘脑受损可出现自主神经及内分泌功能障碍。

7. 脑室内肿瘤 原发于脑室内者，较少出现定位症状。肿瘤较大影响周围神经结构时才出现相应症状。如第三脑室后部肿瘤或松果体区肿瘤，压迫中脑上端上丘引起双眼上视不能、性功能障碍等。有时下视也不能（Parinaud 综合征），常伴有瞳孔散大、对光反应消失或两眼向下内聚。第三脑室前下部肿瘤可引起丘脑下部受累的症状。侧脑室肿瘤较大时可出现对侧轻偏瘫。第四脑室肿瘤则可出现颅高压及强迫头位，Bruns 征（头位变动引起头痛、呕吐和眩晕）或伴有脑干、小脑症状。下丘受损引起双耳听力障碍，可伴性早熟。

8. 脑干肿瘤 典型体征为患侧脑神经和对侧肢体的交叉性感觉障碍和（或）交叉性运动障碍。其临床表现根据肿瘤累及中脑、脑桥或延髓部位有不同的神经症状。中脑受累表现为患侧眼球运动麻痹及对侧肢体的瘫痪。脑桥受累时多有患侧面神经、展神经的麻痹和双眼同向运动的丧失及对侧肢体的瘫痪。累及延髓时则有患侧舌咽神经、迷走神经、副神经和舌下神经的麻痹，伴有对侧肢体瘫痪。

9. 小脑肿瘤 主要引起眼球震颤、共济失调和肌张力降低。小脑半球受累表现为水平性眼球震颤，构音障碍，患侧上、下肢共济失调，行走不稳并向病变侧倾倒。小脑蚓部病变以头和躯干运动失调为主。步态不稳，状如醉汉。站立时也有跌倒倾向。构音障碍严重，讲话缓慢或呈爆发式。

10. 脑桥小脑角肿瘤 以听神经瘤多见。表现为耳鸣、耳聋、同侧面部感觉减退与周围性面瘫。肿瘤向下端生长可出现饮水呛咳、吞咽困难与声嘶，而后出现一侧或两侧锥体束征。晚期引起梗阻性脑积水，颅内压增高。

11. 蝶鞍区肿瘤 包括鞍内肿瘤、鞍上肿瘤与鞍旁肿瘤。以垂体内分泌障碍及视觉障碍（视力减退、视野缺损、失明等）较常见。还可出现下丘脑症状与海绵窦受累的表现，出现动眼神经、滑车神经、展神经和三叉神经等脑神经损害的症状。

（二）邻近及远隔部位症状

颅内肿瘤及激发的颅内压增高引起脑组织的移位时，肿瘤邻近的脑组织、脑血管或神经受牵引或压迫产生局部症状。如颞叶肿瘤可导致动眼神经、滑车神经麻痹，额叶前部肿瘤出现发作性语言功能障碍等。此外，肿瘤远隔部位的脑组织和脑神经的功能障碍也可造成定位诊断的困难。如大脑半球肿瘤使脑干推移，大脑脚受压于对侧小脑幕裂孔边缘产生患侧偏瘫。

九、脊髓肿瘤的定位症状

(一) 脊髓肿瘤的临床症状

1. 疼痛　疼痛是脊髓肿瘤首发的或最突出的症状之一。疼痛性质各异，无特征性。疼痛的部位可提供肿瘤定位的证据。改变体位可使疼痛减轻。如站立位改为水平位时，脊柱长度改变，可使神经根受到牵拉，疼痛加重，出现卧床痛。病灶位于脊髓腹侧或腹外侧，可无神经根痛症状。

2. 感觉障碍　上行的感觉传导束受累时产生病变节段以下的感觉障碍。髓外肿瘤感觉受损常自下肢远端开始，逐渐向近端延展至受压节段。髓内肿瘤的感觉障碍自受压节段向远端发展。病灶侧感觉传导束比对侧先受累，病灶对侧肢体痛、温觉的改变常先出现。横贯性脊髓损害时，病变平面以下的深感觉、浅感觉均消失。感觉障碍的平面对定位诊断有很大意义：①病变位于中央灰质和联合区，疼痛消失，身体两侧的温度觉消失。②病变位于或延伸到后侧灰质或神经根进入的部位，引起节段性分布的感觉消失。③病变完全局限于灰质，出现痛觉、温度觉消失，而触觉存在。④病变位于脊髓后侧柱，引起共济失调。被动运动感觉消失。同侧位置觉、震动觉、两点分辨觉和实体觉消失。⑤病变位于神经根及所分布进入区域可引起腱反射消失。

3. 运动障碍　脊髓前角或前根受压（一般两者均受累）、锥体束受压可引起运动障碍。髓外肿瘤多由肢体的远端向近端发展，称为上行性瘫痪。髓内肿瘤多由身体的某一节段向远端发展，称为下行性瘫痪。

4. 反射异常　脊髓前根、前角或后根、后索等处发生压迫性病变，相应节段的腱反射减弱或消失。

5. 直肠、膀胱括约肌功能障碍　脊髓肿瘤早期出现排便、排尿困难，假性尿失禁，阳痿，会阴区感觉障碍，提示肿瘤位于圆锥附近。晚期出现这些症状则无肿瘤定位意义。

（二）脊髓肿瘤的定位诊断

1. 高颈段肿瘤（颈 1～4 段）　有颈、肩或枕部痛，严重时可有呼吸困难或窒息。还可有胸锁乳突肌和斜方肌萎缩，四肢均呈痉挛性瘫痪。

2. 颈膨大部肿瘤（颈 5～胸 1 段）　上肢为弛缓性瘫痪，下肢为痉挛性瘫痪。手、臂肌肉萎缩，肱二头肌、肱三头肌腱反射消失。可出现 Horner 综合征。

3. 上胸段肿瘤（胸 2～8 段）　胸壁和上腹部神经根痛和束带感。上肢正常，下肢为痉挛性瘫痪，腹壁反射消失。

4. 下胸段肿瘤（胸 9～12 段）　背部和下腹部神经根痛和束带感。中、下腹壁反射消失，腹直肌上部正常、下部瘫痪，平卧位用力抬头时脐向上移动。

5. 腰膨大部肿瘤（腰 2～骶 1 段）　下肢神经根痛，双下肢为弛缓性瘫痪，跟腱反射、膝腱反射消失，括约肌功能障碍明显。

6. 圆锥部位肿瘤　发病较急，多为双侧同时发生。感觉障碍在鞍区对称，可有感觉分离，疼痛少见且不剧烈。会阴和大腿部有对称性神经根痛。运动障碍为对称性，不显著，可有肌肉纤颤。膝反射存在，跟腱反射消失。括约肌功能障碍症状出现较早而明显。多有褥疮。

7. 马尾部肿瘤　发病较缓慢，多先起于一侧。疼痛很剧烈，为单侧或不对称性疼痛，分布于会阴、大腿和小腿背部或膀胱。运动障碍不对称，肌肉萎缩明显，无肌肉纤颤，跟膝腱反射消失，括约肌功能障碍出现较晚。

第二节 呼吸系统症状

呼吸系统常见的症状包括咳嗽、咳痰、咯血、胸痛、呼吸困难、发绀等，这些症状可以来自于肿瘤，但绝大多数为非肿瘤原因所致。由肿瘤所产生的呼吸系统症状并不具有特征性，常起病较慢，有进行性加重表现，常需要结合病史、临床症状和体征以及干预性治疗是否有效等才能诊断和鉴别诊断肿瘤所致呼吸系统症状。本章节描述呼吸系统肿瘤所引起的常见症状以及如何同非肿瘤的呼吸症状相鉴别。

一、咳嗽和咳痰

咳嗽是一种保护性反射动作。通过咳嗽反射能有效清除呼吸道内的分泌物或进入气管内的异物。如咳嗽长期、频繁、剧烈，影响工作、休息，引起呼吸肌疼痛等，则属于病理现象。

咳嗽是通过咳嗽动作将呼吸道内病理性分泌物排出口腔外的病态现象。痰液是正常支气管黏膜腺体和杯状细胞所分泌的黏液以及由生物性、物理性、化学性、过敏性原因使黏膜或肺泡充血、水肿、毛细血管通透性增高和腺体、杯状细胞分泌增加，漏出物、渗出物、吸入的尘埃与组织破坏产物，一起混合而成。

为判断咳嗽、咳痰的临床意义，应注意咳嗽、咳痰的临床表现和伴随症状。咳嗽、咳痰的临床表现如下。①咳嗽的性质：咳嗽无痰或痰量较少为干性咳嗽，咳嗽伴有痰液称湿性咳嗽；②咳嗽的时间和节律：有突发性和长期慢性咳嗽之分；③咳嗽的音色：是指咳嗽所伴有的声音特点，如咳嗽伴声嘶，金属音调咳嗽，阵发性连续咳嗽，咳嗽声音低微或无声；④痰的性状和量：痰的性质可分为黏液性、浆液性、脓性和血性等，痰量有数毫升到上千毫升不等。

咳嗽、咳痰症状的伴随症状有发热、胸痛、呼吸困难、咯血、哮鸣音、杵状指（趾）等。

（一）肿瘤引起的咳嗽和咳痰

呼吸道肿瘤所引发的咳嗽多表现为刺激性干咳，呈发作性。若为喉癌或肿瘤引起喉返神经麻痹，咳嗽伴声嘶；若肿瘤发生在呼吸道的气管和主支气管，咳嗽时伴有金属音调，是一种特征性阻塞性咳嗽；当有继发感染时，痰量增加且呈脓性痰。来自于呼吸道肿瘤的咳嗽多伴有咯血、呼吸困难、发热、体重明显下降等表现。

进一步检查包括 X 线胸片、胸 CT、MRI 检查以及痰液检查和纤维镜检查，可以帮助发现呼吸道肿瘤。细胞组织学病理检查找到癌细胞能确诊。

（二）非肿瘤引起的咳嗽和咳痰

1. 急性气管和支气管炎 临床主要症状有咳嗽和咳痰，主要是由感染、物理、化学刺激或过敏引起的，也可由急性上呼吸道感染迁延而来。起病较急，咳嗽先为干咳或少量黏液性痰，后转为脓性痰，痰量增多，偶有痰中带血，有时伴有胸痛和胸骨后的紧迫感。临床上可有发热，多为 38℃ 左右。体格检查时两肺呼吸音粗糙，有时伴散在干、湿性啰音。X 线检查显示两肺纹理增粗。咳嗽和咳痰的性质、起病过程、体格检查和 X 线胸片可以帮助诊断。

2. 肺炎和肺结核 肺炎为肺实质的炎症，可以由多种病因所引起，临床上也可出现咳嗽、咳痰症状。起病急，发展变化快，常伴有明显高热和毒血症表现以及由通气/血流比例减低所引起的气急、发绀表现。咳嗽较剧烈，痰量多。依据不同病原菌而有一定特征，如肺炎球菌感染咳铁锈色痰，克雷伯杆菌感染咳砖红色痰，铜绿假单胞菌感染咳蓝绿色痰，厌氧杆菌者痰有奇臭。X线片显示肺叶有渗出、浸润性改变或实变。外周血中白细胞总数及中性粒细胞上升，应用抗生素治疗有效。

肺结核是由结核杆菌引起的慢性传染病。咳嗽多为干咳或有少量黏液性痰，伴继发感染时痰呈黏液性或脓性，约1/3的患者有不同程度的咯血。典型肺结核病例起病缓慢，病程经过较长，常伴有全身中毒症状，如午后低热、乏力、食欲减退、体重减轻、盗汗等。肺结核的X线表现有纤维钙化的硬节病灶、浸润性病灶、干酪样病灶和空洞。痰液、支气管纤维镜检或冲洗液中找到结核菌为确诊的主要依据，结核菌素试验仅能起到协助诊断作用。

3. 胸膜疾病 胸膜炎、自发性或创伤性气胸、胸腔穿刺等均可引起咳嗽。多为干咳，偶伴有痰或咯血。胸膜炎患者常伴有发热、胸痛、胸闷等不适，年轻患者的胸膜炎以结核性为多见，中年以上患者应警惕恶性肿瘤。自发性气胸引起的咳嗽系干咳，严重气胸会出现胸闷、气急等表现，创伤性气胸和胸腔穿刺所引起的咳嗽多有明确的病史，胸部X线检查和（或）胸腔积液穿刺检查可以协助诊断。

4. 心血管疾病 心血管疾病可引发肺病理生理改变，如肺淤血、肺水肿、肺动脉栓塞可引起咳嗽，而二尖瓣狭窄或其他原因所致左心衰竭可引起肺淤血、肺水肿，或因左心及体循环栓子脱落、气栓等引起肺动脉栓塞。左心衰竭并发急性肺水肿时咳咯粉红色泡沫状痰，患者常伴有重度呼吸困难、烦躁不安、大汗淋漓、皮肤湿冷、面色灰白、发绀，患者的症状发展极为迅速且十分危重。肺动脉栓塞所引起的咳嗽多有明确的病史，如患者长期患有心脏瓣膜疾病、四肢静脉血栓形成等病史，或患者处于妊娠期。急性发作常伴有明显胸痛和气急，这时所伴有的咳嗽、咳痰多为肺动脉栓塞所致。

二、咯血

咯血是指喉及喉以下呼吸道任何部位的出血，经口排出者。每日咯血量在 100ml 以内为小量，100～500ml 为中等量，500ml（或一次咯血 300～500ml）为大量。咯血须与口腔、鼻、咽部出血或上消化道出血引起的呕血鉴别（表 1-1）。鉴别时需详细询问病史，仔细检查，鼻腔出血多自前鼻孔流出，血为红色多见，出血灶常在鼻中隔下方；鼻腔后部、鼻咽腔出血，出血沿软腭与咽后壁流下，患者有异物感，或回缩鼻涕出现血涕，用鼻咽镜检查，即可确定。

表 1-1　咯血与呕血的鉴别

项　目	咯　血	呕　血
病因	肺炎、肺脓肿、肺结核、支气管扩张、肺癌、心脏病等	急性糜烂出血性胃炎、胆管出血、胃消化性溃疡、肝硬化
出血前症状	喉部痒感、胸闷、咳嗽等	上腹部不适、恶心、呕吐等
出血方式	咯血	呕血，可为喷射状
血色	鲜红	咖啡色、棕黑色、暗红色，有时鲜红色
血中混合物	痰、泡沫	食物残渣、胃液
黑粪	无，除非咽下	有，柏油样
出血后症状	常有痰血	无痰

临床上，患者除有咯血症状外，还有诸多伴随症状，常见的有发热、胸痛、咳嗽、脓痰、皮肤黏膜出血和黄疸等症状。这些伴随症状常为明确咯血的原因及咯血的鉴别诊断提供参考依据。

引起咯血的原因很多，以呼吸系统、心血管系统疾病为常见。呼吸系统疾病以慢性支气管炎、支气管扩张、支气管结核、肺炎、肺结核、肺脓肿和支气管肺癌为多见，心血管疾病以二尖瓣狭窄常见。临床常见咯血原因需要进行鉴别诊断。

（一）肺癌引起的咯血

肺癌的发病年龄以中、老年为多见。主要表现为持续或间断痰中带血，少有大咯血。血以陈旧性或暗红色为多见，有时血中伴有坏死物。常见的伴随症状有咳嗽和胸痛，伴有肺炎或阻塞性肺炎时，有发热症状。有长期吸烟史、年龄在40岁以上者，需高度警惕支气管肺癌的可能。

（二）非肿瘤引起的咯血

1. 支气管扩张　主要见于青壮年，咯血量多，色红，有反复发作病史。咯血量与病情严重程度有时不一致。咯血后一般无明显中毒症状。多数患者在童年有麻疹、百日咳或支气管肺炎迁延不愈的病史。常有呼吸道反复发作的感染，在咳嗽、咳痰时伴有反复咯血。X线检查和CT检查可帮助诊断，支气管造影能确诊。

2. 慢性支气管炎　主要的症状有慢性咳嗽、咳痰、喘息，咳嗽剧烈时，可偶有痰中带血或血性痰。开始症状轻微，有明显季节性，到夏天气候转暖时可自然缓解。若有严重反复咯血，提示肺部疾病严重。急性发作期可有散在的干、湿性啰音，多在背部及肺底部，咳嗽后可减少或消失。

3. 肺结核　结核是由结核杆菌引起的慢性传染病，可累及全身多个器官，以肺结核最为常见，好发年龄为青壮年。约1/3患者有不同程度的咯血，咯血的原因可来自于炎症病灶的毛细血管扩张或小血管损伤。肺结核可引起大咯血，严重者引起失血性休克，有时血块阻塞大气道，引起窒息。典型肺结核起病缓渐，病程较长，常伴有低热、乏力、食欲缺乏等中毒症状。皮肤结核菌素试验和胸部X线检查可协助诊断。

4. 肺脓肿　是由于多种病原菌引起的肺部化脓性感染，

有急、慢性之分，慢性肺脓肿是由于急性期治疗不彻底或支气管引流不畅所致。约有 1/3 患者有不同程度的咯血，偶有中、大量咯血而突然窒息、死亡者。慢性肺脓肿的咯血表现为反复发作性，严重者伴有贫血。肺脓肿多发生于壮年，男性多于女性。急性肺脓肿患者中，有 70% ~90% 为急性起病，患者感畏寒、高热，体温高达 39~40℃，伴有咳脓性痰，病程中可咳出大量脓臭痰及坏死组织。慢性肺脓肿患者常伴反复咳嗽、咳脓痰和发热。X 线胸片显示含气液平面的空腔。

5. 二尖瓣狭窄　二尖瓣狭窄引起的咯血有下列几种表现：①突然大咯血，血量鲜红，这是由于支气管静脉回流入肺静脉，当肺静脉压升高，可致黏膜下已淤血扩张的支气管静脉破裂出血；②咳嗽时痰中带血或血丝；③急性肺水肿时咳出大量粉红色泡沫痰；④肺梗死伴咯血。二尖瓣狭窄几乎均为风湿性，2/3 患者为女性，多有反复链球菌扁桃体炎或咽峡炎史。重度二尖瓣狭窄伴有双颧呈桃红色的"二尖瓣面容"。心尖区有隆隆样舒张期杂音伴 X 线或心电图示左心房增大，超声心动图检查能确诊。

三、胸痛

胸痛主要是由胸部疾病所引起，少数由其他部位的病变所致，各种刺激因子如缺氧、炎症、肌张力改变、癌肿浸润等都可引起。胸部的感觉神经纤维有：①肋间神经感觉纤维；②支配心脏和主动脉的交感神经纤维；③支配气管与支气管的迷走神经纤维；④膈神经的感觉纤维。因此，胸痛病因包括胸壁、心血管、呼吸系统和纵隔等处疾病，不同部位的疾病所引起胸痛的临床表现、体征有所差异，必须进行鉴别诊断。

（一）肺癌

胸痛可以由肿瘤直接侵犯胸膜、胸壁、肋骨所引起，也可由肿瘤转移到胸壁骨支架所引起，约 30% 肺癌患者有不同程度的胸痛。若肿瘤位于胸膜附近，可产生随呼吸咳嗽而加重的钝疼或隐痛；若肿瘤侵犯或转移至肋骨或脊柱，可出现压痛点较为明确的胸痛。若为肺尖癌，产生 Pancoast 综合征，主要表现为胸痛，呈火灼样，夜间尤甚，以肩部及腋下部位疼痛为主，向上肢内侧放射。胸部 X 线片、CT 检查、痰液或支气管镜检查将有助于肺癌的诊断。

（二）胸壁非肿瘤性疾病

这些疾病包括急性皮炎、皮下蜂窝织炎、非化脓性肋软骨炎、肋间神经炎、带状疱疹和肋骨骨刺等。胸壁疾病引起的胸痛疼痛部位局限。炎症性疾病所致疼痛通常伴有局部红、肿、热的表现。非化脓性肋骨软骨炎多侵犯第 1、第 2 肋软骨，为对称或非对称性，呈单个或多个肿胀隆起，局部皮色正常，有压痛。肋间神经炎沿着肋间神经走向呈放射样刺痛，局部无明显红、肿、热表现。带状疱疹是呈水疱状沿一侧肋间神经分布，疱疹不超过体中线，伴有剧痛。肋骨骨折有明显创伤病史，局部疼痛明显伴固定压痛，有时伴有创伤擦痕和胸壁隆起变形等。

（三）呼吸系统非肿瘤疾病

这些疾病包括自发性气胸、胸膜炎、肺炎、急性气管和支气管炎等。自发性气胸引起的胸痛多见于青壮年，多位于患者腋前线与腋中线附近，严重者会产生呼吸困难。胸膜炎也多见于青壮年，以结核性为多见，胸痛部位多位于腋前线和腋中线附近，病变累及膈底和肺底，胸痛可向肩部放射。干性胸膜炎常呈尖锐刺痛或撕裂痛，并与呼吸有关，即在呼吸时疼痛、屏气时不痛。若患者出现胸腔积液，胸壁疼痛反而减轻，但患者会出现呼吸困难。

肺炎所引起的胸痛多有受凉、淋雨、疲劳、醉酒、病毒感染等引发患者免疫力下降的病史存在。胸痛发生在患侧，可放射到肩部、腹部。咳嗽或呼吸时加剧。患者常有急性发作病史，并伴有高热、乏力、食欲缺乏、全身肌肉酸痛等全身中毒症状。急性食管炎和支气管炎也可引起胸痛，常表现为胸前区钝痛，患者伴有咳嗽、咳痰，咳嗽加剧时痰中可带血。

（四）心血管疾病

心脏和大血管的疾病均可引起胸痛。这些疾病包括心绞痛、急性心肌梗死、心肌炎、急性心包炎、心脏瓣膜病变、主动脉瘤、肺梗死等。心绞痛呈绞痛性并有严重窒息感，可放射至心前区和左上肢，常发生于劳动或情绪激动时，持续数分钟，休息或应用硝酸酯制剂治疗后消失。心肌梗死所引起的胸痛更为剧烈，并有恐惧、濒死感，多发生于清晨，多无明显诱因，且常发生于安静时，持续时间较长，可达数小时或数日，休息和含服硝酸甘油片多不能缓解。心肌炎所引起的胸痛多为心前区不适和胸闷痛，伴有明显心悸、心慌和呼吸困难等。急性心包炎所致胸痛，程度和性质不一，轻者仅为胸闷，重者呈缩窄性或尖锐样痛，疼痛部位在心前区或胸骨后，可放射至颈部、左肩、左臂等，吸气和咳嗽时疼痛加重。夹层动脉瘤所致疼痛位于胸背部，向下放射至下腹、腹部与两侧腹股沟和下肢，若夹层动脉瘤破裂，在胸痛同时伴面色苍白、大汗、血压下降或休克表现。肺梗死所致胸痛为突然剧烈刺痛或绞痛，常伴有呼吸困难与发绀，严重大面积肺梗死也会出现面色苍白、大汗、血压下降等休克表现。

（五）纵隔及食管疾病

纵隔及食管疾病包括纵隔炎、纵隔脓肿、食管炎、食管裂孔癌以及纵隔肿瘤、食管癌等。食管及纵隔病变所引起的胸痛多位于胸骨后，进食或吞咽时加重。食管炎则为烧灼痛，反流性食管炎为胸骨后灼痛，饱餐后出现，仰卧或俯卧时加重。应用抗酸药或促动力药可减轻症状。食管癌所致胸痛为胸骨后灼痛、钝痛。特别是在摄入过热或酸性食物后更为明显，片刻自行缓解。晚期食管癌因纵隔被侵犯则呈持续性胸背疼痛。纵隔肿瘤所致胸痛多发生在局部肿块较大时，疼痛为钝痛，部位不十分明确，有时伴有胸闷和气急。胸部 X 线片和 CT 检查可协助诊断。

四、呼吸困难

呼吸困难是指患者感到空气不足，呼吸费力，客观表现为呼吸运动用力，呼吸频率加快、深度加深，鼻翼扇动、张口、耸肩、点头甚至出现发绀。

引起呼吸困难的疾病可来自于呼吸系统、心血管系统和血液系统，也可来自于神经精神因素，以呼吸系统和心血管系统疾病为常见。不同原因产生的呼吸困难机制和临床表现不一。

（一）肿瘤引起的呼吸困难

1. 原发性肺癌 引起呼吸困难的原因在于肿瘤局部生长或转移所致。中央型肺癌或肿瘤转移到肺门和纵隔产生肿瘤压迫气管、主支气管、大血管或出现肺不张，从而引起呼吸困难；肿瘤巨大或肿瘤呈弥漫性生长，肺有效通气功能单位降低，或肿瘤转移至胸膜、心包引起大量胸腔积液、心包积液，均可引发呼吸困难。当肺癌患者临床上出现明显呼吸困难，绝大多数为局部晚期和（或）出现远处转移，因而临床上多伴有咳嗽、咳痰、痰中带血、胸痛、体重进行性下降、一般情况降低等表现，尤其对于长期吸烟、年龄大于 40 岁的男性患者更应考虑为肺癌的可能。

2. 食管肿瘤 发生于食管颈段的癌症可累及喉及气管，引起不同程度的气道阻塞，以致产生呼吸困难，表现为吸气性呼吸困难，吸气费力，吸气时有胸骨上窝、锁骨上窝和肋间隙明显凹陷的"三凹征"表现。由气管肿瘤所引起的呼吸困难病程较长，症状逐渐加重，在出现呼吸困难前常已有进食梗阻、咳嗽、咳痰、痰中带血、声音嘶哑、胸痛等症状。

（二）非肿瘤引起的呼吸困难

1. 肺部疾病　包括支气管肺炎、肺脓肿、慢性阻塞性肺气肿、弥漫性肺间质纤维化等。支气管肺炎患者急性起病，伴有咳嗽、咳痰、发热等症状，病情严重时出现胸闷、气急和呼吸困难。肺脓肿以急性为多见，70%～90%的病例为急性起病，病变范围广泛时可出现呼吸困难，患者多畏寒、高热，体温可达39～40℃，伴有咳嗽、咳痰，痰液为黏液性或脓性，并伴有精神不振、乏力、食欲减退等全身症状。慢性阻塞性肺气肿表现为呼气性呼吸困难，临床特点是呼气费力，呼气时间明显延长而缓慢。慢性阻塞性肺气肿早期无呼吸困难，具有反复发作病史，数年后出现轻重程度不等的呼吸困难，先有劳动或活动后症状明显，严重者出现喘息，生活难以自理。弥散性肺间质纤维化是一组不同类型的、非特异性的、侵犯肺泡壁及肺泡周围组织的疾病，所表现的呼吸困难为进行性加重的慢性过程，当病情发展到一定程度可出现因缺氧而引起的相关症状，如体力衰竭、食欲缺乏、体重减轻和发绀等。

肺部炎性疾病引起的呼吸困难，经抗感染和应用皮质激素治疗后，呼吸困难症状会缓解。

2. 非肿瘤性气道阻塞和狭窄　可由支气管哮喘，气管、支气管炎症，气管、支气管内异物，急性喉炎、会厌炎等引起。其呼吸困难为吸入性，表现为吸气费力、显著困难和有"三凹征"表现。支气管哮喘所致呼吸困难多见于儿童、青少年和一部分成年人。有反复发作病史，轻者呼吸困难可以逐渐自行缓解，缓解时无任何症状或异常体征。发作时，呼吸困难伴有哮鸣音，严重发作者呼吸困难可持续存在1～2日。急性气管与支气管炎所引起的呼吸困难，临床上不多见，可发生于炎症所致支气管痉挛，呼吸困难程度不一，在出现呼吸困难前患者有咳嗽、发热等急性发病和症状的表现。由老年性慢性支气管炎所引起的呼吸困难通常在慢性支气管炎所致的阻塞性肺气肿之后。气管和支气管内异物所致呼吸困难都有明确的异物吸入史，患者发病急，呼吸困难为吸入性，严重者可出现"三凹征"表现。

3. 心血管系统疾病　心血管系统疾病所引起的心力衰竭、心脏压塞等均可引起心源性呼吸困难。在我国，引起心源性呼吸困难的病因中以瓣膜疾病、高血压、冠状动脉粥样硬化性心脏病（以下简称冠心病）、扩张型心肌病为多见。左心衰竭和（或）右心衰竭引起呼吸困难的原因和机制不一，前者为肺淤血和肺泡弹性降低，后者为体循环淤血所致。呼吸困难为左心衰竭最主要的症状，心力衰竭程度不一，呼吸困难严重程度也不一，表现为劳力性呼吸困难、端坐呼吸、阵发性夜间呼吸困难、心源性哮喘和急性肺水肿等。这些不同程度的呼吸困难有一定的临床特点，因而也能反映出患者左心衰竭的程度。劳力性呼吸困难发生于体力活动时，休息后即可缓解；端坐呼吸是指患者为了减轻呼吸困难而常采取半坐或坐位的呼吸；阵发性夜间呼吸困难指左心衰竭患者常于夜间入睡 1~2 小时后突感胸闷、气急而被迫坐起；心源性哮喘是指患者有重度呼吸困难，面色青紫、大汗、呼吸有哮鸣音，咳浆液性粉红色泡沫痰，而肺底部有较多湿性啰音，心率增快。右心衰竭所引起的呼吸困难较左心衰竭为轻，症状少见且不具典型性。

4. 神经精神性呼吸困难　重症颅脑疾病可使呼吸中枢因受颅内压增高和供血减少的刺激，使呼吸变慢变深，并常伴有呼吸节律的异常。这些重症颅脑疾病包括脑创伤、脑出血、脑炎、脑膜炎等，重症颅脑疾病所引起的呼吸困难多数有明确的脑部受伤病史，还伴有头痛、意识和神志障碍，以及神经定位体征等。临床表现为呼吸浅而快，并可因异常呼吸而致呼吸性碱中毒。持续几周，可引起肢体等处麻木，严重者可出现一过性意识障碍。

五、发绀

发绀为皮肤黏膜呈青紫色的表现，发生在身体皮肤较薄、色素少和毛细血管丰富的部位，诸如唇、面颊、指甲等处。产生发绀的原因在于血液中还原血红蛋白增多。广义的发绀还包括少数由异常血红蛋白的衍生物所引起者。

由还原血红蛋白增多所引起的发绀可分为中心性发绀、周围性发绀和混合性发绀3种。中心性发绀是全身性的，除四肢与面颊外，亦见于黏膜与躯干的皮肤，但皮肤无湿冷。引起中心性发绀的疾病可来自于呼吸系统和心脏等。周围性发绀常见于肢体末梢与下垂部位，如肢端、耳垂与鼻尖。此种发绀是因周围血液循环障碍所致，因而局部加温或按摩可使发绀症状改善。混合性发绀为中心性发绀与周围性发绀并存，多见于心力衰竭所引起。

由呼吸系统疾病所引起的发绀绝大多数为中心性发绀，因而本节仅介绍引起中心性发绀的常见疾病及其鉴别诊断。

（一）肿瘤性呼吸道阻塞

多见于呼吸道异物阻塞和呼吸道的急性炎症，其所引起的发绀症状多为急性起病，尤以呼吸道异物阻塞所致的发绀症状起病更急，有明确异物吸入病史，患者还有恐惧、烦躁不安等表现。呼吸道的急性炎症所致发绀较异物吸入者程度轻，发病相对缓慢，伴有咳嗽、咳痰、胸痛和发热等症状，经抗感染治疗后发绀症状有缓解。

（二）肺部疾病

引起发绀的肺部疾病多见于阻塞性肺气肿和弥散性肺间质纤维化。病程均较长，是在肺部疾病因反复发作和治疗无效时才引起发绀，发绀的症状也是逐渐加重，同时也伴有较为明确的肺部症状。

（三）成人呼吸窘迫综合征

这是由肺外或肺内严重疾病过程所产生的急性渗透性肺水肿和进行性缺氧性呼吸衰竭。临床表现特点为突发性进行性发绀，不能用通常的氧疗法来改善，伴有烦躁、焦虑、出汗等症状。另外，根据所诱发的成人呼吸窘迫综合征的原发病如创伤、感染和中毒等而有相应的病史和临床症状、体征等。

（四）肺血管疾病

引起发绀的肺血管疾病包括肺动脉栓塞、原发性肺动脉高压、肺动静脉瘘等。

（五）心源性混血性发绀

多见于青紫型先天性心脏病，如法洛四联症，艾森曼格综合征等。法洛四联症所引起的发绀出现在婴幼儿，患者除发绀症状外，还有发育差、气急、乏力、下蹲习惯、头痛、头晕、抽搐和昏厥。艾森曼格综合征所引发的发绀症状多出现在 6 ~ 12 岁以后，其中室间隔缺损型较早，房间隔缺损型较晚，患者伴有气急、乏力和头晕等表现，心导管检查可帮助确诊。

（六）慢性心力衰竭

左心衰竭、右心衰竭均可引起发绀症状。左心衰竭所引起的发绀多数是由肺循环淤血和肺水肿所致，在出现发绀症状的同时有不同程度的呼吸困难，症状有反复发作、进行性加重表现，患者也可出现咳嗽、咳粉红色泡沫痰，两肺底有湿啰音。右心衰竭所引起的发绀多发生于长期反复严重发作的右心衰竭，患者有明确的右心衰竭病史，多数患者伴有体循环静脉过度充盈，压力增高，各器官淤血、水肿以及由此产生的各种体循环淤血综合征，如食欲缺乏、恶心、呕吐、腹痛、腹胀，少尿和夜尿等，临床上可有颈静脉充盈、怒张，肝大伴压痛，下肢对称性水肿和胸腔积液、腹水等，这些将有助于鉴别心力衰竭所引起的发绀。

第三节 消化系统症状

消化系统肿瘤临床常见，由于解剖部位的不同及生理病理的变化，可产生许多症状，但相同的症状可为不同肿瘤所致，而肿瘤因个体差异，又可出现诸多隐匿征象，增加临床诊断的困难，导致消化系统肿瘤的误诊率较高。近年来由于影像学技术的进步及内镜、腹腔镜的广泛应用，消化系统肿瘤的诊断技术大有提高。本章节主要描述消化系统肿瘤引起的常见症状。

一、消化道出血

消化道自口腔至肛门的不同部位均可引起出血。由于消化道黏膜的易损伤性，无论良、恶性肿瘤均可引起消化道黏膜的破损及破溃，产生出血症状。而患者就诊时的主诉可能仅是出血。根据出血的解剖部位不同，分为上消化道出血和下消化道出血。上消化道出血系指屈氏韧带以上的消化道，包括食管、胃、十二指肠或胰腺、胆管肿瘤引起的出血。而下消化道出血是由屈氏韧带以下至肛门部位的肿瘤引起的出血。根据出血量的多少可分为大量出血、中量出血、少量出血及微量出血。凶险的大出血常在数小时内出血超过1000ml，除呕血、便血外还可伴有不同程度的周围循环衰竭，甚至休克，如不及时抢救则造成死亡。因此，消化系统肿瘤的大出血是肿瘤急诊最常见及最凶险的征象之一。而微量隐匿的出血可以持续数年或间歇发病，如小肠间质瘤可以反复数年出血，而无法明确诊断，这也是肿瘤性出血的特点之一。因此，高度认识肿瘤引起的出血的危险性及特殊性，有助于临床医师做出正确诊断。

消化道出血的主要表现为呕血及便血。胃及小肠、结肠、直肠部位的肿瘤可引起便血，量多少不定，出血量大可为暗红色、咖啡色，出血量少则为黑粪或隐血试验阳性。呕血常表示胃内积血超过300ml。肝硬化及肝癌的食管静脉曲张所致的出血非常凶险，不易诊断及治疗，常危及生命。

（一）上消化道出血

上消化道出血可表现为呕血及黑粪。呕血发生的时间与频率有所不同，有时良性肿瘤也可因破损而引起呕血，常见食管息肉、胃息肉、平滑肌瘤、间质瘤等。但一般出血量较少，很少引起大量出血。而引起大量呕血往往是上消化道的肿瘤，主要是食管癌和胃癌，尤其是呈溃疡状或菜花状生长的恶性肿瘤，常因癌肿侵及较大血管而引起呕血。呕血可有间歇性，有时短时一次性出血后停止，也可有反复数次出血。除呕血外，还可伴有呈咖啡色的呕吐物，极少含有胆汁样物。出血严重者可出现出冷汗、神志淡漠或烦躁、面色苍白、脉速快等休克早期症状。癌肿造成的出血，一般较凶险，但多经内科保守治疗而治愈。内科保守治疗无效者，以胃癌引起的出血最为常见，其次为胃息肉、胃十二指肠肉瘤、淋巴瘤等。呕血及便血往往是残胃癌的主要症状，其发生率较胃癌为高，需认真检查、诊治。

胆管肿瘤及壶腹部癌引起的出血，常表现为慢性失血，以黑粪、贫血为主，少见大量呕血。但有时可由胃内呕出，需考虑到胆管及壶腹部癌的可能。十二指肠肿瘤出血常为便血，大量出血也少见。

随着影像学及内镜技术的进步，当出血且无内镜检查禁忌时，可采用内镜检查，以了解出血情况，明确止血点后电凝止血。

（二）下消化道出血

下消化道出血较上消化道并不少见，可在任何肠道段出现，发生出血的频率依次为空肠、回肠、盲肠、升结肠、横结肠、降结肠、乙状结肠、直肠、肛门。不同部位出血依据出血量不同，也可表现为不同颜色及不同症状。有时可出现腹痛、恶心、无力、贫血等全身症状，有时仅表现为血便而无任何其他症状；伴有腹痛预示出血量较多；无痛性血便常为少量出血，更应怀疑有肿瘤的可能。

1. 小肠肿瘤出血　小肠肿瘤出血诊断困难。临床上多注意胃及结肠、直肠出血，且有内镜等诊断手段，所以胃及结肠、直肠部位的出血较小肠出血易诊断。小肠出血可源于良性肿瘤、肉瘤、淋巴瘤、小肠癌、间质瘤等。但由于 2/3 的小肠肿瘤均为恶性，所以确定小肠出血后要考虑恶性的可能。小肠肿瘤的出血发生频率为 30% ~60%。少量出血仅表现为黑粪或隐血试验阳性，可间歇性发作，甚至有持续数年后经手术确诊的报道。如果出血量多可出现短期内暗红色血便，新鲜血便较少。一般不引起呕吐，但可以伴有腹痛、肠梗阻、肠套叠等征象。大量出血患者也可出现短期休克，需积极治疗。小肠肿瘤引起的出血早期诊断困难，术前确诊率仅为 30% ~50%。但近年来依靠全消化道钡剂造影检查、选择性动脉造影、小肠镜、B 超及 CT 扫描等检查，诊断率较前已有所提高。

2. 结肠、直肠肿瘤出血　结肠、直肠肿瘤出血诊断较容易，但时常有患者忽略出血症状而延误诊断。常见结肠、直肠良性肿瘤包括管状腺瘤、绒毛状腺瘤、混合性腺瘤以及家族性腺瘤病（FAP）。恶性肿瘤包括各类结肠、直肠腺癌、肉瘤及遗传性非息肉病性结肠癌、直肠癌（HNPCC）。良性肿瘤依肿瘤大小及数目不同，出血量也有所差异。小的腺瘤比较光滑，很少发生出血，而较大的腺瘤则可出现少量出血，家族性腺瘤病的患者，因息肉数目超过 100 个，往往有不同程度的出血，但也有维持数年已有明显出血症状者。据文献报道，19.2% ~43.9% 的绒毛状腺瘤患者可无任何症状，但在有症状者中，70% ~80% 有便血，出血量少，可与黏液相混合而呈淡红色。

盲肠及升结肠癌发生的便血较左半结肠癌少，由于肠蠕动较少，即使有较大的肿瘤引起的出血混合在稀便中，也不易被察觉，但也有果酱色便。右半结肠癌便血不明显，但由于长期慢性失血，往往就诊时已出现较明显的贫血，而且贫血症状有时比左半结肠癌为重。在左半结肠，由于大便由糊状变为固体，由大便摩擦病灶易产生出血，患者较易发现，就诊也比右半结肠癌早。因此，降结肠癌及乙状结肠癌患者常主诉便血。

直肠腺瘤便血常为鲜红色，不与大便混合，与痔疮出血难以区分，有时出血呈间歇性，数月才出血一次或数次。患者及医师常误为便血已数年不可能为癌，但结、直肠腺瘤癌变平均时间需 10 年左右，因此要早期诊断，在癌前期去除病因，积极治疗。

便血是直肠癌最常见的症状，多为鲜血或暗红色血便，不与大便相混，系肿瘤坏死脱落形成溃疡后的污血，大量出血罕见。年轻人往往忽略便血，常以贫血就诊，此时病灶已难切除。另外，还需与痔相鉴别，倘若同时伴有痔常难以诊断。结肠与直肠可同时出现多原发癌，应检查结肠和直肠的全部。

肛管癌患者便血更为常见，由于病灶位于齿状线以下，且受神经支配，常感觉敏感，因此，便血和疼痛是肛管癌的共同症状，尤其是排便时更为明显。

二、腹部肿块

腹部肿块是消化道常见症状及体征之一。腹部肿块可由患者扪及后成为主诉症状，也可由体格检查及有关检查后发现。临床扪及腹部肿块后首先要考虑是真性肿块还是假性肿块，以及肿块的性质及可能发生的器官。

一般认为假性肿块包括炎性包块、粪便、结核性肿块、充满尿液的膀胱、疝气、圆韧带囊肿、游走肾等，经 B 超及 CT 等检查常能予以鉴别。

发现腹部肿块后，经检查后要描述其大小、形状、质地、边界、活动度、有无压痛、有无搏动感及囊性感，以及与邻近器官的关系等。游离度较大的肿块多为肠系膜或小肠肿瘤。而胃、肝、胰、胆囊及结肠部位的肿块则相对固定。

腹部肿块常伴随其他各系统症状，如有黑粪、呕血、呕吐、肠梗阻者多为肠道肿瘤；如出现腹水、恶病质，多为肝癌、胰腺癌。胆囊癌及胆管癌常难以扪及肿块，如能触到肿块多表明病程较晚或早已出现黄疸症状。良性肿块常较小，不易扪及。

（一）上腹部肿块

1. 右上腹肿块　右上腹肿块多见于肝右叶癌、胆囊癌、胆管癌、十二指肠肿瘤或胃幽门窦癌。结肠肝曲癌也可出现于右上腹。原发性肝癌可伴有肝炎病史、肝硬化、甲胎蛋白（AFP）升高等。而胆囊癌、胆管癌可有胆管病史、并发黄疸。十二指肠肿瘤可出现便血、呕血等，有时有一定活动度，但十二指肠肿瘤常难扪及较大肿块，因未等肿块长至足够大，即已出现出血及梗阻症状。幽门窦癌可伴有呕吐、恶心、饱胀、大便隐血试验阳性等症状，如果伴有严重梗阻，还可以闻及振水音。结肠肝曲癌也可在右上腹扪及相对固定肿块，有时体积较大，可并发贫血、腹痛、梗阻、食欲缺乏等。

2. 中上腹肿块　中上腹肿块最常见于胃癌，一般多为条索状或巨块状，可活动，也可固定，主要与体型、胖瘦有关。有时可扪及大网膜结节。如果扪及较大腹块，常意味晚期，难以手术切除。在扣及腹部肿块时，还应注意左锁骨上淋巴结是否有肿大。胰腺囊肿多有胰腺炎病史，肿块相对圆或椭圆，无明显压痛。胰腺囊腺病的质地要稍硬于胰腺囊肿。胰腺癌可扣及结节状物，有时将胃顶起，不易扣及，但触摸肿块时可出现压痛及触痛。

小肠肿瘤多为恶性，较少在上腹部扣及肿块。因小肠位置相对较深在，肿块时隐时现。位于肠系膜根部的肿块相对固定，有时可扣及。小肠肿瘤还可伴有腹痛、便血、肠梗阻等。小肠淋巴瘤腹痛多见，可呈阵发性，局部有触痛。小肠癌可合并食欲缺乏、贫血、肠梗阻等现象。小肠平滑肌瘤、腺瘤、间质瘤因常不超过5cm，难以扣及。横结肠癌也可在中上腹扣及，但发生在此区的癌相对较少。胃肠腺癌腹腔广泛转移时，中上腹可扣及饼状肿物，有时有结节感。

3. 左上腹肿块 相对较少扣及，常见为结肠脾曲癌，可随呼吸动度而变化。左肾上腺癌、肾癌相对难以触及，巨大肝左叶癌可能触及，脾原发性癌可在左上腹扣及，脾转移性肿瘤少见。但某些原因引起的巨脾症要与肿瘤相鉴别。胃体及胃底部平滑肌瘤可伴有腹痛及上腹饱胀。如果为恶性间质瘤，症状持续加重，并有消瘦等全身症状。肿瘤位于胃体及胃底前壁易触及，倘若位于胃后壁则常无法触及。脾血管瘤、淋巴瘤以及罕见的恶性纤维组织细胞瘤也可在左上腹扣及肿块。

（二）下腹部肿块

1. 右下腹肿块 常表现为盲肠癌及回肠肿瘤，尤其女性多见。肿瘤位于肠腔内发生阻塞，可并有阵发性疼痛，与肠蠕动相一致。排气、排便后疼痛好转。回肠肿瘤活动度较大，界限清晰，质地中等硬，而盲肠部位的肿瘤活动度较小，位于回肠及盲肠部的肿瘤贫血多见，粪便多为暗红色。由于阑尾脓肿也可发生在此部位，需认真鉴别。阑尾脓肿起病较急，且有发热、白细胞增多现象，而且触痛较为明显，界限常不明确。另外，可通过 B 超、肠镜、钡剂灌肠、CT 等影像学诊断或排除。阑尾癌、类癌、淋巴瘤在此部位也可见到，需考虑此情况的存在。胃肠道癌可伴有右下腹肿块，有时巨大，常需与原发性卵巢肿瘤鉴别。消化道癌的卵巢转移更常见，并可先于原发灶出现。临床常见妇科医师诊断为原发性卵巢肿瘤，但术中才发现为胃肠原发肿瘤。

2. 中下腹肿块　常见于膀胱肿瘤，多为软性肿物，位于耻骨上，并有排尿困难、血尿、排尿次数多等症状。下腹部肿物还可见于睾丸恶性肿瘤及直肠部位癌的转移。下腹壁也可见恶性肿瘤的腹壁转移，质硬，不规则。细胞学穿刺能证实转移癌的诊断。下腹部需鉴别的肿瘤还包括腹壁韧带样瘤，多见于中、青年妇女，可有生育史或剖宫产史，质地硬，界限常较清晰。

妇科常见子宫肌瘤、子宫肉瘤在中下腹可触及，但位置相对较深，伴有阴道出血、白带增多等症状，肿瘤触诊时常有质韧感，双合诊也可触及盆腔肿块。

3. 左下腹肿块　常见于乙状结肠及直肠癌。直肠癌因位置较深，从左下腹常难以扪及。乙状结肠癌常发生肠腔内梗阻，肿块较固定，质硬。乙状结肠游离度较大时，可以推动肿块，如发生肠腔肿块，多有肠胀气、腹部不适等症状，排气、排便后肿块有缩小的趋势。另外，还可伴随便血、排便不畅、便秘等症状，相对较容易鉴别。左下腹有时可扪及髂窝肿物，常为软组织肿瘤或睾丸肿瘤及下肢恶性黑色素瘤转移。

三、吞咽障碍

吞咽障碍可见于某些良性疾病，甚至可呈癔病样症状，与人的精神因素也有关。但这些情况可时好时坏或经治疗后好转。本节主要论述肿瘤性吞咽障碍。

吞咽不适感可成为食管癌患者最早的主诉症状，常为无痛性、隐匿性，随着病情的进展可出现胸骨后不适、烧灼感、反流。吞咽不适及吞咽困难可有间歇缓解期，但随着疾病的进展，病情逐渐加重，最终呈现不可逆征象。一般情况下，咽中部到环咽水平的异物感，提示食管中 1/3 或上 1/3 的病变。而上腹部异物感合并吞咽困难，常为食管下端病变及贲门癌。吞咽困难加重时，食入固体食物受阻，并有胸骨后疼痛。继之只能进食半流质饮食。最严重的情况为食管近乎完全阻塞，以至唾液也难以下咽，使唾液量流出增多，每日可达数百毫升以上。贲门癌的吞咽困难相对晚于食管癌，而且伴疼痛不适感，多位于剑突下。

有些良性病变也可出现吞咽障碍，要与恶性肿瘤相鉴别。如食管裂孔疝、反流性食管炎、食管黏膜增生、食管息肉等，可通过胃镜、食管镜予以诊断或排除。某些食管黏膜增生者的吞咽不适症状较重，甚至经食管细胞学涂片可发现异型细胞，但术后病理检查并未证实癌的诊断。类似情况下，需认真考虑手术指征，避免并发症。食管平滑肌瘤症状较轻，病程较长，并有间歇缓解期，不影响正常进食，有时病程可延续 10 年以上。有些恶性间质瘤可长至 10cm 以上才被发现，通常肿物呈外压性，症状不明显，但也可出现胸闷、不适等症状。

出现吞咽不适，临床上要高度重视，应及时行食管钡剂、食管镜、细胞学、CT 等检查，并定期随访。即使在食管镜及食管 X 线片检查提示正常后，原则上 2～3 个月再随访复查 1～2 次，以免误诊或漏诊。

四、胃肠道梗阻

多种原因均可引起胃肠道梗阻症状，如蛔虫、粪便阻塞，便秘，肠套叠等。最常见的肠道梗阻原因仍以肿瘤为主。其中包括肠内病变，如息肉、平滑肌瘤、间质瘤、肿瘤等；肠腔外病变也可引起肠道梗阻征象，如淋巴瘤、肠源性囊肿、软组织肿瘤等。

（一）原发性胃肠道梗阻

早期肠道梗阻可出现食欲缺乏、腹痛、腹胀，症状可持续 1～2 日不缓解，继之呃逆、呕吐，为胃内容物，无排气、排便；或虽有排气、少量排便，但频繁呕吐，即考虑高位小肠梗阻。而胃幽门窦癌引起的呕吐，常为渐进性，多为隔夜胃内容物呕出，有酸臭发酵味。呕吐后上腹胀即缓解，有时可有振水音。胃癌引起的消化道梗阻通过胃镜及胃肠钡剂多能明确诊断。低位小肠梗阻无排气及排便。腹部膨隆较明显，胃肠减压液为黄色小肠液，量多，肠鸣音可亢进或气过水声、金属音，此时多意味着梗阻部位难以通过，需考虑手术。有时小肠梗阻可通过非手术治疗呈现间歇缓解期，甚至可持续10 日以上，但随着时间推移，脱水、电解质紊乱等全身症状出现，并可影响血压、脉搏，严重者出现休克症状。临床上虽然小肠梗阻多见，但也时常见到因结肠肿瘤产生的梗阻症状，腹痛较明显，且呈进行性加重。较小肠梗阻病程较长，但也常见不排气、不排便、腹胀，急需手术探查者。多见于左半结肠梗阻。

无论发生大、小肠梗阻，高位或低位，均需拍摄腹部立、卧位 X 线片，以了解病情的转归，非手术治疗或手术治疗常依靠腹部 X 线片征象决定。另外，血常规、电解质及全身情况也是评价梗阻的重要指标。

（二）继发性胃肠道梗阻

腹部肿瘤术后发生的梗阻为继发性肠道梗阻。一类系外科手术后引起的肠粘连，另一类系肿瘤复发引起的肠梗阻。

1. 手术引起的肠梗阻　术后引起的胃肠道梗阻可在术后早期发生，也可在术后 7～10 日发生。术后早期发生的梗阻需考虑手术原因所致，高位梗阻表现为呕吐，但腹胀不明显，可在胃肠减压时引流出较多量胃液，有时会导致电解质紊乱。

X线片可见胃扩张，小肠上段有液平面。一般术后短期出现的梗阻多为机械因素，如小肠扭转、内疝形成等，应在非手术治疗无效的情况下考虑二次手术。低位梗阻出现在术后 5～7 日，除呕吐外，不排气、不排便也是常见征象，肠鸣音此时虽已恢复，但由于胀气常表现为间歇性肠鸣音亢进或减弱，此时应考虑直肠癌术后造口血供及缝闭侧腹膜处较紧等因素，也可见于侧腹膜线脱离后小肠疝入。胃癌根治术后的胃瘫也多发生于手术后 5～7 日，胃液量增多，胃排空障碍，尤其是根治性胃癌手术后发生的概率明显高于单纯胃大部切除者。胃瘫的症状可持续十几日或近 1 个月，但罕见胃瘫与肠套叠同时存在，此时需行 X 线造影检查后才能确诊。术后 10 日左右出现的肠梗阻多系肠粘连所致，有粘连性体质的患者及高龄病例多有发生。尤其在某些右半结肠癌切除术后及直肠前切除术后，而未能置胃管积极减压者更为常见。类似情况经胃肠减压、非手术治疗后多有缓解，病程持续 3～7 日，如 1 周后仍不缓解，则考虑非手术治疗无效，需更改治疗方案。

2. 肿瘤复发引起的肠梗阻　肿瘤复发引起的肠梗阻临床多见。在腹部外科肿瘤及妇科卵巢癌、宫颈癌治疗后均可出现。患者均有腹部癌肿手术史，多在术后 1～2 年发生，梗阻征象与一般肠梗阻不同，多呈现为渐进性，且伴有全身情况的恶化，如贫血、消瘦、呕吐、厌食等；胃液增多，可有呕吐，但仍有少许排气、排便。症状时好时坏，可维持 10～15 日均无好转或恶化。由于营养消耗、脱水，可并有眼窝凹陷、皮肤无弹性、干燥、口唇干、表情淡漠。腹部触诊也具有特殊性，在腹胀的基础上，也可扪及大小不等的肿块，以及腹壁肌肉均呈板块样，这往往是腹内实质性肿块在多个肠间占位所致。肠鸣音弱或完全消失。X线片示腹腔多个肠段呈现大小不等的液平段，但无法明确确切梗阻的主要部位。由于肿瘤所致的多处肠段梗阻，手术治疗常无法解决根本问题，有时手术后出现肠瘘，病情更加恶化致死。

五、黄疸

临床上将黄疸分为溶血性黄疸、肝细胞性黄疸、梗阻性黄疸及先天性非溶血性黄疸。许多先天性因素及肝、胆、胰等部位病变均可引起黄疸，但肿瘤引起的黄疸具有特殊性，一般均系肝外梗阻性黄疸，常见胆系癌肿、胰头癌等。另一类见于肝内梗阻性黄疸，如原发性或继发性肝门部癌。

黄疸出现后，可伴随全身其他症状，如皮肤瘙痒、大便呈陶土色、尿黄、发热、腹痛等。因肿瘤引起的黄疸同样具有以上症状，但由于解剖部位较局限，有时临床很难判断是何种肿瘤引起的黄疸，常需借助现代影像学方法诊断及鉴别诊断。

胆囊良性肿瘤少见，一般为腺瘤；胆管良性肿瘤更为少见，主要为乳头状瘤；胰腺良性肿瘤可有囊腺瘤等。一般情况下，良性肿瘤生长缓慢，较少引起黄疸。而临床上常见的进展性黄疸多为癌肿所致。

1. 胆囊癌　早期诊断困难，常被误诊为胆囊炎或胆囊结石。如果出现黄疸多为晚期病例。胆囊区疼痛常为首发症状，多发生于女性中年以上患者。黄疸逐渐加深，有时并有发热等胆系感染症状，通过 B 超及影像学检查常可确诊。

2. 胆管癌　常为无痛性黄疸，癌肿体积虽小，但早期就可发生黄疸，也有并发胆囊肿大、并发感染，中年男性尤应注意胆管癌的可能。曾有报道，胆管癌 90% 可出现黄疸，有时可误诊为肝炎，有胆管结石病史者可被误认为胆管结石。一般在黄疸出现 4 个月内均能诊断出。也有病例在黄疸出现前伴有上腹痛及后背痛。

3. 壶腹部癌　较少见，但也可出现胆管下方梗阻症状，同时伴有体重下降、恶心、贫血等。壶腹部癌黄疸可呈深度，或伴肝大、胆囊肿大，通过十二指肠镜、X 线钡剂、MRI 等检查确诊。

4. 胰头癌 可出现黄疸、疼痛、体重减轻三大症状，但临床上黄疸并不常见，其主要原因是先有胆管扩张，经过 1～3 个月后才出现黄疸。因此认为黄疸并非胰头癌早期征象，力争发现胰头癌的胆管扩张尚有意义。由于黄疸发现较晚，多呈慢性进行性，由不完全性梗阻发展至完全性梗阻，同时可伴随肝大、肝功能异常、血清淀粉酶早期增加。影像学的诊断同样重要，近年来在诊断不明的病例中，已开展 CT 及 B 超引导下的细胞学穿刺涂片检查，多能确诊。

5. 原发性肝癌 黄疸如在原发性肝癌中发现，多为晚期表现，也可见于肝门部肝癌。除肿瘤压迫肝胆管外，还可并发肝细胞性黄疸，也可由于胆管癌栓及毛细胆管淤积所致。原发性肝癌引起的黄疸诊断一般并不难，患者常有肝炎及肝硬化病史，AFP 增高及 CT、MRI 等影像学诊断。

6. 继发性肝癌 黄疸出现的时间与病灶大小及范围有关，多发病灶常合并肝功能受损所致的黄疸。继发性肝癌多位于肝门或肝门附近。多数由于腹腔内及器官癌肿转移所致，临床较多见的是胃癌、肠癌、胰腺癌等。病史中多有腹腔癌的手术治疗史或在胃镜、肠镜检查时同时发现原发部位病变，此时 AFP 多为阴性，且影像学及 CT 检查出现多个病灶或"牛眼征"等。一般诊断并不困难，近年的治疗多考虑切除原发灶，转移灶行介入治疗等。

六、慢性腹痛

慢性腹痛是消化道癌肿常见的症状，但由于患者常忽视腹痛症状而延误诊断治疗。虽然癌肿也可出现穿孔、出血、急腹痛现象，但多数病例表现为进程缓慢、持续性痛，因此，如何判别不同部位癌肿引起的疼痛，明确其起因、性质、部位等均有助于临床诊断及鉴别诊断。

1. 原发性肝癌 原发性肝癌的疼痛常因肝包膜膨胀引起，表现为慢性持续性疼痛。有时因肝包膜下肿瘤破裂引起较剧烈疼痛，如并发出血则在右上腹及上腹部有明显压痛及反跳痛，呼吸时加重，此时已属急腹症情况，需认真处理。有时癌肿侵及腹膜及膈肌也可引起疼痛，但均为慢性持续性，以夜间为重，患者为缓解疼痛，时有用肘或物品顶压在疼痛部位，似有好转倾向。因患者常伴肝炎及肝硬化病史，一般诊断并不困难。

2. 胆管及胆囊癌 胆囊癌患者的疼痛较早即可出现，常表现为上腹部或右上腹部过敏性压痛，压痛点也较明确，多呈阵发性绞痛，或逐渐转为钝痛或持续性疼痛，严重者影响呼吸、睡眠。病程可持续数周，同时伴有食欲缺乏、恶心、呕吐、黄疸等症状，加之既往有胆囊结石病史等均应考虑胆囊癌的可能。胆管癌的疼痛也可类似于胆囊癌，且可并发右肩背痛、发热，黄疸较胆囊癌更为明显。

3. 结肠癌 结肠肝曲癌及升结肠癌常并合有右侧腹或右上腹痛，有时误认为胃溃疡、胆结石、胆囊炎等。疼痛为钝痛，有时可缓解，但症状持续存在并出现便血、贫血等时，均应考虑结肠癌的可能，通过结肠镜检查常能确诊。

4. 贲门癌 近年来有增多趋势，多表现为中上腹或后背部痛，同时有恶心、呃逆、吞咽不适、食欲减退、乏力等征象，有冠状动脉粥样硬化性心脏病病史者有时误认为心脏病发作。贲门癌可通过胃镜及钡剂造影检查得以诊断。

5. 胃癌 疼痛表现为胀痛及隐痛，多位于上腹部，有时在脐部，可表现为间歇性疼痛，随着病情进展为持续性痛。疼痛于进食后不缓解，有时反而加重，与溃疡病表现不同。有些胃癌疼痛无法早期诊断，误认为胃溃疡而服用奥美拉唑（洛赛克）后病灶暂时愈合的病例也可见到。因此，要在胃镜检查后才能做出诊断。

6. 十二指肠癌 疼痛也较常见，有时类似于溃疡病，但有消化道出血、梗阻等征象。十二指肠癌诊断较为困难。

7. 胰腺癌 疼痛随部位不同，可表现为右上腹、中上腹及左上腹疼痛，疼痛性质可呈慢性持续性，有时呈阵发性加重，并可出现后背部痛。胰体癌疼痛时取俯卧位可缓解疼痛。

8. 小肠肿瘤 依肿瘤部位不同表现疼痛各异，但多为持续性隐痛，如合并肠梗阻时疼痛较剧烈，并有不排气、不排便现象。小肠系膜游离度较大时疼痛部位可随之移动。

9. 其他 右下腹痛可见于盲肠肿瘤，以淋巴瘤多见，如为盲肠癌可有便血等情况。左下腹痛见于乙状结肠癌及直肠癌。由于腹痛多系肿块梗阻引起，因此，疼痛可随肠蠕动而增强或减弱，排气、排便后疼痛好转，但症状会持续存在且逐渐加重。

七、腹水

正常状态下，腹腔内有少量的液体，对肠蠕动起润滑作用，量不超过200ml。任何非生理状态导致腹腔内自由流动的液体超过200ml均视为腹水。腹水是常见的内、外科疾病的共同表现，其成因复杂。

（一）腹水的成因与性状

腹水的形成是腹腔内液体的产生和吸收失去平衡的结果。当血浆胶体渗透压降低或伴有门静脉高压，体液容易从毛细血管漏入组织间隙及腹腔而形成水肿或腹水；当内分泌紊乱导致水钠潴留，体液过多可加剧腹水。淋巴回流增加或回流受阻时，可使淋巴液漏入腹腔形成乳糜性腹水。腹膜血管受炎症或肿瘤侵袭时，血管通透性增加，引起血性腹水。所以，腹水是多种疾病的共同表现，根据其性状，通常分为漏出液、渗出液、乳糜样液和血性腹水4种类型。漏出液多清亮透明，呈黄色或黄绿色，比重 < 1.018，腹水蛋白含量少

于25g/L，主要见于心血管性疾病、肾源性疾病、肝源性疾病、营养不良及乳糜池阻塞性疾病等。渗出液可呈现为多种性状，或透亮或混浊，比重 > 1.018，腹水蛋白含量超过25g/L，见于肿瘤性疾病、脓性疾病、结核性疾病、风湿性疾病。血性腹水多见于恶性肿瘤、创伤，在女性也可见于宫外孕、黄体破裂等。妇科恶性肿瘤引起的腹水因肿瘤分化、生长速度不同，表现为血性或淡黄色腹水。淋巴瘤引起的腹水较特别，多数呈现为乳糜样，浑浊，淘米水样。引起不同类型腹水的具体疾病类型见表1-2。

表1-2　腹水的原因

腹水性质	疾病种类
漏出液	门静脉高压:肝硬化、门静脉血栓形成、肝内浸润性病变(肿瘤、淋巴瘤、肉芽肿等)
	低蛋白血症:肾病综合征、重度营养不良、蛋白丢失性胃肠病
	体循环淤血:右心功能不全、右心房室瓣关闭不全、慢性缩窄性心包炎、结核性克山病等
	肝静脉和下腔静脉阻塞:Budd-Chiari 综合征、下腔静脉阻塞综合征
	Meig 综合征
渗出液	腹膜炎症:结核性腹膜炎、化脓性腹膜炎、阿米巴性腹膜炎、胆固醇性腹膜炎、嗜酸性粒细胞性腹膜炎、红斑狼疮性腹膜炎、急性胰腺炎
	恶性肿瘤:腹膜肿瘤、腹膜转移癌、卵巢癌、腹膜间皮瘤、恶性淋巴瘤、白血病
	胰腺疾病:胰腺炎、胰腺囊肿、胰腺假性囊肿、胰管结石、胰腺癌
乳糜样液	胸导管或乳糜池肿瘤压迫、丝虫病、纵隔肿瘤、结核病
血性液	多见于恶性肿瘤破溃、创伤、宫外孕、黄体破裂等

(二)腹水的诊断

1. 症状

(1)腹胀、食欲缺乏:是腹水主要的临床症状,属非特异性,是多种疾病的共同表现。腹水量少于500ml时,症状比较轻微,特别是在肥胖者中往往被忽视,但可用超声波确定。腹水量达到500ml时可经叩诊证实。

(2)腹痛:腹水本身不会引起腹痛,但大量腹水形成时,可产生胀痛感。腹水若合并肿块,肿块可以产生压迫性疼痛或腰酸等症状。

(3)少尿和下肢水肿:在有大量腹水的患者中比较常见。蛋白大量丢失,有效循环容量减低,排尿量减少,水钠潴留,出现下肢水肿等症状。

(4)乏力:多数是因为腹水形成后,食欲减退,进食少,而营养成分又丧失于腹水中,加上肿瘤本身的消耗,造成负氮平衡所致。

2. 诊断 腹水是炎症、肿瘤和某些慢性疾病的共同表现,其诊断需要依据病史及现有症状、体征,做出综合判断。

腹水患者就诊的情形有:①有明显的内科病史和症状者,首先要排除非肿瘤性腹水,如青少年腹水多考虑结核性腹膜炎、肾病综合征等。有心、肾病史者,腹水常为心源性腹水或肾源性腹水。有肝炎病史、黄疸或酗酒史,常提示腹水由肝硬化引起。急性腹膜炎致腹水为少量,起病急,腹痛剧烈。伴随症状有助于腹水的诊断,伴有发热与腹痛见于急性炎症;伴有肝大者见于肝淤血、肝癌、肝硬化等;伴呼吸困难、颈静脉怒张者,见于充血性心力衰竭、慢性缩窄性心包炎;伴全身性水肿者,常为心源性腹水、肾源性腹水或营养不良性腹水。注意有无黄疸、贫血、水肿、消瘦、浅表淋巴结肿大、颈静脉怒张、腹壁静脉怒张、肝脾大、腹部肿块、蜘蛛痣与肝掌等体征。②腹水是主要表现。除与腹水有关的症状外,没有其他系统的症状,因产生腹水的原因较多,往往难以做出诊断。常见的疾病有结核性腹膜炎、肝硬化、原发性腹膜癌、卵巢癌等。③腹水伴有盆腔肿块。在发现腹水的同时,检查发现盆腔肿块,提供了进一步检查的线索,诊断并不困难。常见的疾病有卵巢癌、淋巴瘤等。

3. 腹水的辅助诊断

(1)结核菌素试验:怀疑结核性腹水,可做结核菌素试验,但也有部分病例呈阴性表现。应引起重视的是,由于结核发病特点的变化,过去认为结核性腹膜炎是肺结核的继发表现,但近年来发现,结核性腹膜炎患者往往找不到腹膜以外的病灶。术前误诊率高,经常是在剖腹探查后才明确诊断。

(2)腹水细胞学检查

①腹水脱落细胞学检查:是鉴别肿瘤性腹水与非肿瘤性腹水最直接的依据,但临床阳性检出率并不高,在40%左右,抽取腹水量不应少于250ml。

②细胞染色体检查:脱落细胞进行染色体分析,肿瘤细胞的染色体有明显的异常,腹水细胞发现超二倍体或非整倍体时,有助于恶性肿瘤的诊断。

③AgNOR 的检测:AgNOR 是与核仁组成区相关的嗜银蛋白的简称。核仁组成区(NOR)位于某些染色体上特殊部位的 rDNA,转录形成 rRNA,在蛋白质合成中起着极其重要的作用。银既不与 rDNA 结合,也不与 rRNA 结合,而只与 rRNA 相关的酸性非组蛋白结合,故这种蛋白被称为 AgNOR。恶性肿瘤细胞核嗜银颗粒增大,形态不规则,且颗粒数显著增多,据此与非肿瘤性腹水鉴别。

(3)生化和免疫学鉴别

①乳酸脱氢酶(LDH)及腹水 LDH/血清 LDH 比值:肿瘤组织代谢旺盛,糖酵解增加,血管通透性增加,血中 LDH 渗入腹腔,致使血 LDH 和腹水 LDH 增加。检测血及腹水 LDH 有助于恶性肿瘤的诊断。

②纤维蛋白降解产物（FDP）、蛋白定性、唾液酸：过去曾用于腹水的鉴别诊断，但特异性差，目前已很少应用。

③癌胚抗原（CEA）及腹水 CEA/血清 CEA 比值：腹水 CEA >15μg/L，腹水与血清 CEA 比值 >1 时，恶性肿瘤的可能性大。

④CA19－9、CA50 和 CA125：CA19－9 和 CA50 是从人结肠癌细胞株分离出来的糖蛋白，CA50 属于 Ⅰ 型，CA19－9 属于 Ⅱ 型，与胃肠道、胰腺、肺、肾、卵巢以及子宫恶性肿瘤有关。放射免疫法检测血清 CA19－9 和 CA50 的正常值分别在 $3.7 \times 10^4 U/L$ 和 $4 \times 10^4 U/L$ 以下。CA19－9 和 CA50 在良性肿瘤中分别有 100% 和 85.7% 的患者低于血清正常上限；而在恶性肿瘤中 71% 和 64.1% 的病例超过正常上限。CA125 是人胚胎发育过程中体腔上皮细胞产生的一种大分子糖蛋白，正常情况下不易直接进入外周血液循环。卵巢上皮癌可以脱落大量的 CA125，腹水中 CA125 水平很高。但 CA125 不但与卵巢上皮癌有关，也与其他来源的良性病变如子宫内膜异位症、输卵管炎和腹膜炎等有关。

（4）影像学检查：B 超可以探测腹水的深度、附件肿块、盆腹腔内大的瘤块以及肝、脾等实质性器官的占位，或有无肝硬化、脾大等情况。

（5）腹腔镜检查：腹水细胞学检查和影像学检查后还不能提出临床诊断，但又怀疑为恶性肿瘤的病例，过去采用剖腹探查进一步明确诊断。近年来腹腔镜技术进步明显，该项检查代替了大部分的剖腹探查，准确率在 90% 以上。腹腔镜检查可以窥视盆、腹腔脏腹膜和壁腹膜面的情况，了解肿瘤位置和播散范围，全面检查膈面、大网膜、结肠旁沟、子宫附件以及子宫直肠凹和子宫膀胱凹，并可取腹水进行细胞学检查或组织学检查。取活检不仅可用于诊断，还可以用于卵巢癌的全面分期。但对于早期卵巢肿瘤则不宜取活检，以免造成肿瘤的医源性播散。无条件行腹腔镜检查或患者因手术后肠粘连不能施行腹腔镜检查者,可以采用剖腹探查。

第四节 泌尿系统症状

一、局部痛和反射痛

泌尿生殖系肿瘤可以引起腰部、腹部、会阴、腹股沟和腰骶部疼痛。疼痛性质可以有持续性或阵发性绞痛、钝痛和刺痛。疼痛可以是局部的,即疼痛发生于有疾病的器官附近,也可以是反射性的,即疼痛发生于远离疾病器官的部位。

(一)肾疼痛

肾疼痛包括肾区绞痛和钝痛。疼痛部位在患侧脊肋角。绞痛的典型表现为患侧腰部突然发生剧烈绞痛,并沿着同侧输尿管走行向下腹部、腹股沟、睾丸、外阴和大腿内侧放射,患者坐卧不安,绞痛时往往伴发恶心、呕吐、血尿、出汗甚至出现虚脱或休克。疼痛多为阵发性发作,轻者数小时,随梗阻解除而缓解,重者可反复发作达1周以上。原因通常是结石、凝血块或肿瘤组织阻塞输尿管,导致输尿管和肾盂壁平滑肌痉挛引起肾盂内压急剧升高而致,常见于肾结石、输尿管结石,也可发生于肾肿瘤、肾积水部分梗阻者。肾绞痛应与某些急腹症如急性阑尾炎、胆管结石、卵巢囊肿扭转和急性输卵管炎等鉴别。肾钝痛通常是由于肾肿胀或炎症引起,常为一侧或双侧感到酸胀不适的疼痛,往往局限于腰部的脊肋角区,多为持续性,常见于肾挫伤、肾内或肾周感染、肾周脓肿、肾或输尿管结石、肾积水和肾肿瘤。肾下垂患者可出现肾绞痛或钝痛。

(二)排尿痛

排尿痛是指患者排尿时膀胱区及尿道痛。膀胱病变引起的疼痛常位于耻骨上方,为持续性胀痛或不适感,且常与排尿有关;输尿管下端或膀胱病变,疼痛有时放射到尿道外口或阴茎头。常见原因是膀胱感染、结石、异物以及膀胱肿瘤。病因可为单一，也可以多种因素共同存在，相互影响。尿道炎症或结石及肿瘤组织块梗阻引起的疼痛表现为尿道烧灼感或刺痛。疼痛常由于感染或占位对膀胱或尿道黏膜或深层组织的刺激，引起膀胱或尿道的痉挛性收缩及神经反射所致。疼痛的性质呈烧灼样疼痛或刀割样疼痛，在排尿或尿终末时加重，排尿结束逐渐减轻或消失。如果尿痛在排尿结束后不减轻或不消失，或不排尿时也有疼痛，病变可能在前列腺或尿道周围器官，晚期膀胱肿瘤侵及膀胱深肌层和周围组织，可出现尿痛合并耻骨上、会阴及腰骶部疼痛。尿痛有时伴有尿频、尿急、血尿或脓尿等症状。有时合并排尿困难甚至急性尿潴留。

（三）生殖器疼痛

生殖器疼痛常由于阴囊内容物、精索及前列腺疾病和肿瘤引起。

1. 创伤性阴囊痛 创伤后，组织水肿、充血，阴囊肿大青紫，感觉持续性坠痛或胀痛。急性睾丸扭转是外力导致睾丸和精索360°～720°扭转所造成，常突然发生剧烈绞痛，伴有恶心、呕吐，甚至出现患者虚脱或休克。

2. 感染性阴囊痛 急性感染中，以急性附睾炎为最多见，常波及睾丸和精索，疼痛常急性发作，持续性胀痛或跳痛，疼痛可放射至腹股沟部，睾丸有明显触痛。慢性感染多发于附睾，常由于急性感染治疗不及时而迁延所致，疼痛轻微，常表现为阴囊坠胀痛，长久站立、行走可加重。

3. 肿瘤性阴囊痛 睾丸肿瘤发病缓慢，一般无明显疼痛不适，当肿瘤较大时出现坠胀痛和沉重感，可沿精索牵扯到腹股沟和下腹部，活动时加剧。睾丸肿瘤多为恶性，如侵犯转移到腹膜后淋巴结和压迫邻近组织时可引起腹部和腰部疼痛。其他良性肿瘤和占位只有在体积很大时才有不适感，睾丸鞘膜积液、精索静脉曲张、腹股沟疝等也可引起阴囊痛，但轻微。感觉阴囊疼痛,但长期随访检查在阴囊、前列腺及精囊内未见明显病变者,属于神经官能症、神经痛。

二、排尿异常

最常见的排尿异常为尿频、尿急、尿痛、排尿困难、尿潴留及尿失禁。这些症状是分析泌尿系统病变的重要依据,下尿路邻近器官病变或肿物压迫也会引起排尿异常。

(一)尿频

尿频即排尿次数较正常增多。正常人白天 4~6 次,夜间 0~1 次。成人每次尿量 300~500ml。夜间排尿次数增多称为夜尿症。尿频可由总尿量增多或膀胱容量减少引起。前者见于糖尿病、尿崩症、醛固酮症、急性肾衰竭多尿期,尿频每次尿量正常,说明 24 小时的总尿量增多。后者多伴有每次尿量减少,最常见于泌尿系统炎症,特别是急性膀胱炎。由于膀胱黏膜充血、水肿、炎性浸润、浅层溃疡,刺激膀胱而致尿频。尿频、尿急和尿痛称为膀胱刺激症状。非特异感染引起者常在1~2周痊愈,痊愈后排尿次数可恢复正常。结核性膀胱炎尿频持续时间长,经抗结核治疗虽可减轻,但不能恢复到病前排尿次数。膀胱肿瘤并发感染也可发生尿频。较大的膀胱结石或肿瘤使膀胱容量减少,或因前列腺增生和前列腺癌所致尿路梗阻,残余尿量增加,膀胱有效容量相对减少而出现尿频,常伴有排尿困难和尿不尽感。前列腺增生早期,为克服梗阻排空膀胱,膀胱肌肉增厚,膀胱静止紧张力增加,使膀胱尚未扩展到正常容积以前即产生尿意而排尿,故形成尿频。梗阻晚期,膀胱肌肉逐渐失去代偿,残余尿量增多,尿频加剧。50 岁以上的男性夜尿频,通常是由于前列腺增生引起,早期和晚期前列腺增生都可以出现夜尿频,机制则有所不同。膀胱邻近器官病变,如阑尾炎、盆腔脓肿、输尿管下端结石刺激,妊娠子宫、子宫肌瘤、卵巢囊肿和子宫脱垂压迫膀胱,使膀胱不能充分扩张而产生尿频。神经源性膀胱产生的膀胱逼尿肌反射亢进,引起尿频或急迫性尿失禁。精神紧张、焦虑和恐惧亦可产生尿频。

(二)尿急

尿急是指患者有尿意时不能等待和控制而立即排尿。常见于急性尿路感染、前列腺增生、输尿管下端结石、膀胱癌(尤其是原位癌)、神经源性膀胱等。少数患者可以由精神因素导致尿急。

(三)排尿困难

排尿困难指排尿不畅。多由于膀胱颈以下的机械性梗阻病变如前列腺增生、前列腺癌、尿道或尿道口狭窄和膀胱内病变如结石、肿瘤、输尿管囊肿等导致。另外,女性尿道短,机械性梗阻少见,但子宫肌瘤和子宫脱垂压迫膀胱颈也可导致排尿困难。神经性疾病引起膀胱功能障碍也可引起排尿困难,如脊髓损伤、肿瘤、隐性脊柱裂、糖尿病等,但常伴有膀胱感觉和结肠功能障碍,如大便、肛门括约肌松弛等,经尿道插尿管无困难,依此与机械性梗阻相鉴别。排尿困难的程度轻重不等,初起时排尿需要站立片刻方能排出,称排尿延迟;随后尿线变细、尿线无力、射程缩短、尿滴沥不成线;更严重时需要闭口鼓气或用力按压下腹才能排出,每次排尿必须分次、多次才能排尽。这与"两段排尿"不同,后者没有排尿困难,见于憩室小而体积较大的膀胱憩室和巨输尿管症,一次排尿后,憩室内或巨输尿管内的尿液立即流进膀胱而产生尿意,并再次排出相当量的尿液。

(四)尿线中断

尿线中断系排尿过程中尿线突然中断,常伴有尿痛和阴茎头疼痛,变动体位后尿液又顺利排出,常见于膀胱结石、膀胱异物、膀胱颈部有蒂的肿瘤和输尿管囊肿等于排尿过程中突然阻塞尿道内口所致。

(五)少尿、无尿和多尿

正常人每日尿量 1000~1500ml,24 小时尿量在 400ml 以下为少尿,100ml 以下为无尿或尿闭。少尿或无尿的原因包括肾前性、肾性和肾后性。肾前性原因可能为严重脱水、出血、休克、大面积烧伤等引起入球小动脉收缩,肾小球滤过率减少而发生少尿和无尿。肾性原因可能为肾小球肾炎、多囊肾、慢性肾盂肾炎、毒性物质损害肾小管等肾本身病变导致。肾后性原因为双侧输尿管结石、宫颈癌或膀胱癌和前列腺癌侵犯引起双侧输尿管口阻塞引起。多尿见于糖尿病、尿崩症、急性肾衰竭多尿期等,24 小时尿量超过正常尿量,少者 2000ml,多者超过 5000ml,是由于肾浓缩功能降低所致。

三、肿块

肿块是泌尿外科疾病的重要症状和体征之一,多因肿瘤、结核、炎症、积液引起,根据肿块的部位、大小、质地有助于初步诊断。

上腹部肿块应与肾的病变相区别。肾的解剖位置较深,体形较瘦长的女性可触及正常肾。肾下垂患者肾移动范围较大,肾容易被触及。体格检查时肾肿块应于患者深呼气时进行,肾区触及肿块应注意是否为正常肾,并注意肿块大小、部位、硬度和活动度。许多肾的疾病使肾增大或发生包块,位于肾下极者易被触及,而肾上极占位不易触到。肾肿瘤包块质硬、活动、表面光滑呈分叶状,当肿块固定提示肿瘤局部侵犯。肾积水、肾囊肿包块质地较软,呈囊性,巨大者常超过腹中线。多囊肾多为双侧性,表面呈囊性结节,在腹部两侧触及巨大的包块。肾结核患者有时也可被触及肿大的肾,表面不光滑,呈结节状,软硬不一,并与周围组织粘连固定。小儿腹部肿块以肾母细胞瘤和巨大肾积水为多。行透光试验或 B 超检查可以鉴别诊断。肾的肿块可以通过病史、尿检查、尿路造影、超声检查、CT 扫描、MRI 等以明确诊断。

在下腹部中间触到肿块通常有两种情况:一是膨胀的膀

胱;二是肿瘤。男性盆腔内隐睾发生的恶性肿瘤、直肠膀胱间隙的恶性肿瘤和膀胱肿瘤都可以在下腹部耻骨上触及肿块。检查下腹部肿块应先让患者排空膀胱,如果是肿瘤,肿块不消失。除了行腹部检查外,还应行经直肠或阴道双合诊检查,以确定肿块的位置、大小和活动度。如果膀胱肿瘤经检查发现肿块提示病变较大和已到晚期,已经侵犯膀胱深肌层或周围组织。

腹股沟区肿块以疝最常见。精索、输精管或其他组织的良性肿瘤和肉瘤很少见。腹股沟区肿块应注意检查阴囊内有无睾丸,隐睾位于腹股沟部位者较多见,并注意隐睾恶变的可能。

阴囊内肿块较常见,以斜疝、睾丸鞘膜积液、精索鞘膜积液、交通性鞘膜积液和精索静脉曲张等良性病变多见。少见者如睾丸肿瘤、精液囊肿等。睾丸肿瘤生长较快,质硬沉重,透光试验阴性,可以和睾丸鞘膜积液鉴别,睾丸肿瘤禁忌穿刺活检和反复多次触摸检查。精液囊肿呈圆形,位于附睾头部,1~2cm大小,透光试验阳性可确诊。附睾和精索肿瘤罕见。

成人阴茎头肿块是阴茎癌的主要体征。在早期,患者因包茎而见不到肿物漏诊,包皮环切术或包皮切开可显露病变。晚期肿瘤溃破包皮而易诊断。晚期肿瘤呈菜花状,恶臭出血,可以发现腹股沟区转移包块。阴茎体部肿块有系阴茎硬结症,肿块位于海绵体内,形状不规则,硬而无触痛,阴茎勃起时因有疼痛和阴茎弯曲而影响性生活。尿道肿瘤、结石、憩室和尿道狭窄时,在阴茎腹侧尿道部位可触及肿块。小儿包皮内包块通常是由包皮垢引起,翻开或切开包皮可以发现黄白色包皮垢。

前列腺肿块可以是肿瘤、慢性炎症和前列腺增生、前列腺结石及前列腺结核,最常见的是肿瘤。前列腺癌早期经过直肠指检发现前列腺表面小结节,质硬、可活动,应行血清前列腺特异抗原检查和结节穿刺活检。晚期前列腺癌肿块较大,质硬如石而固定,表面欠光滑,可以侵犯至精囊、膀胱底部,与盆壁固定。前列腺增生时经过直肠指检整个前列腺凸向直肠腔,质地中等,两侧叶之间的中央沟变浅或消失,上下径和左右径明显变大,合并前列腺癌时可以触及结节。

四、尿液改变

尿液改变是泌尿外科患者常见的症状,有时可以是唯一的症状。最常见的为血尿、脓尿、细菌尿、乳糜尿、结晶尿和气尿等。

(一) 血尿

血尿即尿中带血。血尿是泌尿外科疾病重要的临床表现之一,无论是肉眼血尿还是显微镜下血尿,都表明泌尿系统本身或周围存在病理改变。血尿严重程度与病变程度不完全一致,因而一旦发现血尿,应立即进一步检查以确定病因。

1. 按出血量多少分类

(1)肉眼血尿:出血多时,血尿肉眼可见,称为肉眼血尿。肉眼能识别血尿的最低水平为尿中含有 0.1% 的血液,相当于 24 小时出血不超过 5ml(一般为 1~2ml);血液占尿液的 0.5%~1% 时尿液呈现明显血色,24 小时出血量相当于 10~15ml;血液占尿液的 5% 时,血色很明显,为重度肉眼血尿,相当于 24 小时出血量为 100ml;当血尿严重并出现凝血或血块时,尿内至少混有 10% 的血液,24 小时出血量至少为 200ml。

(2)镜下血尿:仅在显微镜下发现多数红细胞称为显微镜下血尿,尿色可以正常或略深。取新鲜尿液 10ml 于试管内,以 2000r/min 离心沉淀 3~5 分钟,弃上清而剩 0.2ml 沉渣,倾倒于玻片上 400 倍视野下镜检,正常为 0~偶见/高倍视野,如平均超过 3 个/高倍视野且尿外观正常为镜下血尿。

2. 按血尿出现和排尿的关系分类

(1)初始血尿:仅在排尿开始时尿内有血,常伴有尿道口流血和裤子上有血渍。病变往往在尿道和膀胱颈部。

(2)终末血尿:排尿开始至大部分尿排出时无血,直至终末时开始出现血尿,病变多在膀胱三角区、膀胱颈部或后尿道。

(3)全程血尿:前、中、后三段尿液中都有程度相同的血,表明病变部位在膀胱、输尿管和肾。尿三杯试验可帮助估计出血部位,其方法是在一次排尿中,人为地将尿液分成三段排出,分别盛于3个容器中,分别直接肉眼观察和显微镜检查。

3. 血尿来源 输尿管和肾为上尿路,膀胱以下为下尿路,上尿路血尿多于下尿路(分别占56%和44%)。如果血尿来源于膀胱,50%以上的原因是膀胱癌。按疾病出现血尿的频率排列顺序为:泌尿系统恶性肿瘤、特发性尿路出血、尿路结石、尿路感染、肾下垂等。国内引起血尿的病因顺序是尿路感染、尿路结石、泌尿外科肿瘤、前列腺增生、创伤、泌尿系统结核等。小儿血尿的第一位原因为肾小球肾炎。鲜红色血尿伴有大量血凝块为新鲜大量出血,来自膀胱的可能大。暗红色或酱油色尿为陈旧性出血,可能来自肾。洗肉水样尿为中等量出血。

血尿原因有40多种,大多数为泌尿系统本身疾病引起,少数和全身其他系统疾病有关。注意特定病理情况下可出现血红蛋白尿或肌球蛋白尿,尿呈深茶色或黑红色,镜下很少见红细胞,应与血尿相鉴别。应根据血尿特点和伴随症状、诱因,结合患者年龄、性别,综合分析血尿的原因。

(1)无痛性血尿:一般为肿瘤的特点,以膀胱肿瘤最多见,肾肿瘤血尿表现与膀胱肿瘤相似,但往往代表晚期,因为已侵犯肾盏和肾盂。血尿严重,常间歇出血,可排出凝血块和瘤组织。血尿严重可出现贫血。肾结核、肾结石、肾囊肿、多囊肾也可发生无痛性血尿。

(2)血尿伴有肾绞痛:血尿一般较轻,是肾结石、输尿管结石的特征。绞痛发作时血尿出现,绞痛缓解血尿消失。但血凝块、乳糜凝块、脱落的瘤组织和肾乳头阻塞输尿管也可引起绞痛。

(3)血尿合并下尿路梗阻症状:前列腺增生时膀胱颈和后

尿道黏膜血管充血怒张、破裂出血,出现大量血尿。前列腺炎和前列腺癌也可出现肉眼血尿。膀胱结石由于黏膜充血、溃疡和尿路梗阻而引起终末血尿、尿线中断和尿痛。尿道肿瘤和膀胱颈部肿瘤阻塞尿道和尿道内口,可引起血尿和排尿困难。

(4)血尿伴有膀胱刺激症状:以急性膀胱炎为最多见。出现高热、寒战等全身症状表明有急性肾盂肾炎。膀胱肿瘤患者如果瘤体较大且侵犯至深肌层,可出现难以缓解性的膀胱刺激症状,表明病程进入晚期。膀胱肿瘤经过放射治疗和化学治疗后,可出现放射性膀胱炎和化学性膀胱炎而出现膀胱刺激症状合并严重血尿。

(5)血尿伴有肿块:单侧上腹部肿块多为肾肿瘤、肾结核、肾结石、肾积水、肾下垂、肾异位,双侧上腹部肿块多为多囊肾。而下腹部肿块常为膨胀的膀胱、膀胱肿瘤或盆腔肿瘤等。

(6)血尿与年龄的关系:从新生儿到老年,在不同年龄出现的血尿,原因常不同。新生儿血尿主要见于肾静脉栓塞。窒息、缺氧、宫内出血、母亲患糖尿病、婴儿血容量低下等可以引起肾静脉栓塞。小儿血尿常见于肾小球肾炎,伴有水肿、高血压、蛋白尿、管型尿。另外,小儿肾母细胞瘤和先天性畸形也可以发生血尿。中、青年血尿中,女性以尿路感染多见,男性以结石、结核、肾炎、创伤、前列腺炎、尿道炎为多。老年人血尿以肿瘤、前列腺增生和感染为多。

(7)运动性血尿:指和运动直接有关而找不到其他肯定原因的血尿。有以下临床特点①运动后突然出现血尿,程度与运动量呈一致关系;②除血尿外无其他症状和体征;③血生化、肾功能检查正常,无异常影像学改变;④血尿于运动后1～3日消失;⑤预后好,呈自愈过程。

(8)特发性血尿:血尿经过膀胱镜检查发现一侧肾出血,但其他影像学检查都不能明确血尿的原因,临床上称为特发性血尿。出血严重时可以引起贫血、休克,凝血块阻塞输尿管能引起肾绞痛。诊断、治疗较为困难。

(二)脓尿

正常尿液中含有少量白细胞,离心沉淀后显微镜下检查不超过 3 ~ 5 个/高倍视野。收集尿液时应避免污染,并采用新鲜标本,因为白细胞在碱性尿中 2 小时即可破坏。引起脓尿的最常见原因为感染,包括非特异性感染和特异性感染。非特异性感染包括肾盂肾炎、脓肾、膀胱炎、前列腺炎、尿道炎和邻近器官感染等。肿瘤、结石、前列腺增生、创伤、异物、神经源性膀胱以及引起泌尿系统梗阻的病变均是脓尿的原因。常见细菌为结肠杆菌、直肠杆菌、变形杆菌、葡萄球菌等。特异性感染主要指结核和淋病。

(三)细菌尿

尿中存在细菌称为细菌尿。正常尿液是无细菌的,尿内出现细菌一般说明泌尿系统有感染。多数妇女阴道前庭部和远端尿道有细菌存在,排尿时能将细菌排入尿中,性交或导尿易将尿道内细菌带入膀胱引起感染。临床上要求清洗外阴、尿道口后,留取中段尿检查。经耻骨上穿刺膀胱取尿,方法虽然可靠但不实用。尿中出现细菌,鉴别是感染还是污染,应进行尿培养和菌落计数以鉴别。取清晨第一次中段尿培养,如果菌落计数为 $10^5/ml$ 以上为感染,如果菌落计数为 $1000/ml$ 以下为污染,如果菌落计数为 $1000 ~ 10000/ml$ 为可疑感染,应重复培养并结合临床综合考虑。注意送检尿液标本规定在 30 分钟内进行培养或即刻放入冰箱内以防细菌生长而影响结果的准确性。菌落计数虽准确但较为费时,可以采用尿液涂片镜检粗筛。未经离心的尿涂片中,每高倍视野中如果找到 1 个细菌,则估计每毫升尿液中细菌含量超过 10^5。

非特异性感染中最常见的细菌为大肠埃希菌,其次为变形杆菌、副大肠埃希菌、产气杆菌和铜绿假单胞菌等。另外,少见的为葡萄球菌和链球菌等。了解尿内细菌的来源对治疗有指导意义。判断细菌来自上尿路还是下尿路,根据病史、体格检查、血常规、尿常规和影像学检查不难判定。

(四)乳糜尿

乳糜或淋巴液呈现于尿液中,使尿液呈乳白色,称为乳糜尿。食物中的脂肪在小肠中被水解后,磷脂、胆固醇和载脂蛋白结合形成乳糜颗粒,最后经胸导管等淋巴系统进入血液。当乳糜液不能按正常通道进入血液而发生乳糜液反流时,由于淋巴管内压力增高而曲张破裂,若经破裂部位进入泌尿系统则形成乳糜尿。引起乳糜尿的原因包括先天性原因和继发性原因。先天性原因指先天性淋巴管瓣膜功能异常,淋巴回流受阻,淋巴淤滞梗阻。继发性原因最常见的是丝虫感染。寄生于腹膜后淋巴系统中的丝虫引起机械性损伤和炎症性损伤,使淋巴管和瓣膜损坏,淋巴管曲张,淋巴液淤滞反流并从肾破裂口流入肾集合系统,形成乳糜尿。另外,肿瘤、结核、创伤和炎症等也是造成乳糜尿的原因。

(五)气尿

排尿时尿中出现气体称为气尿。当发生气肿性膀胱炎或肾盂肾炎时可出现气尿。临床上较常见的气尿是由于泌尿系统和肠道之间形成瘘道所引起的,除了创伤或手术后造成者,肿瘤、结核等引起的病理性瘘也可引起气尿。这时常见有粪渣、瘤块、干酪样物排出。

第五节 女性生殖系统症状

女性生殖系统肿瘤可以发生于外阴、阴道、子宫颈、子宫体、阔韧带、输卵管、卵巢等部位,相应的肿瘤包括外阴癌、阴道癌、子宫颈癌、子宫肌瘤、子宫内膜癌、子宫肉瘤、绒毛膜癌、阔韧带肌瘤、输卵管囊肿、输卵管癌、子宫内膜异位症(内异症)、卵巢囊肿、囊腺瘤、卵巢癌等。临床上表现为外阴肿块、外阴瘙痒、阴道肿块、白带增多、阴道流血、盆腔肿块、腹胀、腹痛、食欲缺乏、消瘦等症状或体征。

一、阴道流血

除生理性月经外，生殖器官病变引起的异常出血，如月经后持续或不规则出血、接触性出血，以及绝经后出血等，统称为阴道流血。阴道流血是肿瘤妇科和普通妇科最常见的症状之一，涵盖生理、内分泌失调、炎症、肿瘤诸多状态，情形非常复杂。与肿瘤相关的阴道流血尚有规律可寻，但肿瘤科医师也必须通晓相关非肿瘤性妇科疾病，以利于鉴别诊断，减少误诊。

（一）阴道流血的分类

1. 按出血部位

（1）阴道：原发性阴道癌及转移性阴道癌如绒毛膜癌阴道转移等。

（2）子宫颈：子宫颈炎症、子宫颈癌或转移性子宫颈癌等。

（3）子宫体：是阴道流血最常见的原因，性激素失调、子宫内膜不典型增生、子宫内膜癌、子宫黏膜下肌瘤、子宫内膜息肉、绒毛膜癌等。

（4）输卵管：输卵管妊娠、输卵管癌。

（5）卵巢：卵巢性索间质细胞肿瘤，如卵泡膜瘤、颗粒细胞瘤、少数的卵巢上皮癌、卵巢妊娠、卵巢黄素囊肿等。

2. 按发病机制分类

（1）性激素失调：由神经内分泌系统功能失衡导致，又称为功能失调性子宫出血，是妇女阴道流血的常见原因。其中排卵型多见于生育年龄妇女，无排卵型多见于青春期和围绝经期妇女。

（2）肿瘤：分良性肿瘤和恶性肿瘤。

（3）异常妊娠：包括流产和异位妊娠。

（4）其他：损伤、宫内节育器、炎症以及全身性病变等。

（二）病史

详细采集和分析病史是临床诊断的主要依据。应根据阴道流血的特点、患者的不同年龄段以及伴随症状综合考虑。

1. 年龄段

（1）绝经后妇女：绝经数年后阴道流血，若出血量少，只持续 2～3 天，多数为绝经后子宫内膜脱落或老年性阴道炎症；若出血量多且反复，首先考虑肿瘤的可能。约 20% 的绝经后出血是由妇科肿瘤引起。卵巢卵泡膜瘤具有雌激素分泌功能，又称为功能性肿瘤，多数属良性肿瘤，但有 2%～5% 的病例为恶性。颗粒细胞瘤是另一种常见的卵巢间质细胞肿瘤，也具有激素分泌功能，系低度恶性肿瘤，呈远期复发，主要见于绝经后妇女，但约 10% 发生于幼女和青春期女性。该年龄组引起阴道流血常见的肿瘤还有子宫颈癌、子宫内膜癌和卵巢癌。此外，非肿瘤性疾病有子宫内膜息肉等。

（2）生育年龄妇女：引起出血的原因以生理性改变或良性疾病比较多见。常见的有妊娠性疾病，包括异位妊娠、功能失调性子宫出血、子宫肌瘤、宫颈息肉等。妊娠性疾病有停经史，结合尿或血绒毛膜促性腺激素（hCG）检查不难做出诊断。但在除外上述疾病的情况下，应警惕恶性肿瘤的可能，近年来该年龄组子宫颈癌的发病率呈上升趋势，而且病程短，恶性程度比传统性子宫颈癌高。另外，卵巢癌也并不少见。

（3）幼女和青春期女性：生理性改变比较多见，如性早熟、功能性出血。

2. 出血的时间 生育年龄妇女有停经史者，一般考虑与妊娠性疾病有关，如流产、异位妊娠、滋养叶细胞肿瘤；阴道流血发生在月经中间者，量少，可以是排卵性出血，持续通常 3～4 天；月经来潮前或来潮后数日，持续少量褐色阴道分泌物，多系宫内节育器引起；子宫切除术后 48 小时内阴道出血，常因阴道残端或盆腔内止血不彻底；子宫切除术后 7～10 天出血，多为可吸收线溶解、阴道残端松动引起;术后 1 个月左右出血,可能是阴道残端肉芽形成所致,但应警惕子宫颈癌和子宫内膜癌术后近期复发。

3. 出血的特点 生理性阴道流血可以是短暂的或有较长的病史,但其诊断的确立均需排除器质性病变。月经量多或经期延长,但周期基本正常,多数是子宫肌瘤(黏膜下肌瘤或壁间肌瘤)或子宫肌腺病的典型症状。阴道流血与月经周期无明显关系者,生殖道肿瘤的可能性较大。接触性阴道流血是诊断子宫颈癌的特征性症状。

4. 伴随症状 阴道流血伴有白带增多,有异臭味,可以是子宫颈癌或子宫颈癌伴宫腔积脓、子宫黏膜下肌瘤伴感染的临床表现。阴道流血伴有阵发性阴道排液和腹痛,是输卵管癌的"三联征",但输卵管癌的诊断比较困难,多数是在手术探查中无意发现的。阴道流血伴有发热、下腹痛,考虑生殖道感染或肿瘤的可能。阴道流血伴有高血压、糖尿病,称为子宫内膜癌"三联征"。

5. 其他情况 阴道流血是一种生理的或病理的表现,其原因复杂,有局部因素,也有全身因素。在询问病史时应注意婚姻、生育、避孕措施等情况,有无化学治疗或接受过其他可能引起内分泌改变的药物,精神上的应激,如精神刺激、环境改变,以及其他已经发现或尚未发现的全身性疾病等。

(三)诊断

1. 体格检查

(1)一般情况:注意患者的一般状况,如有无贫血、消瘦、精神状态等。全身情况,如有无瘀点、瘀斑,锁骨上淋巴结、腹股沟淋巴结以及其他浅表淋巴结有无肿大。

(2)腹部情况:有无移动性浊音,腹部有无压痛及压痛的部位,有无肌抵抗和反跳痛;有无腹部肿块,肿块的部位、大小、界限、质地、有无压痛。

（3）顺序观察：①外阴有无肿块、溃疡，有无色泽的改变，如白斑或黑痣等；②阴道内有无分泌物、分泌物的性状，出血的颜色、多少，阴道黏膜是否光整，有无充血、结节；③子宫颈色泽，外观是否光滑，有无糜烂、息肉、结节或肿块。

（4）采用双合诊和三合诊进行内诊检查：①检查时应注意阴道内有无肿块，肿块部位、边界、质地。②子宫颈大小、质地，有无举痛，有无结节或肿块，肿块与阴道穹窿的关系，肿块与子宫颈内口的关系，如肿块是否有蒂，以及蒂的来源，是来自子宫颈表面还是子宫颈内口或子宫腔。子宫颈表面光滑，而扪及有蒂肿块者，可能是子宫颈息肉、子宫内膜息肉或子宫黏膜下肌瘤等；子宫颈本身肿块者，宫颈癌的可能性大。③绝经后妇女出现阴道流血，而宫颈表面光滑，应注意检查子宫颈管有无增粗，以及质地等。特别是无原因解释的阴道流血，应警惕子宫颈管癌或子宫内膜癌。④子宫体位置，是前位、中位还是后位，有无偏倚；子宫的大小；子宫的形态，是均匀增大，还是局部肿块突出；子宫体有无压痛。⑤附件有无压痛、肿块，肿块的部位、大小、界限、质地、活动度、与周围器官的关系。如怀疑恶性肿瘤，应注意检查子宫直肠陷凹有无肿块、肿块的质地等。⑥主韧带、骶韧带受侵情况，子宫颈癌的临床分期诊断，必须明确子宫颈旁主韧带有无受侵，以及受侵的程度，是否与盆壁固定，是否有活动的余地；骶韧带是否缩短，有无压痛，是否固定等。

2. 辅助检查

（1）细胞学检查：巴氏涂片用于子宫颈癌的防癌普查和子宫颈疾病的诊断，是妇科常用的检查手段。此外，还包括肿大的淋巴结，如腹股沟淋巴结的穿刺细胞学检查。

（2）活组织检查：包括子宫颈活检、外阴或阴道肿块的活检等。子宫颈活检宜在疑癌部位或3、6、9、12点钟处取材，或在阴道镜指导下活检。细胞学检查主要用于宫颈癌的筛查，但对具体的组织类型和诊断尚有争议的病例,需依据宫颈活组织检查确立临床诊断。

（3）分段诊断性刮宫：是子宫内膜和子宫颈管病变诊断的主要措施之一。依次在宫颈、颈管内膜和宫腔内膜处取材。

（4）影像学检查：B超、CT扫描或MRI检查有助于子宫肌瘤、卵巢肿瘤的诊断。

（5）血清学检查：CA125、CEA、AFP、hCG等检查对卵巢上皮癌、转移性卵巢癌、内胚窦瘤和滋养叶细胞肿瘤的诊断、疗效判断和随访监测有 定的参考价值。

（6）血常规和凝血功能检查：有助于排除因血液系统病变,如血小板减少或出凝血功能异常引起的阴道流血。阴道大量出血或恶性肿瘤晚期,伴有血红蛋白明显降低者,根据血红蛋白的水平采取相应的支持治疗。

（7）内镜检查：阴道镜检查鉴别子宫颈病变,指导宫颈活检取材；宫腔镜检查诊断子宫内膜病变,方便子宫内膜活检；腹腔镜检查有助于卵巢和输卵管疾病的诊断和治疗。

二、盆腔肿块

由不同原因形成、位于盆腔内的各种包块称为盆腔肿块,多来自生殖器官,也可起源于肠道、泌尿系统或腹膜后。盆腔肿块是肿瘤妇科最常见的临床表现之一,其成因与肿瘤、生理变化、炎症、妊娠等有关。体格检查和影像学检查手段有助于鉴别诊断,但手术前很难确定肿块的性质。不同类型的肿块,处理方法不同,转归也不同。

（一）盆腔肿块的分类

1. 根据成因分类

（1）功能性肿块：为生理性肿块,如卵泡囊肿、黄体囊肿、卵巢冠囊肿、卵泡膜黄素囊肿以及妊娠子宫等。

（2）肿瘤：卵巢肿瘤、子宫肌瘤等。

（3）炎症：由盆腔急性或慢性炎症形成的肿块，如盆腔脓肿、输卵管积水等。

（4）子宫内膜异位症。

2. 根据肿块性质分类

（1）无症状性肿块：如青春期恶性生殖细胞肿瘤、卵巢畸胎瘤、卵巢囊腺瘤、卵巢上皮癌、浆膜下子宫肌瘤等。非妇科疾病有腹膜后肿瘤、肠系膜肿瘤等。

（2）有症状性肿块：子宫内膜异位症和卵巢畸胎瘤伴蒂扭转通常伴有下腹痛，子宫肌瘤压迫膀胱可引起尿频，壁间肌瘤或黏膜下肌瘤可致月经量增多。盆腔脓肿可同时有腹痛、发热症状。子宫内膜癌，卵巢性索间质细胞肿瘤可伴有阴道流血等。卵巢癌伴腹水可产生腹胀、食欲缺乏等。滋养叶细胞肿瘤可有停经或不规则阴道流血等。非妇科疾病有阑尾脓肿、肠癌等。

3. 根据发病部位分类

（1）卵巢肿块：包括卵巢生理性囊肿、囊腺瘤、巧克力囊肿、卵巢癌、卵巢转移性肿瘤等。

（2）输卵管肿块：如输卵管囊肿、输卵管癌。

（3）子宫肿块：子宫肌瘤、子宫肌腺病、子宫肉瘤等。

（4）内生殖器外肿块：如肠系膜肿瘤、阑尾脓肿、肠癌、腹膜后肿瘤等。

（二）盆腔肿块的诊断

患者因盆腔肿块就诊有 3 种情形：①肿块较大，患者偶然在排尿前自己扪及，如卵巢囊肿、囊腺瘤、青少年未成熟畸胎瘤、内胚窦瘤等。②因肿瘤伴随症状就诊时由医师检查发现，常见的伴随症状有尿频、阴道流血、腹痛、发热等。③无任何症状，在疾病普查或其他疾病检查中偶然发现。盆腔肿块包含的疾病种类繁多，诊断也比较困难，需要结合临床症状、体格检查、辅助检查，甚至剖腹探查等手段。

1. 症状

(1)下腹痛:腹痛是一种常见症状。下腹痛也有人称为盆腔痛,是妇科疾病常见症状之一。由腹腔内器官的功能性障碍或器质性病变引起,也可由腹膜外器官的病变引起。按照疼痛的定位,分为左下腹痛、右下腹痛和弥漫性下腹痛;按照腹痛的成因分为功能性(或生理性)疼痛、炎症性疼痛和肿瘤性疼痛,但诊断生理性疼痛须在排除后两者的情况下才能成立。

下腹疼痛按照发病的缓急和规律性,可分为急性腹痛、慢性腹痛和周期性腹痛。急性剧烈腹痛伴有血白细胞计数升高或发热,见于盆腔器官的炎症,如转移性右下腹疼痛是急性阑尾炎的特征性表现。妇科检查附件区域有压痛、反跳痛,附件炎症的可能性大。恶性肿瘤细胞分化差,迅速增长,包膜受牵拉或肿瘤破裂,也可以引起剧烈腹痛,体格检查或影像学检查不难发现盆腹腔肿块。引起慢性腹痛的病理因素,少数病例为单一因素,多数则由多种因素参与作用。有急性腹痛发作史,应用抗生素后缓解者,如果盆、腹腔未发现明显的肿块,考虑慢性炎症的可能性大。晚期卵巢癌发展迅速,多数不会有半年以上的腹痛病史。但慢性腹痛与肿瘤有一定的关系,如复发性肿瘤患者,肿瘤浸润或压迫痛觉神经,如果同时伴随手术后肠粘连或粘连性肠梗阻,致使慢性腹痛不规则。周期性腹痛与生理现象密切相关,如子宫内膜异位症、痛经等。

下腹痛在妇科疾病诊断过程中应注意以下几个问题:一是腹痛的起因、腹痛持续时间、腹痛的部位、腹痛的性质、腹痛有无伴随症状等;二是要借助于一些辅助诊断措施,如血白细胞计数,尿或血 hCG 或 β-hCG 检查;三是下腹痛与肿瘤的关系,妇科肿瘤本身很少表现为腹痛,但肿瘤伴随其他情况,如压迫、感染或破裂时可以产生腹痛症状。

晚期和复发性子宫颈癌主韧带、骶韧带受侵或阴道残端肿块增大后,压迫盆腔痛觉神经,产生下腹痛,并随着肿瘤发展,疼痛渐进性加剧;肿瘤压迫闭孔神经,引起下肢疼痛。压迫输尿管,导致肾盂积水,双侧输尿管完全梗阻后,最终患者常常死于肾衰竭。

盆腔肿块伴有周期性腹痛,且肿块质地为囊性者应考虑子宫内膜异位症;盆腔肿块伴有剧烈腹痛者应考虑卵巢肿瘤蒂扭转,最常见的是卵巢畸胎瘤,多见于青少年,由于肿瘤成分中有毛发、皮脂、骨骼,重心不均,随着体位变化,肿瘤发生扭转,致使其血供突然减少,肿瘤缺血、坏死,从而产生疼痛。出现蒂扭转的肿瘤除卵巢畸胎瘤外,其他赘生性肿瘤如浆膜下肌瘤、肠系膜肿瘤等也可以发生这种情况。

少数情况下,卵巢癌或子宫肉瘤细胞分化差,短时间内瘤体生长迅速,包膜受牵拉或破裂、出血,可产生急腹症。腹痛伴肛门无排气、呕吐者应考虑合并有肠梗阻,有盆、腹腔手术史者,首先考虑粘连性肠梗阻,否则恶性肿瘤的可能性较大。恶性滋养叶细胞肿瘤侵蚀性强,通常浸润至子宫深肌层或穿破浆膜层,形成紫蓝色结节,结节自发破裂时,可导致大出血,甚至休克。

卵巢黄体破裂或异位妊娠也可引起下腹痛和内出血等症状;另外,子宫肌瘤变性、盆腔脓肿、盆腔结核皆可产生腹痛症状。

(2)发热:一般来讲,盆腔肿块伴发热多数系盆腔内良性疾病引起,如盆腔脓肿,通常出现高热和血白细胞计数及中性粒细胞升高。但细胞分化差的肿瘤发展迅速,自行破裂或肿瘤坏死,也可产生发热症状,通常在腹部扪及肿块,局部有压痛,甚至反跳痛和肌紧张。

(3)尿频:如果肿瘤充满盆腔或主要位于前盆腔,压迫膀胱,容易产生尿意。但在该症状不明显时,往往不引起患者的警惕。

2. 询问病史 盆腔肿块需要鉴别的疾病种类繁多,首次就诊无论是在妇科还是在外科,肿瘤妇科医师应有全局的观念,采集病史时要仔细询问病程的长短,判断肿瘤属于良性还是恶性,然后综合分析肿瘤的来源,如卵巢原发还是继发,有无胃肠道症状,如反酸、胃部不适、便血,以及不明原因的大便习惯改变等。

3. 体格检查 体格检查可以达到以下目的:一是明确肿瘤性状,如肿瘤大小、质地、边界、活动度以及有无压痛等;二是初步建立临床诊断,虽然多数疾病体格检查还不能确定肿瘤的性质,但通过妇科双合诊或三合诊检查,可以初步判断肿块来自子宫体还是附件或其他部位,部分病例需要结合影像学检查手段;三是查明肿瘤播散的范围,常规检查锁骨上淋巴结和腹股沟淋巴结等浅表淋巴结。

4. 辅助检查 B 超、CT、MRI 等影像学检查手段,可以观察肿瘤的形态、边界、瘤内有无乳头、瘤体血供情况,以及其他实质性器官如肝、肺、脾等有无转移等。根据病史初步估计肿瘤性质,选择性检测 CA125、CEA、AFP 或 hCG 等血清学肿瘤标志物。

三、其他症状

(一)阴道排液

阴道排液是普通妇科最常见的一种症状,也与妇科肿瘤有一定的关系。白带增多是其中主要的临床表现,非白带性阴道排液指由于各种阴道瘘造成的肠液或粪便或尿液自阴道排出,此类排出物常常刺激阴道或外阴,导致阴道、外阴的炎症。正常情况下,生理性白带呈白色、糊状、无气味、带有黏液,其性状及量随月经周期和年龄的不同而稍有变化,一般在排卵期和月经前期白带增多。对妇女健康无不良影响。

病理性白带根据病因不同,分为以下几种。①炎症性白带:由生殖器官炎症引起,常含有多少不等的白细胞而呈脓性,但又因病原体不同,白带的性状也各有特征。②肿瘤性白带:呈血性或血水样白带。例如,子宫颈癌可表现为血性或脓性白带,有异臭。输卵管癌通常表现为阵发性阴道排液。③非炎症性白带:通常因为盆腔及子宫充血,致使宫颈腺体及子宫内膜分泌功能亢进而分泌过多黏液;有时慢性疾病如贫血、肺结核、糖尿病以及身体虚弱而有较多白水样阴道分泌物。此外,精神刺激可使外阴、阴道及宫颈分泌物增多。

诊断时应详细询问病史,注意阴道排液的颜色、性状、有无特殊气味,起因,发病时间长短等,以及有无伴随其他症状,诸如外阴瘙痒、盆腔痛、阴道流血等。仔细进行妇科检查,观察外阴部位有无肿块、炎症、溃疡、皮疹、疣状物,阴道有无充血、肿块,宫颈有无息肉、糜烂、肿块,子宫体和附件有无增大、压痛等。

进行必要的辅助检查。根据不同情况,白带常规检查有无滴虫或真菌感染。阴道涂片以排除恶性病变。白带增多伴有子宫增大,行分段诊断性刮宫以明确有无子宫内膜癌或子宫颈管癌或宫腔积液,特别是绝经后妇女出现这种情况,子宫颈外观正常,无其他原因解释者,应高度怀疑子宫内膜癌或子宫颈管癌。盆腔 B 超或 CT 扫描结合妇科检查,判断有无盆腔肿块。

(二)外阴肿块

外阴肿块比较少见。外阴鳞癌是外阴部位最常见的恶性肿瘤,呈外生性肿块,表面结节状或有破溃,但表浅。外阴营养不良基础上的癌变,老年妇女多见,常伴有外阴皮肤瘙痒,皮肤呈片状白色病变(又称外阴白斑),局部区域结节样隆起,常有破溃、出血,为癌灶所在。外阴腺癌远比鳞癌少见,来源于前庭大腺或其他汗腺,前庭大腺癌多见,表面可有光整皮肤,位置较深,因继发感染,可有疼痛和肿块的局部压痛,易误诊为前庭大腺囊肿。外阴肉瘤则表现为孤立的皮下肿块,界限清,可活动或固定于耻骨支。黑色素瘤常位于大阴唇、小阴唇,孤立,色泽不均,可有外阴瘙痒症状。因为外阴部位的特殊性,皮内痣因摩擦、挤压炎症,也可以产生瘙痒症状,所以,有无瘙痒症状、瘤体是否破溃不是区分皮内痣和黑色素瘤的依据。

外阴良性肿块,如前庭大腺囊肿、外阴乳头状瘤、汗腺瘤、外阴营养不良(外阴白斑)等应与外阴恶性肿瘤相鉴别。外阴白斑与卫生习惯有关,是一种癌前期病变。

外阴肿块的诊断应详细描述肿块的部位,如位于阴阜、大小阴唇、会阴等,大小、色泽、质地、边界、活动度、区域淋巴结转移情况。

(三)阴道肿块

与外阴部位不同,阴道肿块比较隐匿,肿块较小时,特别是内生型不容易被发现。阴道肿块有良、恶性之分,常见肿瘤有原发性阴道癌、阴道壁囊肿、纤维瘤、神经纤维瘤、肉瘤、黑色素瘤等。10%～20%的阴道肿块患者无症状,在巴氏涂片检查发现。50%～60%出现临床症状,表现为阴道流血、阴道排液、疼痛等。过去资料认为肿块以后壁多见,但最新更有说服力的资料证实,前后壁以及侧壁发生的概率相等。接近50%的肿块位于上段,但位于上段者需仔细检查子宫颈、子宫体、双侧附件,与转移性肿瘤相鉴别。90%为鳞形细胞癌,其他组织类型与患者的年龄有关。有一些发生于婴儿,如胚胎横纹肌肉瘤及内胚窦瘤;发生于青春期,如透明细胞癌、腺癌;发生于成年人,如鳞状细胞癌、黑色素瘤、肉瘤及淋巴肉瘤。

阴道肿块的诊断,需注明肿块位于阴道上段、阴道中段还是阴道下段,肿块的大小、质地、阴道壁下的深度,位于侧壁者有无固定盆壁,位于前后壁者与尿道和直肠的关系等。虽然阴道癌容易侵犯前后器官,但仅不到10%的患者初治时诊断为Ⅳa,即侵犯直肠或尿道或膀胱。

第二章

肿瘤合并症诊治 ◆●●◦

第一节　异位激素分泌综合征

　　非内分泌腺起源的肿瘤分泌激素，并产生相应临床症候群称为异位激素分泌综合征或称为副肿瘤综合征。人们较早就认识到非内分泌腺起源的肿瘤出现异位分泌激素的现象，如肿瘤患者发生低血糖症、高钙血症等。异位激素分泌一词最初用于肿瘤分泌促肾上腺皮质激素所引起的库欣综合征。随着临床经验的积累及检测手段的进步，人们对肿瘤产生系列异位激素的认识更加丰富。

　　肿瘤产生异位激素的病因及机制尚不清楚。该综合征的发病与基因突变和基因异常表达有关。多数人认为，肿瘤细胞中具有内分泌功能的基因被激活和异常表达导致异位激素分泌综合征。①基因突变：有学者认为，异位激素是肿瘤细胞 DNA 序列发生突变，产生相应的基因产物的结果。②基因去抑制作用：肿瘤细胞失去正常的分化抑制功能，表现为细胞去分化，肿瘤细胞处于较原始的水平，产生肽类激素。肿瘤细胞发育过程中也可能出现分化停滞，使瘤细胞的某一功能状态持续存在，从而分泌异位激素。

【诊断】

　　异位激素分泌综合征的症状及体征，因肿瘤分泌的异位激素种类而异。其症状可作为肿瘤临床表现的一部分出现，也可能在肿瘤晚期才出现。有时，异位激素分泌所产生的临床表现可能比肿瘤本身的临床表现还突出。尽管异位激素水平可作为肿瘤治疗效果的评价指标，但并非所有肿瘤的异位激素分泌程度与肿瘤病情严重程度相一致。

（一）分类及表现

常见异位激素种类及肿瘤类型如下。

1. 促肾上腺皮质激素（ACTH）　患者可出现库欣综合征症状，如低血钾、高血糖、水肿、肌无力或肌萎缩。库欣综合征多见于女性，ACTH 异位分泌多见于老年人。本综合征最常见肿瘤是小细胞性肺癌，其次为胸腺瘤、胰岛细胞瘤。此外，也可发生于类癌、甲状腺髓样癌、前列腺癌、肾癌、其他类型肺癌等。

2. 抗利尿激素（ADH）　异位抗利尿激素分泌过多综合征的主要临床特征是水潴留、低钠血症及神经功能紊乱。引起该异位激素分泌的肿瘤最常见为小细胞性肺癌，其他如前列腺癌、膀胱癌、胰腺癌、急性白血病、恶性淋巴瘤、间皮瘤、胸腺瘤、类癌等，其中以燕麦细胞质癌分泌 ADH 最多。

3. 绒毛膜促性腺激素（hCG）　最常产生异位 hCG 的恶性肿瘤是绒毛膜癌、葡萄胎等。血清及尿 hCG 是滋养细胞肿瘤的肿瘤标志物，其浓度变化是评价肿瘤病情及疗效的重要指标。其他产生异位 hCG 的肿瘤是胚胎癌、畸胎瘤、性腺胚细胞瘤、肺癌，再次是乳腺癌、胃癌、膀胱癌、肝癌等。

4. 促甲状腺素　异位促甲状腺素水平升高可出现甲状腺功能亢进的症状及体征。产生异位促甲状腺素的常见肿瘤是绒毛膜癌、葡萄胎、睾丸胚胎癌、肺癌、胃癌等。

5. 促红细胞生成素（EPO）　异位 EPO 分泌可导致红细胞生成过多。产生异位 EPO 的肿瘤有小脑肿瘤、肾上腺肿瘤、肾胚胎瘤。

6. 生长激素（GH）　异位分泌生长激素主要见于肺癌、类癌、嗜铬细胞瘤。

7. 降钙素（CT）　异位产生降钙素的肿瘤有小细胞性肺癌、类癌、乳腺癌、嗜铬细胞瘤等。

8. 泌乳素（PL）　异位产生泌乳素的肿瘤有肺癌、肾癌、甲状腺髓样癌、肾上腺肿瘤、生殖细胞肿瘤等。

9. 其他　①异位促黑色素细胞激素（MSH）分泌可发生于肺癌等恶性肿瘤，患者表现为色素过度沉着。②异位促胃液素分泌可见于小细胞肺癌和卵巢癌，患者可能出现出血性消化道溃疡。③异位胰岛素分泌见于胃癌、肺癌、类癌等患者，临床表现为低血糖症。④异位高钙素分泌出现于肾癌、肺癌、肝癌等，患者可能出现严重高钙血症。合并高钙血症的癌症患者中，约70%的患者出现异位高钙素分泌。⑤异位促性腺激素分泌见于某些肺癌，男性患者可表现出女性乳房征。

（二）诊断标准

（1）肿瘤患者出现激素分泌亢进综合征。

（2）血清和（或）尿液中激素浓度升高。

（3）排除其他可能引起激素分泌亢进的原因。

（4）肿瘤组织内激素含量较邻近正常组织高。

（5）肿瘤血管床的动脉、静脉内激素浓度较外周血管含量高。

（6）体外试验证实肿瘤细胞能合成和（或）分泌激素。

（7）细胞转化或 cDNA 杂交试验证明肿瘤具有激素特异性信息 RNA。

（8）肿瘤得到有效治疗后，原长期升高的激素浓度下降。

严格地讲，非内分泌组织起源的肿瘤患者出现某种激素分泌过多综合征，只有当肿瘤组织在体外试验中证实能合成激素时，才能肯定诊断。静脉导管选择性插入肿瘤部位，检查其激素水平与外周血的浓度梯度，对异位激素分泌综合征的诊断有价值。激素反馈性调节异常，也可作为诊断异位激素分泌综合征的依据。例如，具有分泌异位 ACTH 的患者，糖皮质激素不能对其 ACTH 产生抑制作用，促肾上腺皮质激素释放激素也不能对其 ACTH 产生促进作用（可能因肿瘤组织内缺乏相应的受体）。

（三）鉴别诊断

激素分泌综合征应与原发性或转移性内分泌器官肿瘤相鉴别。该鉴别诊断的要点是详细了解病史及检查内分泌腺器官，在排除内分泌腺器官原发性或转移性肿瘤后，才考虑异位激素分泌综合征的诊断。

【治疗】

（一）治疗原则

抗癌治疗为主，并根据病情进行抗异位激素治疗。当无法接受抗癌治疗或抗癌治疗无效时，则以抗异位激素治疗及缓解病情治疗为主。

（二）治疗方法

1. 抗癌治疗 治疗异位激素分泌综合征的主要方法是抗癌治疗，如手术、放射治疗、化学治疗等。根据肿瘤类型及具体病情选择抗癌治疗的具体方法。

2. 抗异位激素治疗 当癌肿转移及无法根除时，有两类方法可以解除异位激素分泌的影响。①抑制激素的释放：如奥曲肽（octreotide）抑制生长激素释放激素分泌，抑制血管活性内肽的分泌。②阻断激素的作用：该类药干扰激素与靶组织发生作用。如地美环素（去甲金霉素）用于治疗因恶性肿瘤引起的异常抗利尿激素症候群；酮康唑和（或）二氯苯二氯乙烷，抑制异位 ACTH 刺激肾上腺产生甾体类固醇的作用。

3. 切除激素作用的靶组织 手术切除异位激素作用的靶组织，可以有效地控制异位激素分泌所致的症状，避免患者发生危及生命的并发症。如对异位 ACTH 分泌综合征的患者行肾上腺切除术；对于因异位促胃液素分泌导致反复胃出血的患者，行胃切除术。

第二节　上腔静脉综合征

上腔静脉综合征（SVCS）为临床上最常见的肿瘤急症，主要是胸内肿瘤压迫上腔静脉，使上腔静脉回流到右心房的血液部分或完全受阻并由此而产生的一系列症状。目前 SVCS 90% 以上为恶性肿瘤所致，其中肺癌占 70% 左右，恶性淋巴瘤占 10% 左右。

【诊断】

（一）临床表现

1. 症状　呼吸困难、面部肿胀、躯干和上肢水肿、胸痛、咳嗽是最常见的症状，有时还会出现咯血及吞咽困难等。

2. 体征　呼吸急促，颜面及球结膜水肿，颈、胸部静脉曲张，严重时可出现口唇及上肢发绀、声带麻痹、Horner 综合征。

（二）特殊检查

1. 胸部影像学检查　X 线片和 CT 诊断意义很大，了解肺有无病变，了解纵隔病变的部位和肿瘤大小。

2. 内镜检查　如有可能行纤维支气管镜检查，并取材送病理检查。如病情严重，可根据初步估计先行减轻症状治疗，待病情好转再争取获得组织学检查。

3. 其他　痰、胸腔积液检查及淋巴结活检等。

【治疗】

（一）治疗原则

应根据组织学诊断及原发肿瘤的临床分期来选择治疗方式。

（二）治疗方法

1. 一般处理 立即卧床，头部抬高，吸氧，利尿，给予激素治疗，一般不鼓励应用脱水药物。患者应下肢静脉输液。

2. 放射治疗 SVCS 以放射治疗为主，放射剂量取决于原发肿瘤的病理类型及病期。非小细胞肺癌可给予 50～60Gy/5～6 周，小细胞肺癌和淋巴瘤 30～35Gy/3～4 周。但对已有播散的患者，通常给予低剂量的姑息性照射。照射野要包括纵隔和肺门。

3. 化学治疗 选择化学治疗方案要根据临床诊断和组织学类型来定，剂量应偏大。对化学治疗敏感的肿瘤可先行化学治疗，可避免放射治疗引起的暂时性水肿而导致病情加重。恶性淋巴瘤、小细胞肺癌和生殖细胞瘤化学治疗效果出现较快，其他肿瘤则较慢。

4. 手术治疗 对良性肿瘤或对放射治疗、化学治疗不敏感的恶性肿瘤也可采取手术治疗。手术的目的是切除上腔静脉周围的肿瘤组织和纤维组织，以重建回心血流。

【治疗效果】

经治疗后大部分患者在 2 周内症状及体征能得到改善，但总体预后很差。恶性淋巴瘤、小细胞性肺癌、生殖细胞瘤等近期疗效要好些。

第三节 颅内压增高

颅内压增高是由颅内原发性或转移性肿瘤引起的以颅内压增高为主要特征的临床症候群。侧卧位测量成人平均脑脊液压力超过 1.96kPa（200mmH$_2$O）时，称为颅内压增高。以颅内转移性肿瘤引起的较多见。

引起颅内压增高的原因很多，肿瘤引起颅内压增高主要由颅内原发性或转移性肿瘤引起。转移性肿瘤中以肺癌、黑色素瘤及乳腺癌脑转移发生率较高。颅内肿瘤引起颅内压增高的原因有肿瘤本身体积增大及占位病变、脑实质受压发生液化、坏死引起容积增大。肿瘤破坏了血-脑屏障，引起血管通透性增加而发生脑水肿。肿瘤位于脑室附近或位于室间孔区致中脑导水管狭窄，造成脑脊液循环障碍。位于脑干的肿瘤，可扰乱脑脊液的吸收，造成颅内压增高。脑内无淋巴引流，使水肿液易于积聚。

【诊断】

（一）临床表现

颅内高压主要的临床表现为头痛、恶心、呕吐和视觉障碍，具有突然发作的特点。头痛是颅内压增高最早期、最常见的症状，发生率为80%～90%。其特点为初期时症状较轻，以后加重，并呈持续性阵发性加剧；呕吐为喷射状，常与饮食无关，与头痛的剧烈程度无关。15%～30%的脑肿瘤患者早期为癫痫样症状，以后出现颅内压增高症状。如同时合并出血和梗死可出现急性脑卒中样症状，偏瘫、失语，甚至昏迷、死亡。有的颅内压增高的患者还有精神不振、昏迷、嗜睡、神志错乱及记忆丧失等精神症状。

（二）特殊检查

1. CT 或 MRI 检查　脑 CT 或 MRI 检查可以清楚地显示肿瘤的部位、形态轮廓、数量及与周围组织的关系，并可以了解有无脑室积液及脑水肿的情况等。

2. 眼底检查　颅内压增高的患者较多出现视盘水肿。视盘水肿是颅内压增高最客观的重要体征。

（三）诊断

根据患者有持续加重的头痛、喷射状呕吐，眼底检查发现视盘水肿，结合 CT 或 MRI 检查即可做出诊断。转移性肿瘤患者常有原发肿瘤的病史或在身体的其他部位有原发肿瘤存在。黑色素瘤、绒毛膜癌和肾移行细胞癌颅内转移常伴出血，转移灶周围水肿。

【治疗】

（一）治疗原则

出现颅内压增高的患者多为肿瘤晚期，治疗的目的以姑息治疗为主。颅内压增高属于急症，一旦临床诊断明确应立即开始治疗，首先降低颅内压，然后控制肿瘤。以减轻症状、延长患者的生存时间为目的。

（二）治疗方法

1. 手术治疗　手术治疗的目的主要是在可能的情况下尽量争取手术切除病灶。对于某些特殊部位的肿瘤，如松果体瘤、垂体瘤及第四脑室肿瘤引起脑室阻塞、大量脑积水及颅内压增高，必须急诊手术治疗。不能切除的应做脑室穿刺或引流术，以尽快降低颅内压，然后配合放射治疗和化学治疗等。

2. 内科治疗　内科治疗的主要目的是减轻脑水肿，降低颅内压，改善一般状态和减少癫痫样发作。常用的药物有地塞米松；20% 甘露醇注射液是常用的高渗溶液，每次常用的剂量为 125 ~ 250ml，每 4 ~ 6 小时 1 次。在应用皮质类固醇时应注意患者有无出血性疾病及消化性溃疡。化学治疗对于继发性肿瘤有一定的疗效。常用能够通过血 – 脑屏障的药物，如亚硝脲类药物（卡莫司汀、洛莫司汀）、替尼泊苷（VM-26）、依托泊苷（VP-16）等。

3. 放射治疗　放射治疗是转移性脑肿瘤的有效治疗方法。放射治疗常需配合激素和脱水药。放射治疗主要用于继发性颅内肿瘤及某些不适合手术切除但对射线敏感的原发性脑瘤（如松果体瘤、垂体瘤及第四脑室的肿瘤等）。对手术治疗后易复发的原发性肿瘤配合放射治疗可以减少局部复发的机会。

【治疗效果】

颅内压增高经治疗后颅内压降低至正常，症状减轻或消失。继发性颅内肿瘤所致的颅内压增高多为肿瘤的晚期，预后很差。一些原发性颅内肿瘤引起的颅内压增高，如果能得到有效的治疗尚可取得较好的疗效。

颅内压增高经过有效的治疗后，应密切随诊观察，必要时复查头部 CT 或 MRI，以了解颅内肿瘤的变化情况。

第四节 脊髓压迫症

脊髓压迫症是由原发性或继发性椎管内肿瘤或硬膜外肿瘤导致脊髓受压而出现的一系列神经系统的症状和体征，是晚期肿瘤常见的中枢神经系统急症。在引起脊髓受压的肿瘤原因中，95% 以上发生于髓外，最常见的病因依次为乳腺癌、肺癌、淋巴瘤、前列腺癌和肉瘤等。

【诊断】

(一) 临床表现

脊髓压迫初期最常出现相应部位的局部疼痛，通常与脊髓受累部位一致。之后在相应的节段有束带感，疼痛由间断性变为持续性，并逐渐加重。感觉异常也较常见，开始出现感觉过敏，当完全受压后出现感觉减退或消失，自主功能障碍如尿失禁及尿潴留，体格检查发现反射改变，严重时截瘫。

(二) 特殊检查

1. 影像学

(1) X 线检查：脊髓压迫的患者中 X 线片上可见骨质异常，通过脊柱 X 线摄片可以了解骨质变化情况，同时可以了解椎间孔与椎管是否扩大、椎管内有无钙化及椎旁软组织影的情况等。脊髓造影检查可以了解病变的部位及性质，并确定其水平和范围。

(2) 近年来骨扫描、CT 和 MRI 检查应用更为广泛，特别是 MRI 检查能够直接显示椎管内肿瘤的部位、范围及继发性空洞形成，并有较大的定性价值，且无创伤，是最佳检查方式。

2. 细胞学检查　脑脊液检查时有时可以找到恶性细胞，肿块穿刺细胞学检查有助于疾病的诊断。

3. 组织病理学检查　手术切除后必须进行病理学检查。临床上如果诊断不清，为明确诊断可以进行穿刺活检以明确诊断。

(三) 实验室检查

脊髓压迫常出现蛛网膜下腔梗死，导致压力增加。脑脊液检查发现糖含量降低，蛋白含量增高，而细胞数基本正常。

【治疗】

(一) 治疗原则

脊髓压迫治疗的目的是恢复和维持正常的神经功能，控制局部肿瘤，稳定脊髓和减轻疼痛。治疗方法的选择通常根据临床表现、组织学类型、临床过程的快慢、肿瘤的类型、脊髓侵犯的部位、脊髓的稳定性和以前治疗情况来决定。大多数患者是晚期肿瘤，所以姑息治疗很重要。

(二) 治疗方法

1. 外科治疗　脊髓压迫手术方式为椎板切除术，治疗的目的主要是迅速解除压迫。但往往不能切除全部肿瘤，预后大多不良，手术死亡率在9%左右。手术后大多数患者仍需放射治疗。对于某些良性肿瘤应全切除，对于恶性肿瘤也应尽可能全切除。

2. 放射治疗　目前放射治疗对于大多数由放射敏感恶性肿瘤所致的脊髓压迫是首选，目的是通过减少肿瘤负荷，缓解神经压迫，缓解疼痛，防止局部复发。治疗部位应包括硬脊膜外受压的区域加上下各两个椎体。在治疗方案选择时，应考虑照射野的大小、肿瘤的放射敏感性及周围正常组织的耐受性。放射治疗可与手术和化学治疗联合应用，也可以单独应用。放射治疗时应用激素预防放射治疗所致的急性水肿。在进行放射治疗时脊髓受照射剂量不应超过45Gy。

3. 化学治疗　化学治疗主要与手术或放射治疗联合应用。常用于对化学治疗敏感的肿瘤，如恶性淋巴瘤、小细胞肺癌等。

【治疗效果】

脊髓压迫多为晚期肿瘤转移所致，生存时间较短，预后很差。影响预后的因素有：①肿瘤的性质、部位和范围；②治疗前神经系统的功能状态；③急性压迫持续的时间；④治疗方法的选择及肿瘤对放射治疗、化学治疗的敏感性；⑤治疗后的护理和康复措施等。

第五节　恶性胸腔积液

恶性胸腔积液是指恶性肿瘤引起的液体积聚在胸膜间隙里，占胸腔积液的46%～64%，除脑肿瘤以外的所有恶性肿瘤几乎都可引起胸腔积液。由肿瘤细胞浸润胸膜表面使毛细血管通透性增加而形成的胸腔积液称为周围性胸腔积液；由肿瘤阻塞淋巴管、静脉使脏胸膜静水压增高而形成的胸腔积液称为中心性胸腔积液。最常见引起恶性胸腔积液的肿瘤为肺癌，其次为不明原发灶的腺癌、乳腺癌、淋巴瘤及胸膜间皮瘤、胃肠道肿瘤等。

【诊断】

（一）临床表现

1. 症状　胸痛、咳嗽、呼吸困难是最常见主诉。

2. 体征　患侧胸部叩诊呈浊音，语颤减弱，呼吸音减弱或消失。

（二）特殊检查

1. 影像学检查

（1）X线检查：X线检查可明确胸腔积液量，胸膜是否钙化、增厚或有结节影，肺部及纵隔有无肿瘤病变。

（2）CT 或 MRI 检查：可了解胸部有无肿瘤及胸腔积液量，有无积液分隔等。

（3）B 超检查：对胸腔穿刺有定位价值，可明确胸腔积液量。

2. 细胞学检查 诊断性胸腔穿刺行胸腔积液脱落细胞学检查的阳性率为 50% ~60%。根据脱落细胞学类型可推测肿瘤的原发部位。

（三）实验室检查

恶性胸腔积液有下列生化特征：多为渗出性或血性，胸腔积液蛋白浓度与血清蛋白浓度比 >0.5，胸腔积液癌胚抗原升高。

（四）鉴别诊断

主要与结核性胸膜炎、心力衰竭、胶质性疾病引起的胸腔积液相鉴别。

【治疗】

（一）治疗原则

癌性胸腔积液应用全身治疗和局部治疗相结合的综合治疗。

（二）治疗方法

1. 药物治疗

（1）全身化学治疗：针对引起恶性胸腔积液的原发肿瘤，特别是对化学治疗敏感的肿瘤，可行全身化学治疗以控制全身病变及胸腔积液。化学治疗方案依原发肿瘤性质而定。

（2）局部化学治疗：可选用顺铂 40 ~80mg 或多柔比星60mg 加入生理盐水中胸腔内给药，每周 1 次，给药前应尽量抽尽胸腔积液。

（3）生物反应调节药：常用的药物有白介素 2、短小棒状杆菌、卡介苗等。

（4）胸膜硬化剂：可选用四环素 1g 加入生理盐水中胸腔内给药。给药后应变换体位，使药物均匀分布在胸膜上，以促使胸膜腔广泛粘连，从而达到封闭胸膜腔的目的。

2. 放射治疗 对纵隔肿瘤或淋巴结肿大等原因引起的中心型胸腔积液，尤其是对放射治疗敏感的肿瘤（如淋巴瘤）宜选用，但需注意要在胸腔积液控制的前提下。

3. 对症治疗

（1）胸腔穿刺：穿刺抽液可缓解患者的肺部压迫症状，并可同时注射药物。每次抽液以不超过 1000ml 为宜，应避免频繁抽液。

（2）胸腔引流：可持续引流胸腔积液，避免反复穿刺，可通过引流管给药。笔者常用中心静脉导管作为引流管。

【治疗效果】

大多数为肿瘤晚期的患者，总体预后不良。实体瘤中位生存时间为 6 个月，恶性淋巴瘤为 16 个月。应坚持随诊观察胸腔积液量的变化。

第六节 恶性心包积液

恶性心包积液是指恶性肿瘤引起心包腔液体过度聚积。与恶性胸腔积液比较，心包积液相对较少，且预后更差。癌性心包积液是由恶性肿瘤经血管、淋巴管转移至心包或直接侵犯心包，从而使间皮细胞受刺激和淋巴管受阻所致。肺癌、乳腺癌、白血病、淋巴瘤是最常见病因，其次为肉瘤及黑色素瘤等。

【诊断】

（一）临床表现

1. 症状 多数患者无症状。缓慢形成的心包积液导致心脏压塞可有心力衰竭、呼吸困难、气急、咳嗽、胸痛、心悸、下肢水肿等症状。

2. 体征　主要为心浊音界扩大、心音遥远、奇脉、颈静脉怒张、低血压、心包摩擦音等。

（二）特殊检查

1. 影像学检查

（1）X线检查：可见心界扩大呈烧杯状，常伴胸腔积液，且可显示肺部及纵隔有无肿瘤影像。

（2）CT及MRI检查：可估计心包积液的量，并了解胸部有无肿瘤。

（3）B超：可估计心包积液量，引导行心包穿刺。

2. 心电图　呈低电压并有广泛ST-T段改变。

3. 细胞学检查　心包积液细胞学检查阳性率可达75%。

（三）诊断要点

患者有恶性肿瘤病史，体格检查或影像学检查证实心包积液存在即可临床诊断。心包积液细胞学检查阳性可作为细胞学诊断。必要时可行心包穿刺术。原发肿瘤的病理类型对病理诊断有重要参考价值。

【治疗】

以综合治疗为主。

1. 药物治疗

（1）全身化学治疗：对化学治疗敏感的肿瘤，如白血病、恶性淋巴瘤、小细胞肺癌引起的恶性心包积液有效。化学治疗方案应根据原发肿瘤的病理类型来选择。

（2）局部治疗：可选用顺铂20～40mg加入生理盐水中行心包腔注射。多柔比星不适用于心包注射。

2. 放射治疗　心前区的放射治疗对放射治疗敏感的肿瘤有杀灭作用，可减少心包积液的产生。放射剂量一般为30～40Gy。

3. 心包腔内置管引流术　对有心脏压塞的患者应立刻在超声引导下心包穿刺抽液以减轻心脏的压迫症状。心包内置管间断或持续引流是一种改善心排血量安全有效的方法，应作为首选，但注意引流速度不能过快。

4. 心包切除术 心包切除术对于恶性心包积液的作用不大，但霍奇金病放射治疗后引起的放射性心包炎持续达数年之久且无肿瘤活动者，选择心包切除术预后很好。

5. 其他 卧床休息、给氧、使用利尿药等也可减轻患者的心脏压塞症状。

【治疗效果】

60%~70%的患者心包积液可控制 30 天以上。一般来说，心包积液的出现是肿瘤患者的临终前表现，预后不良。原发肿瘤的病理类型、患者一般状况、治疗方法是影响预后的主要因素。

第七节 恶性腹水

恶性腹水是指恶性肿瘤引起的腹腔过量液体积聚。

【病因】

除脑肿瘤以外的恶性肿瘤大多可引起癌性腹水。由肿瘤侵犯腹膜所引起的称为周围性腹水；由静脉及淋巴管阻塞所引起的称中心性腹水。男性以胃肠道腺癌最多见，女性以卵巢癌最多见，其他常见的病理类型有恶性淋巴瘤、间皮瘤、子宫颈鳞状细胞癌等。

【诊断】

（一）临床表现

1. 症状 患者有腹痛、腹胀、消化不良、足部水肿等。

2. 体征 腹部膨隆，可触及包块，叩诊有移动性浊音。

（二）特殊检查

1. 影像学检查

（1）CT 检查：可明确腹水量的多少，是否有腹膜后淋巴结肿大，有无腹腔包块以及肝、脾是否肿大。

（2）B超检查：对腹水有较高的检出率，还可作为腹腔穿刺的定位检查，可了解腹腔有无包块以及肝、脾情况。

2. 细胞学检查 诊断性腹腔穿刺行腹水细胞学检查对寻找肿瘤原发灶有提示作用。

3. 组织病理学检查 腹膜活检对原发灶不明的恶性腹水有确诊价值。

（三）实验室检查

恶性腹水多为血性或渗出性，腹水 CEA 升高，血 CA19-9、CA125 均可有异常表现。

【治疗】

（一）治疗原则

控制原发肿瘤的同时积极综合治疗。

（二）治疗方法

1. 药物治疗 针对原发肿瘤的病理类型可选用全身化学治疗。腹腔内化学治疗可选用顺铂 60～80mg 或氟尿嘧啶（5-Fu）1g 腹腔内注入。

2. 放射治疗 对原发肿瘤放射治疗敏感的患者，可酌情选用局部放射治疗，但需注意要在控制腹水的前提下。

3. 对症治疗 如腹水过多、腹腔压力过高影响呼吸时，可行腹腔穿刺放液，但应注意放液量不易过大，不可频繁放腹水。卧床休息，限制钠盐摄入，给予利尿药，均有助于减少腹水的产生。

【治疗效果】

恶性腹水通常是肿瘤的晚期表现，预后不良，以姑息治疗为主。一旦发生，中位生存时间仅为几周至几个月。肿瘤病理类型、患者一般状况、治疗方法是影响预后的主要因素。卵巢癌和淋巴瘤预后相对较好，乳腺癌患者的生存期较胃肠道肿瘤患者长。

第八节　高钙血症

肿瘤合并高钙血症是一种常见的可危及患者生命的肿瘤代谢急症。当骨骼中动员出的钙超出肾排泄的阈值就会发生高钙血症。

【病因】

恶性肿瘤发生高钙血症的主要原因：①肿瘤侵犯骨骼，破骨细胞活生增加导致骨吸收、骨溶解，大量骨骼钙释放入血；②肿瘤分泌异位甲状旁腺素、异位前列腺素、异位破骨细胞激活因子；③肾小管重吸收钙增加；④胃肠道重吸收钙增加；⑤25-羟化维生素 D 摄入增加。高钙血症的发生率约占恶性肿瘤患者的 15%。常见于晚期肿瘤，主要发生于乳腺癌、骨髓瘤，其次为非小细胞肺癌，也见于小细胞肺癌、前列腺癌、结肠癌。

【诊断】

1. 临床表现　骨转移患者易发生高钙血症，但无骨转移的患者也可发生高钙血症。高钙血症的主要临床表现是神经系统、肾、胃肠道功能失调，其中以神经系统功能紊乱症状为明显。神经系统功能紊乱常表现出嗜睡、意识模糊、反射减低、肌无力、震颤、冷漠或焦虑不安，严重时可能出现反应迟钝和昏迷，脑电图检查出现弥漫性慢波。肾功能紊乱表现为烦渴、多尿、肾功能不良，而肾功能不良会加重肾小球损伤，使高钙血症进一步加重。胃肠道功能紊乱表现为厌食、恶心、呕吐、腹痛、便秘，严重时可发生肠梗死。

2. 实验室检查　血清钙值增高超过 3.5mmol/L（14mg/dl）。血氯水平降低，血磷和重碳酸盐水平正常或升高，碱性磷酸酶水平增高。

【治疗】

肿瘤相关性高钙血症是肿瘤的重症并发症，影响多器官功能，甚至要比肿瘤本身更易危及生命，因此需要及时治疗。高钙血症的主要治疗方法如下。

1. 补充水分 高钙血症患者补充足量的水分，可以恢复血容量，增加肾小球滤过率，抑制肾小管对钙的重吸收。同时注意水、电解质平衡问题。

2. 利尿 在补充水分的同时，应注意合理使用利尿药。当补液使患者的血容量恢复正常时，给予呋塞米等利尿药有助于利尿，并可阻断肾小管对钙的重吸收。避免使用可增加钙重吸收的噻嗪类利尿药。

3. 限制钙的摄入 避免摄入含钙量高的食物，避免补充维生素 D。

4. 抑制破骨细胞活性 双膦酸盐类药物是抑制破骨细胞活性及降低血钙的有效药物，骨转移患者出现高钙血症更适于使用破骨细胞活性抑制药。第四代双膦酸盐如唑来磷酸不良反应少，是目前最常用的药物，静脉滴注，每个月 1 次。注意用药剂量应根据患者的血钙水平个体化用药。

5. 血液透析或腹膜透析 当患者合并肾功能不全时，行血液透析或腹膜透析治疗可能解救患者的高钙血症危象。

6. 抗癌治疗 抗癌治疗能控制肿瘤及其病情恶化，应争取机会进行抗癌治疗，以利更好地控制高钙血症。

【治疗效果】

肿瘤相关高钙血症通常是肿瘤发生骨转移而出现的晚期表现，预后不良，以姑息治疗为主。肿瘤病理类型、患者一般状况、治疗方法是影响预后的主要因素。若经过规范治疗，有的肿瘤患者仍能有相对较长的生存期，因此，密切随诊是必不可少的。

第三章

头颈部肿瘤 ▶◀

第一节　鼻咽癌

鼻咽癌（NPC）是我国最常见的恶性肿瘤之一，其发病有种族易感性、地域聚集性和家族高发倾向的特点。中国人发病在世界上最多，鼻咽部发病占头颈肿瘤的首位。发病年龄为 3～86 岁，以 40～50 岁为发病高峰；男性发病多于女性，发病率之比为 2.8:1。鼻咽癌病因尚不确定，目前认为是一种多基因遗传病。目前较为肯定的致病因素有 EB 病毒感染、化学致癌因素或环境因素、遗传因素等。其中食用咸鱼已被证实是鼻咽癌的另一个危险因素。

【诊断】

（一）临床表现

1. 症状　①血涕：确诊时超过 70% 的患者有此症状，尤以回吸血涕更有诊断意义。②头痛：常见初发症状，确诊时有 50% 的患者有头痛。表现为单侧持续性疼痛，多在颞顶部。③脑神经症状：如面部麻木，常为三叉神经受侵表现。④眼部症状：如视力障碍、眼球突出、复视、眼球活动受限等。⑤耳鸣，听力下降。⑥鼻塞：常见于发生于顶壁的肿瘤。⑦张口困难：为晚期症状。⑧颈部肿块：多位于上颈部，初诊以颈部肿块为主诉达 40% ~ 50%，检查发现颈淋巴结转移达 70%以上。

2. 体征 ①鼻咽部肿物：分为结节型、菜花型、黏膜下浸润型和溃疡型。②颈淋巴结肿大：多位于颈深上淋巴结，为单侧或双侧。③脑神经损害：常见为三叉神经、展神经、舌下神经、舌咽神经、动眼神经受损。④软腭麻痹，软腭不能上提，为肿瘤浸润所致。

（二）辅助检查

1. 影像学检查

（1）X 线检查：包括鼻咽侧位 X 线、颅底 X 线片及鼻咽腔钡剂造影是过去常规影像检查，目前已被 CT 检查和 MRI 检查取代。

（2）CT 检查：可了解鼻咽腔内肿瘤部位、管腔是否变形或不对称、咽隐窝是否变浅或闭塞。此外，还可显示鼻咽腔外侵犯、颅底骨破坏情况和颈淋巴结是否转移。增强扫描显示相关病变效果更佳。

（3）MRI 检查：因是三维图像，可比 CT 更清楚地显示咽旁侵犯的病灶、淋巴结肿大、颅底各通道肿瘤侵犯情况。此外，脑实质病变和放射后咽旁间隙改变的定性更优于 CT。

（4）B 超检查：检查颈淋巴结情况比较经济，无损伤性，可重复检查，便于随诊动态观察。还可用于肝、肾、腹膜后淋巴结的复查。

（5）放射性核素骨扫描：用于较晚期或复发的患者，以了解有无骨转移。

2. 内镜检查 间接喉镜是必不可少的最基本的检查，简单易行。鼻咽光导纤维镜检查可发现鼻咽部肿物、溃疡、坏死和出血等异常病变。

3. 细胞学检查 鼻咽部脱落细胞学检查可找到肿瘤细胞。针吸细胞学检查，可做鼻咽部原发灶或颈部肿瘤穿刺找到癌细胞。

4. 组织病理学检查　是鼻咽癌确诊的唯一定性手段，包括鼻咽部活检和颈部淋巴结活检。

5. 实验室检查　EB 病毒血清学检查，如血清抗 EB 病毒抗体 VCA-IgA 和 EA-IgA 抗体滴度在鼻咽癌患者多有增高，对确诊有重要参考价值。

（三）诊断与分期

1. 诊断要点　凡有鼻塞、血涕或鼻出血、耳鸣、听力减退、头痛、眼球突出、复视、面部麻木等症状伴鼻咽部肿物、颈淋巴结肿大和脑神经损害、组织病理学检查证实为癌者，即可确诊为鼻咽癌。

2. 临床分期　（福州分期）

TNM 分类

T_1　局限于鼻咽腔内。

T_2　局部浸润：鼻腔、口咽、茎突前间隙、软腭、颈椎前软组织、颈动脉鞘区部分侵犯。

T_3　颈动脉鞘区肿瘤占据，单一前组或后组脑神经损害，颅底、翼突区、翼腭窝受侵。

T_4　前、后组脑神经同时受损，鼻窦、海绵窦、眼眶、颞下窝、直接浸润第 1、第 2 颈椎。

N_0　未扪及肿大的淋巴结。

N_1　上颈淋巴结直径 <4cm，活动。

N_2　下颈淋巴结直径 4～7cm。

N_3　锁骨上区有淋巴结肿大或直径 >7cm，或固定及皮肤浸润。

M_0　无远处转移。

M_1　有远处转移。

分期

I 期　T_1，N_0，M_0

Ⅱ期　　T_2，$N_{0~1}$，M_0；$T_{0~2}$，N_1，M_0

Ⅲ期　　T_3，$N_{0~2}$，M_0；$T_{0~3}$，N_2，M_0

Ⅳa期　　T_4，$N_{0~3}$，M_0；$T_{0~4}$，N_3，M_0

Ⅳb期　　任何T，任何N，M_1

（四）鉴别诊断

1. 腺样体增生　多见于青少年，腺样体增生时体积增大，表面隆起橘瓣状深纵行沟，一般无颈淋巴结肿大。

2. 鼻咽结核　鼻咽部活检可最后鉴别。

3. 鼻咽纤维血管瘤　青少年多见，有反复鼻出血史。血管造影、CT等可助鉴别。

4. 恶性淋巴瘤　最终鉴别要靠病理免疫组化。

5. 颅底脊索瘤　生长慢，低度恶性，有溶骨性破坏。

【治疗】

（一）治疗原则

目前鼻咽癌公认和有效的根治性手段为放射治疗或以放疗为主的综合治疗。早期采用单纯性放射治疗，晚期采用同步放射治疗和化学治疗。残存或复发患者符合手术条件时，行手术挽救可取得较好的临床结果。

（二）治疗方法

1. 放射治疗

（1）照射野：设野必须将靶区全部包括在照射野内，并保护重要器官，特别是大脑、脊髓和眼球。鼻咽癌常用的放射野有面颈联合野和颈部锁骨上野。面颈联合野，除局限鼻咽腔的 T_1N_0 早期病例外，其他各期病变均属首选。采用两侧水平野等中心照射。设野方法，野上缘在眉弓结节与外耳孔上缘上 0.5~1cm 连线，下缘按颈淋巴结转移情况不同可定在舌骨水平、喉结或环甲膜水平不等；后缘在耳后沿发际及斜方肌前缘下行。颈部锁骨上野采用源皮照射技术，其上界与面颈联合野下界共线。

（2）放射源选择：原发灶选用 ^{60}Co 射线、直线加速器高能 X 线。

（3）放射剂量：鼻咽癌常规照射每周 5 次，每次 200cGy，每 6～7 周的根治量为 6000～7000cGy，姑息量 5000～6000cGy，预防量 4000cGy。无论有无颈部转移均应照射全颈，有淋巴结转移者给予治疗量，无转移者给予预防性照射。

（4）后装腔内放射治疗：适用于①鼻咽部局限性较小病灶；②外照射后鼻咽残存病灶；③放射治疗后鼻咽局部复发。治疗方法目前多使用高剂量率放射治疗，常以外照射加腔内照射相结合，外照射量 5000～6000cGy，外照射 1～2 周后再腔内照射 1～2 次，每次间隔 1 周。

（5）立体定向放射治疗：其特点是能精确地将高能量射线集中于靶区，而由于剂量曲线迅速递减使周围正常组织不受照射或少受照射。目前多采用分次立体定向放射治疗，用于鼻咽癌根治剂量照射后残存病灶或局部复发肿瘤。根据病灶的形态是否规则，设定单个或 2～3 个靶中心，用三维立体计划设计手段将剂量曲线分布成形。

（6）调强适形放射治疗：将调强适形放射治疗（IMRT）应用于鼻咽癌的治疗有望在解决或减少对邻近器官的放射性损伤的同时，能最大限度地使剂量集中于靶区内，得以有效地杀灭肿瘤细胞，提高肿瘤的局部控制率，从而提高生存率。

2. 化学治疗　目前多应用于辅助性治疗或姑息性治疗。

全身化学治疗以联合用药及大剂量化学治疗效果好，常用方案如下。①DF 方案：顺铂（DDP）100mg/m^2 静脉滴注，第 1 天（同时水化）；5-FU1000mg/m^2 静脉滴注，第 1～5 天；每 21 天重复 1 次。②CBF 方案：环磷酰胺（CTX）0.6～1.0g 静脉注射，第 1、第 4 天；博来霉素（BLM）10mg 静脉注射，第 1～5 天；5-Fu 500mg 静脉滴注，第 2、第 5 天；每 21 天重复 1 次。③PFB 方案：DDP 20mg/m^2 静脉滴注，第 1～5 天；

5-Fu 500mg/m² 静脉滴注，第 1～5 天；博来霉素 10mg/m² 静脉注射，第 1、第 5 天；每 21 天重复 1 次。

3. Ⅲ、Ⅳ期鼻咽癌化学治疗的现状和新进展　放射治疗是鼻咽癌的主要治疗手段，对早期患者单纯放射治疗的 5 年总生存率高达 80% 以上。然而，鼻咽癌的临床与生物学行为特点导致其不易被早期发现，患者就诊时多为中、晚期，为进一步提高鼻咽癌的局部控制率和降低远处转移率，人们已将化学治疗作为综合治疗的主要组成部分并进行了大量随机研究。治疗方式有同期放射治疗合并化学治疗、辅助化学治疗、新辅助化学治疗、姑息性化学治疗等，其中同期放射治疗合并化学治疗效果最明确，可望成为中、晚期鼻咽癌的标准治疗手段。含铂方案是目前最有效的组合方案，但含铂方案的药物组合、剂量及周期没有形成标准。DDP 是目前最常应用的药物，在体内外均证明其具有独特的放射增敏作用，而且其常规剂量对骨髓抑制较轻，与放射治疗毒性不相重叠。

分子靶向药物与放射治疗组合可带来增益，目前研制成功的靶向药物 C-225 和尼妥珠单抗（泰欣生）已应用于临床，但需观察远期效果。

第二节　喉　　癌

喉癌是发生在喉黏膜上皮的恶性肿瘤，近年来发病有增多趋势。好发年龄为 50～70 岁，小于 30 岁者不到 1%。以男性为多，男、女之比为 4:1。喉癌的致病因素一般认为是多种因素综合所致。病因学研究已肯定了吸烟与喉癌发生有明确的相关性，吸烟者与不吸烟者相比，发生率明显增加，且治疗后生存时间短。另外，一些癌前病变如喉上皮增生症有发生癌变的危险。

【诊断】

(一) 临床表现

1. 症状 ①声嘶：是最常见的症状，为声门癌的首发症状。声嘶呈持续性进行性加重，重者可达失声。②咽喉不适、咽部阻挡感、异物感：是声门上癌的常见症状。③咽喉疼痛：多半是声门上癌的症状，声门癌和声门下癌少有此症状。④痰中带血、呼吸困难：为晚期症状，呈进行性加重。⑤颈部肿块。

2. 体征 ①喉镜检查见喉新生物，可呈菜花状、溃疡状、结节状和包块状；②喉摩擦音，声带运动受限或固定；③颈淋巴结肿大：多见于颈深上组淋巴结和气管前处淋巴结。

(二) 特殊检查

1. X 线检查 喉侧位 X 线片及喉造影摄 X 线片，主要用于观察喉内外各部位病变侵及情况。目前已少用。

2. 喉 CT 检查 主要用于判定肿瘤深层浸润情况、位置、大小和边界，显示病变呈软组织密度肿块，周围软骨结构，了解病变范围，确定分期，评估愈后。

3. 喉 MRI 检查 性能比 CT 更优越，不仅可做水平扫描，还可根据需要做各种平面成像且对软组织和软骨的分辨率比 CT 更高。

4. 喉镜检查 包括直接喉镜检查、间接喉镜检查及纤维喉镜检查，前者已很少用于诊断目的。

5. 组织病理学检查 对疑有喉癌的病例应做间接喉镜及纤维喉镜活检确诊。但对于肿瘤较大时，要有气管切开的准备。另外，CT 检查前一般要避免活检，因可致组织水肿、出血。

(三) 诊断与分期

1. 诊断要点 年龄超过 40 岁，有上述症状和体征，要行喉活检，病理确诊为癌者可诊断为喉癌。

2. 分期

（1）TNM 临床分类

①声门区

T 原发肿瘤。

T_1 肿瘤局限于一侧或两侧声带，可累及前联合或后联合，声带活动正常。

T_{1a} 肿瘤局限于一侧声带。

T_{1b} 肿瘤侵及两侧声带。

T_2 肿瘤累及声门上区和（或）声门下区，声带活动正常或受限。

T_3 肿瘤局限于喉内，声带固定。

T_{4a} 肿瘤侵犯甲状软骨和（或）喉外组织（如气管、颈部软组织包括深层非固有舌肌、带状肌、甲状腺或食管）。

T_{4b} 肿瘤侵犯椎前间隙、颈动脉鞘或纵隔结构。

N 指淋巴结。

N_0 无局部淋巴结转移。

N_1 同侧淋巴结肿大，完全活动。淋巴结最大直径 <2cm。

N_{1a} 肿大的淋巴结临床不像转移。

N_{1b} 临床上认为是转移。

N_2 双侧或对侧淋巴结肿大，淋巴结未固定，淋巴结最大直径 <2cm。

N_3 单侧或双侧淋巴结肿大，固定。

M 指远处转移。

M_0 无远处转移。

M_1 有远处转移。

②声门上区

T_1 肿瘤局限于声门上区一侧，声带活动正常。

T_2 肿瘤累及原发部位一侧以上或声带，声带活动正常。

T_3　　肿瘤局限于喉内、声带固定和（或）侵犯环后区、梨状窝内侧壁和会厌前间隙。

T_{4a}　　肿瘤侵犯甲状软骨和（或）除喉以外的组织（气管、颈部软组织包括深层非固有舌肌、带状肌、甲状腺或食管）。

T_{4b}　　肿瘤侵犯椎前间隙、颈动脉鞘或纵隔结构。

N 及 M 分类同声门癌。

③声门下区

T_1　　肿瘤局限于声门下区。

T_2　　肿瘤累及声带，声带活动正常或受限。

T_3　　肿瘤局限于喉内，声带固定。

T_4　　肿瘤侵犯环状软骨或甲状软骨和（或）侵犯喉外组织（如气管、颈部软组织包括深层非固有舌肌、带状肌、甲状腺或食管）。

T_{4b}　　肿瘤侵犯椎前间隙、颈动脉鞘或纵隔结构。

N 及 M 分类与声门癌相同。

（2）分期组合

0 期　　T_{is}，N_0，M_0

Ⅰ 期　　T_1，N_0，M_0

Ⅱ 期　　T_2，N_0，M_0

Ⅲ 期　　T_3，N_0，M_0；T_1，N_1，M_0；T_2，N_1，M_0；T_3，N_1，M_0

Ⅳa 期　　T_{4a}，N_0，M_0；T_{4a}，N_1，M_0；T_1，N_2，M_0；T_2，N_2，M_0；T_3，N_2，M_0；T_{4a}，N_2，M_0

Ⅳb 期　　T_{4b}，任何 N，M_0；任何 T，N_3，M_0

Ⅳc 期　　任何 T，任何 N，M_1

（四）鉴别诊断

1. 喉结核　多继发于肺结核。肺 X 线摄片、痰结核菌检查和活检可助鉴别。

2. 喉乳头状瘤 通常不引起声带活动障碍，需靠活检最后鉴别。

3. 喉角化症及白斑症 多发生于声带游离缘，表现为白色和粉红色斑块，有长期声嘶，取活检鉴别。

4. 喉梅毒 多见于喉的前部，常为溃烂破坏组织较多。表现为声嘶、喉痛不明显，有性病史，可活检确诊。

【治疗】

（一）治疗原则

喉癌的治疗目前主要采用外科手术和放射治疗。原则上，T_1、T_2 早期癌放射治疗可取得手术治疗同样的疗效，且能保留吞咽功能和发音功能的完整性，宜首先考虑放射治疗。晚期喉癌治疗原则是：气道梗阻明显，行全喉切除＋术后放射治疗；气道梗阻不明显，行术前放射治疗＋手术治疗。中国医学科学院肿瘤医院主张对晚期喉癌行同步放射治疗合并化学治疗。

（二）治疗方法

1. 手术治疗 喉癌外科治疗的原则是在彻底切除肿瘤的前提下，尽可能地重建和恢复喉的三大功能即发音功能、呼吸功能和吞咽功能，达到既能根治癌肿，又能提高患者术后生活质量的目的。因此，除了较晚期的肿瘤外，应尽可能根据肿瘤的大小、部位和侵犯范围采用各种喉部分切除术来切除肿瘤。由于喉癌主要经颈淋巴结核移，因此对有颈淋巴结转移的患者，应同时行颈淋巴结清扫术。一般认为声门上型喉癌淋巴结转移率高，因此对临床上未发现淋巴结肿大的声门上型喉癌，也应行选择性颈淋巴结清扫术或分区性颈淋巴结清扫术。

2. 放射治疗

（1）根治性放射治疗：适用于 T_1、T_2 期声门上癌、声门癌，或年迈、全身情况欠佳，不适合于手术的病例。

（2）术前放射治疗：适用于 T_3、T_4 期患者，目的是为了减少术后复发。放射剂量一般为每 4~5 周 4000~5000cGy。放射治疗结束 2~4 周后手术。

（3）术后放射治疗：适用于局部晚期、手术难以彻底切除的病变，广泛淋巴结转移，软骨受侵，放射治疗应尽早开始，一般在术后 2~4 周施行放射治疗。如有气管造口则应包括在照射野内。

3. 化学治疗 晚期喉癌可先行化学治疗，在肿瘤缩小后争取放射治疗或手术治疗。药物可选用 5-Fu、顺铂等。

4. 激光治疗 需按肿瘤治疗原则进行，否则易复发。

第三节 甲状腺癌

甲状腺癌是甲状腺最常见的恶性肿瘤，多见于女性。其中乳头状癌多见于 30~45 岁的妇女，占成人甲状腺癌的 60%，预后较好。滤泡状腺癌多见于 50 岁左右的中年人，占 2%。未分化癌多见于 70 岁左右的老年人，约占 15%。髓样癌来源于滤泡旁降钙素分泌细胞（癌细胞），预后不如乳头状癌，但较未分化癌好。

【诊断】

（一）症状

甲状腺癌患者的主诉常为"颈部肿块"或"颈部结节"。在病史询问中，要特别注意肿块或结节发生的部位、时间、生长速度，是否短期内迅速增大，是否伴有吞咽困难、声嘶或呼吸困难，是否伴有面色潮红、心动过速及顽固性腹泻等表现，是否因患其他疾病进行过头颈部、上纵隔放射治疗及有无 ^{131}I 治疗史等。是否暴露于核辐射污染的环境史。从事的职业是否有重要放射源以及个人的防护情况等。髓样癌有家族遗传倾向性，家族中有类似患者，可提供诊断线索。

（二）体征

甲状腺癌多为单个结节，结节可为圆形或椭圆形，有些结节形态不规则，质硬而无明显压痛，常与周围组织粘连而致活动受限或固定。若发生淋巴结转移，常伴有颈中下部、胸锁乳突肌旁肿大的淋巴结。一般来说，甲状腺单个结节比多个结节、小的实质性结节比囊性结节、男性比女性患甲状腺癌的可能性大，但多发性结节、囊性结节均不能排除甲状腺癌的可能。家族型甲状腺髓样癌常为双侧肿块，并可有压痛。

甲状腺癌较大时可压迫和侵袭周围组织与器官，常有呼吸困难、吞咽困难及声嘶。远处转移时，可出现相应的临床表现。甲状腺髓样癌可有肠鸣音亢进、气促、面颈部阵发性皮肤潮红、血压下降及心力衰竭等类癌综合征体征。

（三）辅助检查

1. 实验室检查

（1）甲状腺功能测定：一般应测定血清 TT_4、FT_4、TT_3、FT_3、sTSH（uTSH）。必要时还应检测抗甲状腺球蛋白抗体和 TPOAb 或 TSAb 等。如均正常，一般不考虑有甲状腺功能异常。如 sTSH < 0.5mU/L，FT_4（或 FT_3）正常或稍升高，即应考虑有亚临床型甲状腺功能亢进症的可能。甲状腺癌患者的甲状腺功能一般正常，少数可因肿瘤细胞能合成和分泌 T_3、T_4 而出现甲状腺功能亢进症状，较轻者可仅有 TSH 下降和 FT_3、FT_4 的升高。肿瘤出血、坏死时，有时也可出现一过性甲状腺功能亢进。

（2）血清甲状腺球蛋白（Tg）测定：血清 Tg 测定主要用于分化良好的甲状腺癌的复发判断。当血 TSH 很低时，一般测不到 Tg，使用重组的人 TSH（rhTSH）后，Tg 分泌增多，血 Tg 一般升高 10 倍以上；分化程度差者升高小于 3 倍。但分化较好的甲状腺癌患者（约 20%）血清中存在 Tg 自身抗体，用免疫化学和 RIA 法测定 Tg 时可使 Tg 呈假性升高或降低。分析结果时必须引起注意。接受左甲状腺素（L-T_4）治疗的甲状腺癌患者，如果血清 Tg 正常或测不出，提示复发的可能性小，5 年存活率高；如果血清 Tg 高于正常，提示肿瘤已复发。

（3）血清降钙素（CT）测定及五肽胃泌素兴奋试验：血清 CT 升高是甲状腺髓样癌的较特异标志物。髓样癌患者在静脉滴注钙剂后，血 CT 进一步升高，而正常人无此反应。因此，血清 CT 测定及钙滴注兴奋试验可作为本病的诊断依据，同时可作为家族型甲状腺髓样癌患者家族成员的筛选与追踪方法之一。血清 CT 测定还可用于筛选非家族型甲状腺髓样癌和甲状腺 C 细胞增生症病例。

因此，在甲状腺肿瘤的术前诊断中，事实上血 CT 测定和五肽胃泌素兴奋试验已经成为继细针活检、B 超、放射性核素扫描等的另一项诊断方法。

2. 影像学诊断

（1）超声波检查：了解甲状腺容量和血流情况，B 超较单光子发射计算机化断层显像（SPECT）、CT、MRI 等均有优越性，尤其在了解血流情况方面其优点突出；了解甲状腺结节的大小、位置，可发现"意外结节"，明确甲状腺后部的结节位置以及与附近组织的关系；作为结节穿刺、活检的引导，甲状腺 B 超检查已成为甲状腺肿瘤术前诊断和术后追踪的重要手段。在高分辨 B 超系统中，加入立体定位系统（3D 扫描 B 超），可进一步提高其敏感性和诊断效率。

（2）甲状腺核素扫描：采用 ^{131}I 或 ^{99m}Tc 作为示踪剂对甲状腺进行扫描，可显示甲状腺肿块的大小、位置、形态、数目及功能状态，有助于甲状腺肿块的性质及异位甲状腺肿块的鉴别与定位。热结节和温结节多为良性甲状腺腺癌（但也有例外），而凉结节和冷结节提示为无功能甲状腺腺癌、甲状腺囊肿或伴有出血、坏死及甲状腺癌肿。特别是男性患者，出现边界不清的单个冷结节时，要高度考虑甲状腺癌的可能。

临床上应用核素扫描显像检查的另一目的是确定甲状腺结节（包括肿瘤）的功能性（摄取碘、合成和分泌甲状腺素等）。与^{131}I 或^{123}I 比较，^{99m}Tc 的特异性和敏感性更高，而且不会导致碘致甲状腺功亢进症。甲状腺恶性病变行甲状腺全切后，可用诊断性^{131}I 检查来判断是否有病灶复发。如血清 Tg 水平 > 10ng/ml，可应用^{131}I 行甲状腺扫描，以确定是否有复发或甲状腺外转移。

（3）甲状腺区 CT 扫描：可用于肿瘤的分级。注意在 CT 片上发现任何多发性淋巴结存在钙化、血供增多、增大、出血，形态不规则，或在 MRI 图上发现结节呈低至中等 T_1 和 T_2 信号强度（提示含多量 Tg），不论甲状腺内有无病灶，都要考虑甲状腺癌转移灶的可能。

（4）甲状腺区 MRI 检查：MRI 能清楚地显示甲状腺位置、大小、肿块与腺体及与周围组织的关系。甲状腺良性肿瘤常为边界清楚、局限性长 T_1 与长 T_2 信号肿块。甲状腺癌常表现长 T_1 及不均匀长 T_2 异常肿块。肿块可向上、下蔓延，左右浸润，常伴有颈部淋巴结肿大。

3. 细针穿刺细胞学检查（FNAB） 临床上，凡有甲状腺结节（尤其是快速增大的单个的甲状腺结节）患者都要想到甲状腺癌的可能。细针（或粗针）抽吸甲状腺组织，进行细胞学检查是鉴别甲状腺肿块病变性的简单、易行而较可靠的方法。其具体方法为：选用 22 ～ 27 号针头套在 10ml 或 25ml 针筒上，颈部常规消毒后，将针头刺入甲状腺肿块抽吸，也可将针头转换几个不同的角度进行抽吸，抽吸的标本涂片做细胞学检查。

（四）诊断要点

甲状腺癌的诊断应综合病史、临床表现和必要的辅助检查结果。

（1）甲状腺肿块多数在无意中或普查时发现，增长速度较快，有的患者出现声嘶或呼吸困难和吞咽困难，亦有甲状腺肿块不明显而首先发现颈淋巴结肿大者。检查时肿块边界欠清，表面高低不平，质硬，活动度小或完全固定，颈部常可扪及肿大的淋巴结。约有15%的髓样癌病例呈家族性倾向，可伴发肾上腺嗜铬细胞瘤和甲状旁腺瘤等内分泌系统新生物。

（2）既往有头颈部的X线照射史。现已确诊85%的儿童甲状腺癌患者都有头颈部放射史。

（3）B超有助于诊断。放射性核素扫描，则大多数甲状腺癌表现为"冷结节"。

（4）血清降钙素测定对早期诊断甲状腺髓样癌有十分重要的价值，用放射免疫法测定，患者血清降钙素水平大多在 $0.2\mu g/L(200pg/ml)$ 以上。

（5）有多发性内分泌腺瘤病的家族史，常提示甲状腺髓样癌。

（6）孤立性甲状腺结节质硬、固定，或伴有压迫症状。

（7）存在多年的甲状腺结节，突然生长迅速。

（8）有侵犯、浸润邻近组织的证据；或扪到分散的肿大而坚硬的淋巴结。

（9）借助[131]I甲状腺扫描、B超检查、细胞学检查、颈部X线片、血清降钙素测定、间接喉镜等检查，可明确诊断。

（10）确诊应依靠冷冻切片或蜡切片检查。

（五）鉴别诊断

1. 表现为甲状腺结节的亚急性甲状腺炎 本病有明显的局部疼痛病史，有的伴有发热或1~2周前曾经有上呼吸道感染史。体格检查：结节质地硬，与周围粘连，有明显的压痛。实验室检查：白细胞计数可增高，红细胞沉降率增快，或基础代谢增高而摄碘率降低，ECT示冷结节或放射碘分布稀疏或不显影。

2. 桥本甲状腺炎 40 岁以上女性多见，起病隐匿。多数表现为双侧甲状腺弥漫性增大，质地坚硬如硬橡皮状，表面光滑，晚期可表现为结节状。实验室检查：50%~80% 的慢性淋巴细胞性甲状腺炎患者血清中甲状腺球蛋白抗体和甲状腺微粒体抗体阳性，80%~90% 患者过氧化酶抗体阳性，晚期患者 TSH 升高。本病可与甲状腺癌合并存在，与甲状腺淋巴瘤也有较高的相关性。与该病的鉴别诊断有一定难度，可行细针穿刺细胞学检查，必要时行活检。

【治疗】

甲状腺癌的治疗原则随肿瘤的病理类型不同而有所不同，切除肿瘤及其转移的区域淋巴结是唯一有效的方法，其他治疗如放射治疗、化学治疗、内分泌治疗等可作为辅助性的治疗措施。

1. 手术治疗 乳头状腺癌恶性程度低，如果肿瘤局限于腺体内，颈部淋巴结尚无转移，可将患侧腺体及峡部全部切除，对侧腺体大部切除，不需行颈淋巴结清除术，若颈部淋巴结已有转移，则需同时清除患侧的颈部淋巴结。滤泡状腺癌的早期治疗原则与乳头状腺癌相同，若已发生远处转移，为了术后对转移灶的 ^{131}I 治疗，可考虑行全甲状腺切除术。甲状腺髓样癌常为多发性，故应行甲状腺全切除术或患侧腺叶切除及峡部切除，对侧腺叶次全切除术。未分化癌由于恶性程度高，发展迅速，一般不进行手术治疗。

2. 放射治疗 不同病理类型的甲状腺癌对放射治疗的敏感度不同，其中以未分化癌最为敏感，是未分化癌的主要治疗方法，乳头状腺癌和滤泡状腺癌常可经手术根治而无须放射治疗，但对术后有少量癌组织残留、手术无法切除、远处有孤立性转移灶者可选用放射治疗。

3. ^{131}I 治疗 主要适用于治疗有摄碘能力的甲状腺转移性病灶和不能手术或手术切除不完全的原发肿瘤灶，特别是滤泡状腺癌；而对未分化癌、髓样癌则无效。

4. 内分泌治疗　任何甲状腺癌均应长期用抑制剂量的甲状腺素做维持治疗，对分化好的甲状腺癌尤为适用，可起到预防复发的效果，即使晚期分化性甲状腺癌，应用甲状腺素治疗，也可使病情有所缓解。

5. 化学治疗　目前甲状腺癌的化学治疗效果尚不理想，主要用于化学治疗复发者和病情进展迅速的患者，对分化差或未分化甲状腺癌可作为术后的辅助治疗。

第四章

中枢神经系统肿瘤

第一节 脑胶质瘤

脑胶质瘤是指发生于神经外胚层间质细胞的肿瘤。居颅内肿瘤首位，占 30%，男性明显多于女性，大多发病缓慢。病因迄今未明，可能与遗传、损伤、放射线、化学毒物、病毒等因素有关。

【诊断】

（一）临床表现

（1）占位效应：引起颅内压增高、头痛最为常见。另外有呕吐、视盘水肿。

（2）局部功能障碍。

（3）癫痫：1/3 的患者以癫痫为首发症状。

（二）辅助检查

1. 影像学检查

（1）X 线检查：部分患者有蝶鞍骨质吸收及颅骨骨缝增宽。

（2）CT、MRI 检查：可见密度增高的占位病变，周围可见水肿带。MRI 对颅后窝病变及小肿瘤的检出率高，并可从矢状面显示肿瘤与周围重要结构的关系，对立体定向放射治疗有重要的参考价值，一般要求在术后 24～72 小时行 MRI 检查以明确有无残留。对于容易发生脑脊液播散的肿瘤，可加做脊髓 MRI。

（3）PET 检查：可以更进一步明确病变范围及了解有无术后残留或复发。

2. 细胞学检查　髓母细胞瘤、室管膜母细胞瘤、多形性胶质母细胞瘤有时在脑脊液中可找到肿瘤细胞。

3. 组织病理学检查　手术及立体定向活检术后的病理检查可明确肿瘤病理类型，是确诊依据。

（三）诊断要点

患者有局灶性神经功能障碍的表现，影像学检查有上述表现，可考虑脑胶质瘤的诊断，部分脑脊液细胞学检查阳性可协助诊断，但确诊需病理学检查。

（四）鉴别诊断

1. 脑寄生虫病　患者多有感染源接触史，虫卵病原学检查及血清补体结合试验可呈阳性结果。

2. 转移瘤　患者多有颅外肿瘤病史，常为多灶性，CT 检查示肿瘤多近皮质，肿瘤小而水肿重。

3. 脑血管意外　患者年龄较大，多有高血压病史，CT 检查可见出血灶而水肿相对较轻。

4. 脑脓肿　患者有感染病史，多有脑膜刺激征，CT 表现为低密度影，周围呈环形增强。

5. 其他　脑淋巴瘤。

【治疗】

（一）治疗原则

应在保护脑功能的前提下尽可能彻底切除肿瘤，术后外照射已作为常规治疗。辅以其他治疗。

（二）治疗方法

1. 手术治疗　手术切除肿瘤彻底的患者，可获得较好的疗效。部分患者肿瘤切除术后易复发，再次手术可延长生命。手术后给予放射治疗，对延长患者生命有一定疗效。

2. 放射治疗 应于手术后尽早进行。由于各种类型的胶质瘤发病规律及放射敏感性不同，因此放射治疗的方法、剂量也不一样。其适应证包括高级别胶质瘤无论手术后有无残留，均应术后放射治疗；若患者不能手术或拒绝手术，可做单纯性放射治疗；放射治疗可作为肿瘤复发的挽救性治疗措施。

（1）Ⅰ级星形细胞瘤完全切除后可不予放射治疗。Ⅰ级星形细胞瘤术后残留及Ⅱ级星形细胞瘤术后宜采用局部野放射治疗，放射剂量每 5～6 周为 5000～6000cGy。Ⅲ级、Ⅳ级星形细胞瘤（胶质母细胞瘤、多形性胶质母细胞瘤）宜选用全脑放射剂量 3500cGy，局部小野追加 1500～2000cGy。有学者主张对幕下的多形胶质母细胞瘤，应行全中枢神经系统照射。

（2）对于间变性室管膜瘤或不全切除者，则术后给局部野放射治疗 DT（肿瘤的吸收剂量）为 5000～6000cGy。对于室管膜母细胞瘤或有中枢神经系统转移者应做全脑全脊髓放射治疗，一般放射剂量为全中枢轴 3600cGy，对可见脊髓病变局部推荐放射剂量为 400～900cGy。对脑内肿瘤原发部位或残留病灶，推荐放射剂量为 5000～6000cGy。一般不主张全中枢神经轴的预防照射。全脑全脊髓照射仅适用于后颅窝病变和恶性室管膜瘤这类具有脊髓播散高危倾向者。

（3）髓母细胞瘤对放射治疗敏感。宜选用全脑全脊髓照射，剂量为 3000cGy，局部缩野追加至 5000～5500cGy。

（4）少突神经胶质瘤对放射治疗敏感性差，宜采用多个局部野照射，剂量为 6500cGy。

3. 三维适形放射治疗或调强放射治疗 此法用于治疗脑瘤比传统放射治疗可减少 30%～50% 的正常脑组织受到高剂

量照射，因而可安全地适当提高肿瘤靶区剂量，从而提高治疗增益，如对脑转移瘤、脊索瘤、软骨肉瘤采用此法可提高放射治疗剂量。采用此法使受照射的正常组织体积大为减少，因而使放射治疗所致的不良反应降低。总剂量为 6 周6000cGy，脑干和视交叉放射剂量低于 5400cGy。

4. 化学治疗 需用高脂溶性、能通过血 – 脑屏障的药物（如司莫司汀、替尼泊苷等）。少突神经胶质瘤、胶质母细胞瘤及髓母细胞瘤化学治疗有一定疗效。

第二节 脑 膜 瘤

脑膜瘤占颅内肿瘤的 20%，居颅内良性肿瘤的首位。脑膜瘤良性者占 90%，恶性者占 10%。发病年龄在 70 岁形成高峰，而恶性脑膜瘤则多见于 30 岁左右的患者。儿童脑膜瘤少见。发病相关因素可能有电离辐射、颅脑外伤、病毒感染、性激素、放射线等，公认脑膜瘤与神经纤维瘤病 2 型和乳腺癌有关。

【诊断】

（一）临床表现

1. 症状 按症状出现频率排列为：头痛，性格改变，神经麻痹症状，癫痫，视力下降，肢体运动障碍，失语，意识渐下降，感觉异常，复视，头晕，听力下降。

2. 体征 常见体征有神经麻痹症，记忆力下降，脑神经受损体征，视野缺损，感觉障碍，失语，视盘水肿，视力减退，意识变化，眼球震颤，听力下降。

（二）辅助检查

1. 影像学检查

（1）CT 及 MRI 增强检查：能提供肿瘤大小、部位、能否手术等重要信息。脑膜 MRI 显示肿瘤呈均一强化，有硬膜尾征、皮质扣压征，假包膜形成，瘤周水肿，骨质破坏。

（2）脑血管造影检查：可见肿瘤染色，供血动脉增粗，颈动脉血液循环增快。

（3）fMRI 及 PET 检查：对了解病变浸润范围及有无术后残留和复发有重要的参考价值。

2. 组织病理学检查 立体定向活检术及手术后病理组织学检查可确立诊断。

（三）诊断要点

患者有上述临床表现并有影像学表现之一者即可临床诊断脑膜瘤。确诊及病理分类依靠术后病理组织学检查。

（四）鉴别诊断

应与脑胶质瘤、癫痫、脑寄生虫病、转移性颅内肿瘤等疾病相鉴别。CT 及 MRI 检查、脑血管造影、术后病理组织学检查是重要的鉴别方法。

【治疗】

（一）治疗原则

以手术切除为主，辅以其他治疗。

（二）治疗方法

1. 手术治疗 手术切除脑膜瘤是最有效的治疗手段。凸面脑膜瘤、大脑镰旁脑膜瘤和脑室内脑膜瘤手术切除效果好，术中将肿瘤侵蚀的颅骨和硬脑膜一起切除，术后复发率较低。但部分患者仍困扰于术后肿瘤残留复发和术后癫痫。颅底脑膜瘤手术切除后存在一定的致死率、致残率，可出现神经功能损害。对于手术后残留的肿瘤，有学者建议进行放射治疗，但存在争议。

2. 放射治疗

（1）良性脑膜瘤全切术后可以不予放射治疗，术后残留患者应辅以放射治疗。总剂量为 5400cGy，每次 180cGy。

（2）恶性脑膜瘤的术后复发率达 71%，不论手术切除如何均应放射治疗。放射治疗宜采用局部照射野，总剂量为5940cGy，每次180cGy。

（3）对于不宜手术的患者，单纯放射治疗也能使大多数患者获得姑息效果。

3. 立体定向放射治疗　X线刀适用于手术难度大、不易切除、术后残留或复发、肿瘤 <3cm 的病例。

4. 栓塞疗法　只作为颈动脉供血为主的脑膜瘤的术前辅助治疗。

5. 抗雌激素疗法　可选用他莫昔芬、丙酸睾酮。

第三节　垂体瘤

垂体瘤发病率占颅内肿瘤的 10%～15%，在随机尸体解剖中，无症状的垂体瘤高达 20%。病因迄今未明。可能与下丘脑内分泌失调，服用雌激素、避孕药及环境因素有关。

【诊断】

（一）临床表现

按分泌激素的功能状态分类。

1. 分泌激素功能活跃的肿瘤

（1）泌乳素瘤：女性表现为月经失调、闭经、溢乳等。男性表现为性功能减退、毛发减少、乳房发育等。

（2）促肾上腺皮质激素瘤：产生 ACTH，临床表现为满月脸、水牛背、皮下紫纹、高血压、性功能障碍等。

（3）生长激素瘤：巨人症、肢端肥大症、糖代谢不正常。

（4）甲状腺素腺瘤：临床出现甲状腺功能亢进症、甲状腺肿大、基础代谢率增高、突眼、性功能障碍、闭经、不育等。

2. 分泌激素功能不活跃的肿瘤　主要表现为肿瘤占位的症状与体征。

3. 组织病理学检查 术后病理组织学检查可确诊并进行病理分类。

（二）辅助检查

泌乳素（PRL）、促肾上腺皮质激素（ACTH）、生长激素（GH）、甲状腺素（TSH、T_3、T_4）增高。

（三）诊断要点

结合临床症状、体征、血液中相关激素水平异常，MRI增强扫描做出诊断。确诊及病理分类依靠术后病理组织学检查。

（四）鉴别诊断

1. 颅咽管瘤 多见于儿童。患者可有尿崩症及颅内压增高，影像学检查可见肿瘤囊性化、钙化。

2. 生殖细胞瘤 小儿多见。可有尿崩症，甲胎蛋白及绒毛膜促性腺激素增高有助于鉴别诊断，该肿瘤对放射治疗极度敏感。

3. 鞍区脑膜瘤 患者无内分泌障碍的表现。多以视力障碍为首发症状，CT或MRI检查见肿瘤较光滑。有时可有骨质改变，脑血管造影是重要的鉴别方法。

【治疗】

（一）治疗原则

在不导致垂体功能不足和不损伤周围正常结构的前提下，去除和破坏肿瘤，控制分泌功能，恢复失去的功能。

（二）治疗方法

1. 分泌激素功能活跃的肿瘤的治疗

（1）显微外科手术切除。

（2）术后放射治疗：适用于持续有过度分泌激素者；不完全切肿瘤者；复发者再次手术。总剂量为 45～50Gy，每次为 1.8Gy。

（3）单纯放射治疗：主要针对不能耐受手术者。

2. 分泌激素功能不活跃的肿瘤的治疗　手术仍为首选，术后尽快放射治疗。总剂量为 45 ~ 50Gy，每次为 1.8Gy。

3. 质子治疗　适用于微腺瘤或拒绝开颅的患者、蝶窦内肿瘤残留者。

4. 药物治疗　溴隐亭对促乳素瘤有效，减少 PRL 的合成和分泌。

第四节　脑转移瘤

脑转移瘤是颅外恶性肿瘤经各种途径转移至颅内累及脑实质、脑膜、脑神经、颅内血管的肿瘤。累及脑实质者最多见，其次为脑膜。25% ~ 40% 的颅外恶性肿瘤在病程中将发生脑转移。通常肿瘤细胞随血流到达颅内，其次通过椎静脉网。肺癌是最常见的原发肿瘤，其次为乳腺癌、恶性黑色素瘤、消化道肿瘤、肾癌等。约 15% 的颅内转移瘤找不到原发灶。

【诊断】

(一) 临床表现

70% 以上的脑转移瘤患者有神经系统方面的症状和体征。多数患者首发症状为头痛，多发生于清晨。另外，定位功能差和精神异常也是常见症状。体征为半身瘫痪或活动受限、感觉异常和视盘水肿。由于肿瘤可能出血，约 5% 的患者可能出现急性脑卒中表现。

(二) 辅助检查

1. 影像学检查　MRI 比 CT 扫描敏感。MRI 是首先选择，其次为强化 CT 扫描。

2. 寻找原发灶的检查　对高度怀疑颅内转移瘤而原发灶不明的患者，应通过各种方法重点检查肺、乳腺、消化道、泌尿道等。

3. 病理检查　手术或立体定向活检术。

4. 实验室检查

（1）脑脊液检查可见蛋白质含量增高，糖含量降低，而细胞数不增加。

（2）肿瘤标志物检测。

（三）诊断要点

患者有恶性肿瘤病史，有中枢神经系统损害的定位表现，CT、MRI 检查提示颅内占位病变即可临床诊断。术后病理检查可明确肿瘤的病理类型。

（四）鉴别诊断

1. 原发性脑瘤 患者无颅外恶性肿瘤病史，CT 及 MRI 检查可见病灶多为单个，脑脊液细胞学检查及术后病理检查均有助于确诊。

2. 脑血管意外 颅内转移瘤可以突发偏瘫、失语为首发症状，易与脑血管意外相混淆。但后者多有高血压病史，CT 及 MRI 检查可见颅内出血灶，颅外其他检查发现原发灶更有利于鉴别诊断。

3. 脑寄生虫病 患者多有感染源接触史，虫卵病原学检查及血清学检查有助于鉴别诊断。

【治疗】

（一）治疗原则

发生脑转移后，如不进行特殊治疗，中位生存时间为 4 周，尽管给予积极治疗，预后仍非常差。在治疗原发肿瘤的同时积极综合治疗，可选择进行激素治疗、手术治疗、放射治、X 线刀、化学治疗等。

（二）治疗方法

1. 放射治疗

（1）单纯全脑放射治疗：采用全脑两侧对穿平行野照射，野界为上界放空，下界为眉弓结节，外眦后 1.5cm，颅中窝颅底线下 0.5cm，外耳孔、枕外隆突水平。全脑 DT 为 3000cGy，共 10 次，每 2 周为 1 个疗程，每次 300cGy；或者 DT 4000cGy，共 20 次，每 4 周为 1 个疗程。

（2）立体放射治疗：适用于肿瘤直径 <3cm，转移灶少于 3 个的患者。

（3）目前多全脑放射治疗与立体放射治疗相结合。

2. 手术治疗　对单个转移瘤可行手术切除，如不易切除可考虑姑息手术为其他治疗创造条件。

3. 化学治疗　对原发灶化学治疗敏感的转移瘤（如绒毛膜上皮癌、肺未分化癌等）可考虑化学治疗。

第五节　椎管内肿瘤

椎管内肿瘤也称脊髓肿瘤，多发生于青少年及儿童，原发性椎管内肿瘤 10% 发生于脊椎骨，65% 发生于椎管内，25% 发生于脊髓。病因尚不清楚，可能与先天性及遗传因素、放射、化学因素、病毒、其他部位肿瘤转移和种植有关。

【诊断】

（一）临床表现

根据肿瘤所在部位、脊髓节段、椎体平面表现相应症状。

1. 临床表现分期

（1）刺激期：神经根痛。

（2）脊髓部分受压期：脊髓半横断综合征。

（3）脊髓完全受压期：脊髓横贯性损伤。一旦进入完全受压期，脊髓损伤为不可逆性。

2. 主要症状和体征

（1）神经根痛：是最常见的首发症状，以硬脊膜外肿瘤最为常见。

（2）运动障碍：肿瘤压迫平面以下为上神经元损伤，即痉挛性瘫痪，反射亢进。肿瘤平面表现弛缓性瘫痪，反射减弱或消失。

（3）感觉障碍：常有麻木，温度觉异常，感觉过敏，甚至感觉丧失。

（4）尿潴留和尿失禁。

（5）便秘或排便失禁。

（二）特殊检查

1. 影像学检查

（1）X 线检查：可见椎管内肿瘤阴影，椎体破坏。

（2）脊髓腔造影检查：可显示脊髓腔变窄、脊髓受压等改变。

（3）CT 及 MRI 检查：椎管内可见肿瘤阴影、椎体骨质破坏、脊髓受压变形。MRI 能从矢状面显示肿瘤与脊髓的关系，更有定位及定性价值。

2. 细胞学检查　脑脊液细胞学检查可明确细胞学类型。

3. 组织病理学检查　活检及术后病理组织学检查可确诊，并明确肿瘤的病理类型。

（三）诊断要点

患者存在脊髓压迫定位症状及体征，影像学提示椎管内占位病变即可临床诊断。确诊依靠活检或术后病理组织学检查。

（四）鉴别诊断

1. 颈椎病　多为中年以上患者，病程长，感觉障碍平面不规则，影像学检查可见椎体唇样增生。

2. 脊髓蛛网膜炎　多有感染病史，CT 及 MRI 检查无肿瘤阴影。

3. 腰椎间盘突出　多有慢性腰痛史，影像学检查见压迫物在椎间隙平面。

【治疗】

（一）治疗原则

以手术切除为首选。

（二）治疗方法

1. 手术治疗　是椎管内肿瘤最有效的治疗方法。

2. 放射治疗

（1）脊椎的成骨肉瘤、软骨肉瘤很少能完全切除，应术后放射治疗。DT 6000～6500cGy，常规分割，上、下各外放 1 个椎体。

（2）椎管内脊膜瘤和神经鞘瘤、神经纤维瘤，如完全切除则不用放射治疗，部分切除需术后放射治疗，DT 5400cGy。

（3）脊髓内恶性胶质瘤完全切除不需放射治疗，部分切除应术后常规超高压放射治疗，病变上下外放 3～5cm。推荐放射剂量为每 5～6 周，5040cGy。

（4）分化差的多灶性室管膜瘤及恶性淋巴瘤应采用全神经系统照射技术。

3. 化学治疗　多形性胶质母细胞瘤、恶性淋巴瘤及化学治疗敏感的肿瘤可行全身化学治疗及鞘内注射。

第五章

胸部肿瘤 ◀●●

第一节　肺　　癌

肺癌是当今世界上对人类健康和生命威胁最大的恶性肿瘤之一，其发病率和病死率居恶性肿瘤之首。全世界每年新发肺癌超过150万例，我国是肺癌的高发国家之一。肺癌多在40岁以上发病，高峰年龄为60～79岁，男、女患病比率为2.3:1，肺癌的发生与吸烟、大气污染有密切关系。肺癌包括小细胞肺癌和非小细胞肺癌两种基本类型。

【诊断】

(一) 临床表现

肺癌的临床表现多种多样，最常见的有咳嗽、痰中带血、胸痛及发热等。症状和体征取决于原发病灶的部位和大小、转移灶的部位以及副瘤综合征等。

1. 原发肿瘤引起的症状和体征

（1）咳嗽：是最常见的初发症状，约占55%，肿瘤位于气管或支气管的管腔内，或压迫呼吸道（包括转移淋巴结的压迫），或癌瘤累及肺实质，或梗阻远端发生肺炎、支气管扩张或肺脓肿，胸膜、纵隔或骨性胸廓受累，皆可引起咳嗽。咳嗽不是特有的症状。但是，肺癌的咳嗽，在某些情况下有其特殊性，值得诊断时参考，如刺激性咳嗽、不可抑制的干咳、"咯不净的感觉"等。再如，既往无慢性咳嗽病史，这次咳嗽却构成患者一种异常感觉，而且 2～3 周不愈。或者既往有慢性咳嗽病史，此次咳嗽的性质有改变，甚至伴有"气管鸣"，都应引起注意，警惕有肺癌存在的可能。

（2）血痰：肺癌患者的痰中带血极为常见。以咯血为初发症状者并不少见，约占 38%。多因肿瘤组织破溃所致，一般为痰中带血，如血丝、血块等，大量咯血少见。咯血虽然不是肺癌必有的症状，但此症状的出现，总是迫使患者及早就医，也能唤起医师对肺癌的注意。特别是 40 岁以上的患者，既往无咯血病史，突然出现不能解释的血痰，应首先想到有肺癌的可能性。

（3）胸痛：早期出现的胸痛，通常为不定时的胸闷、压迫感或钝痛，甚至有的患者自己也很难描述疼痛的性质和部位。无明确的压痛点，这可能是由于肿瘤侵袭肺内支气管及周围组织所致。如因支气管阻塞发生肺不张，造成壁胸膜被牵引，可引起反射性胸痛。因肺实质及脏胸膜没有疼痛感觉。持续、尖锐剧烈、不易为药物所控制的胸痛，常提示已有广泛的胸膜或胸壁侵犯。肩部或胸背部持续性疼痛，常提示肺上叶内侧近纵隔部位有肿瘤外侵的可能。不要轻易地按"肩关节周围炎""颈椎病""神经性胸痛"等进行治疗，要注意有无肺内病变。

（4）胸闷、气急：约占 10% 的患者以此为首发症状，多见于中央型肺癌，特别是肺功能较差的患者。在肺癌晚期，纵隔淋巴结广泛转移，压迫气管隆突或主支气管时，出现气急，甚至窒息症状。大量胸腔积液及心包积液时，也可出现胸闷、气急、呼吸困难，但抽液后症状可缓解。弥漫性细支气管肺泡癌和支气管播散性腺癌，使呼吸面积减少，气体弥散功能障碍，导致严重的通气与血流比例失常，引起气急逐渐加重并伴有发绀。

（5）喘鸣：因支气管部分梗阻造成狭窄，空气通过时即出现喘鸣声，喘鸣常出现于天气改变或情绪紧张之时，一般为间歇性。45 岁以后，无心脏病或过敏症者，突然出现喘鸣，首先应考虑是否有支气管肺癌。

（6）发热：以此为首发症状者占 20% ~ 30%。肺癌所致的发热原因有两种。一为炎性发热。中央型肺癌发展过程中，常先阻塞某一段或某一叶支气管开口，引起相应的肺叶或肺段的阻塞性炎症或肺不张而出现发热。但多在 38℃ 左右，很少超过 39℃，虽易为抗炎药物所控制，但常反复发作。周围型肺癌多在晚期因肿瘤压迫邻近肺组织引起炎症时发热。二为癌性发热。多是由于肿瘤坏死组织被机体吸收所致，此种发热抗炎药物治疗无效，激素类或吲哚类药物有一定疗效。

2. 纵隔受累的症状和体征

（1）同侧或对侧的锁骨上淋巴结转移：这意味着纵隔内淋巴结存在着广泛转移，无疑属于肺癌晚期。值得提出的是，锁骨上淋巴结转移与肺内原发灶的大小并不相平行。有时肺内病灶很小，甚至肺内病灶不能定位，即可出现锁骨上淋巴结转移，因此，体格检查时，应常规地检查锁骨上区是否有淋巴结转移。中心型腺癌患者虽然锁骨上区摸不到淋巴结转移，但仍可能存在着潜在性转移。某些病例于腋下淋巴结、腹股沟淋巴结也可出现转移，但常在体格检查时遗漏。

（2）左侧喉返神经瘫：是由于肺癌纵隔淋巴结转移或左上叶肺癌直接侵袭左喉返神经的结果。

（3）肺上沟瘤：又名 Pancoast 肿瘤、Pancoast 综合征或肺尖肿瘤。肺尖发生的支气管癌且侵犯肺上沟部者，常为低度恶性的鳞癌，生长缓慢，晚期才出现转移。因其位于狭窄的胸腔入口处，故易于侵犯胸腔内筋膜的淋巴管，且直接侵犯臂丛下神经根、肋间神经、星状神经节、交感神经节，以及邻近的肋骨和椎体，产生 Pancoast 综合征、Horner 综合征和严重疼痛及运动障碍。

（4）膈肌麻痹（phrenoparalysis）：为膈神经受累的表现，说明肺门或纵隔内有淋巴结转移，即呼吸中患侧膈肌出现反常运动（吸气时膈肌上升，呼气时膈肌下降）。

（5）吞咽困难（dysphagia）：癌侵犯或压迫食管可引起吞咽困难，尚可引起支气管食管瘘，导致肺部感染。

（6）上腔静脉综合征：本综合征是判断纵隔淋巴结广泛转移的一个重要标志。由于上腔静脉回流障碍造成面部、颈部、上肢及前胸部水肿，并有明显的静脉血管扩张及青紫。一般不可能进行手术。

（7）对侧纵隔淋巴结转移：无论左侧或右侧的肺癌，均可转移到隆突下淋巴结，此处为淋巴循环的枢纽，可以交叉转移。应列为手术禁忌证。

（8）血性胸腔积液、心包积液：肺癌出现血性胸腔积液、心包积液，无论是否查到癌细胞，均可视为癌直接扩散、浸润浆膜的结果。

（9）血行性转移：是肺癌最凶险的转移途径，临床比较常见的转移部位是骨、肝、脑、肺、肾、肾上腺、皮下组织等。

（10）骨转移的特点：转移部位有剧烈的疼痛和压痛，有的病例疼痛已很长时间才出现 X 线征象。骨转移意味着有全身性转移，在扁骨、管状骨及椎体等均可发生。

（11）脏器转移：根据受损程度表现出相应的功能紊乱，如肝转移出现黄疸，脑转移出现定位症状，肺转移再度咯血，肾转移出现血尿，肾上腺转移出现艾迪生病等。所有脏器转移均属于全身性转移（M_1），很难得到根治。除孤立的脑转移经治疗有长期存活的报道以外，所有患者均在短期内死亡。

3. 心血管症状　肺癌患者出现心血管症状可由肿瘤引起，也可因副瘤综合征而产生。原发癌或转移癌累及心包或心肌，可引起心包积液，出现心脏压塞症状。临床上有心律失常、心动过速或心房颤动，听诊时心音低远，有心包摩擦音。吸气时常有颈静脉怒张。

4. 肿瘤转移引起的症状和体征

（1）淋巴结：肺癌可转移到任何部位的淋巴结，最常见的为锁骨上淋巴结转移。一般由原发灶转移到同侧肺门，然后至纵隔淋巴结，再转移到锁骨上淋巴结。少数病例可通过胸壁而转移到同侧腋下淋巴结。

（2）腹部：肝是常见的转移器官，肝转移引起肝大，有右季肋部疼痛；肾上腺和腹膜后淋巴结转移非常常见，常引起腹部持续性疼痛。

（3）骨：肺癌易有脊柱转移。脊柱转移可压迫椎管，导致阻塞及脊髓压迫症状，甚至造成截瘫。其他常见的骨转移为髂骨、股骨、肱骨、肋骨，产生局部持续的疼痛和压痛，有时会产生病理性骨折。

（4）中枢神经系统：肺癌引起中枢神经系统的症状主要由脑、脑膜或脊髓转移引起。约 10% 肺癌患者出现脑转移，常见症状为颅内压增高，如头痛、恶心、呕吐、精神状态改变；中枢定位症状，如癫痫发作、偏瘫、小脑功能障碍或失语等。脑神经受累亦可见。脑膜侵犯较少见，其症状与脑转移相似。脊髓转移产生脊髓压迫，导致截瘫。

5. 肿瘤伴发性综合征　肺癌引起肿瘤伴发性综合征很常见，其发病率高于其他恶性肿瘤。肿瘤伴发性综合征多数与肺癌的临床症状同时出现，但也可在肺癌症状出现之前出现，少数在肺癌症状出现后显现。多数与肺癌的病情发展相平行。

（1）脑病、小脑皮质变性、外周神经（感觉神经或运动神经）病变：脑病的主要症状为痴呆、精神病或器质性病变。小脑皮质变性表现为急性或亚急性机体功能障碍，两侧肢体活动困难、动作震颤、发音困难、眩晕、眼球震颤。运动神经、感觉神经等外周神经病变时可有急性或亚急性发作。感觉神经或感觉运动神经兼有受累主要表现为肢体感觉异常、疼痛、深部腱反射消失等。

(2)黑棘皮病：其主要表现为腋窝或肢体屈面的皮肤增厚及色素沉着，手掌、足底亦可受累，有时口腔黏膜亦有上述改变。

(3)自主神经功能亢进：表现为单侧胸部或上肢出汗或潮红，多与肺尖部或肺上沟瘤伴发，后期可出现相应部位交感神经麻痹及 Homer 综合征。

(4)癌性肌无力和皮肌炎：主要表现为肢体近端大肌群无力，骨盆带肌较肩胛带肌更严重，伴皮肤损害者的面部皮肤常有蝶形对称红斑。

(5)肺源性骨关节增生病：常见杵状指（趾）及长骨骨膜炎，病骨区软组织有肿胀、压痛，以胫骨、腓骨和桡骨、尺骨远端较为明显，严重者可累及股骨、肱骨、掌骨和跖骨等。此外，也可累及腕关节等大关节。

(6)弥散性血管内凝血（DIC）：肺癌患者常有凝血异常，表现为高凝血及低纤维蛋白溶解状态。可出现游走性血栓性静脉炎，最严重者发展到 DIC。患者常发生皮下瘀斑、紫癜、血肿、血尿、消化道出血。

(7)皮肤色素沉着：主要表现为身体暴露部位、口唇、颊黏膜、外阴等部位有皮肤色素沉着。

(8)类癌综合征：偶尔与小细胞肺癌伴发，主要表现为面部潮红、二尖瓣或主动脉瓣狭窄等。

(二)辅助检查

1. 临床检查 常规体格检查，重点注意肺癌引起的胸部体征，包括阻塞性肺炎、胸腔积液、肺不张、上腔静脉压迫症、心包积液、声带活动功能。还要仔细检查容易发生远处转移的部位，包括全身浅表淋巴结，特别是两侧前斜角肌、锁骨上淋巴结、腋下淋巴结、腹部、肝、骨骼及中枢神经系统。

2. 常规 X 线检查 胸部 X 线检查是肺癌最基本的影像学诊断方法。对诊断、鉴别诊断、分期及随访都很必要。胸部正、侧位 X 线片是最常用的 X 线检查，可以获得很多有价值的信息，得到初步诊断。在正、侧位 X 线片的基础上，必要时可进行以下补充检查。

（1）X 线透视：当 X 线胸片上有不确定的阴影，X 线透视可转动患者体位以确定病灶的位置，也可了解横膈的活动度，如膈神经麻痹引起横膈运动不能，造成膈顶抬高或呼吸时左、右两侧横膈出现矛盾运动。

（2）呼气相摄 X 线片：可发现早期中央型肺癌所致的局限性肺气肿。

（3）体层摄影：分为病灶体层摄影及支气管体层摄影。病灶体层摄影用以显示病灶的内部结构及边缘轮廓情况。支气管体层摄影有两种，主要用于显示支气管壁浸润增厚、管壁外肿块等。支气管体层摄影显示支气管腔内的病灶有时优于 CT，两者结合，对于中央型肺癌的诊断具有重要的意义。

（4）胸部数字摄影：可在监视器上调整灰阶，使之适合于肺、纵隔或骨骼的对比度，用于观察上述不同的结构。

3. CT 检查 胸部 CT 检查是肺癌最主要的影像学诊断手段。

（1）肿瘤的定性和定位：胸部 CT，特别是螺旋 CT 扫描是公认的肺癌定性和定位的最好方法之一，常被使用。其诊断效果明显优于常规 X 线检查。据统计，在胸部正位 X 线片上约有 26% 的肺容量和 43% 的肺部面积与心脏、纵隔和横膈相重叠，因此，仅用正位 X 线胸片常易遗漏病灶。胸部 X 线片不能发现的肺癌占 8.0% ~ 19.0%。CT 有高度的密度分辨率，且显示为横断面的解剖图像，无病灶前后、左右的组织结构相重叠，故病灶显示确切，并可发现更多的小病灶。

CT 检查还被用于引导胸壁的肿瘤穿刺活检，主要用于帮助确定穿刺部位、方向和深度，有利于病变的活检定性。CT还可筛选肺癌患者是否需做纵隔镜检查，使约70%的患者避免接受纵隔镜检查。

（2）肺癌的分期：肺癌易发生淋巴管和远处转移，即使肺癌原发灶还较小时也可能发生，因而当患者被定性诊断为肺癌时，必须进行全身检查，以明确病期，制订治疗方案。常用CT扫描检查脑、腹部及盆腔，把这些检查结果作为分期的基础。

（3）治疗的随访：肺癌在治疗后容易发生肿瘤的局部复发和远处转移。因而在治疗后应定期随访，以早期发现治疗失败并及时采取措施。其次，在综合使用手术、放射治疗和化学治疗后，会对肺及心脏带来损害，需要密切随访这些治疗的毒性和不良反应。再次，多数肺癌患者为重度吸烟者，在这些患者中，会产生烟草诱导的多个原发性肿瘤，主要在上呼吸道及泌尿系统中。因此，定期的CT检查已被用于治疗后对肺癌的监视、并发症的随访和第二原发肿瘤的发现。

4. 磁共振成像　在肺癌中MRI的应用指征主要为：①对碘过敏患者或CT检查后仍难以诊断的特殊病例；②肺上沟瘤，需要显示胸壁侵犯及臂丛神经受累情况；③需要判断纵隔中的心包及大血管有无受侵或上腔静脉综合征的病例；④需要鉴别手术或放射治疗后肿瘤复发或纤维化的病例。胸部MRI检查在胸部疾病的诊断中具有重要的临床意义。特别是门控技术和快速成像技术的应用，克服了心跳及呼吸运动造成的移动伪影，大大提高了图像质量。由于流空效应，纵隔大血管中流动的血液在MRI图像的T_1加权图像上呈现无信号（黑色），纵隔内脂肪组织在T_1加权图像上呈现高信号（白色），因此，纵隔内病变极易与大血管、脂肪影相鉴别。

胸部MRI检查一般采用SE序列扫描成像，在同一层面进行T_1加权和T_2加权成像，以观察病变的T_1、T_2值的变化和病灶与周围组织的解剖关系。T_1 加权图像上肺野、纵隔内脂肪组织及大血管、胸壁肌肉等解剖结构具有不同的信号强度，层次丰富，图像清晰。T_2 加权图像上则对病灶与胸壁组织间的关系，对发现肺内较小的病灶，显示病灶的组织结构变化等效果良好。MRI 可直接进行冠状面和矢状面及不同角度的斜切面扫描，横断面一般作为常规成像，而其他平面可作为选择和补充。冠状面和矢状面对观察肺尖及肺底病变、主动脉窗病变、纵隔内大血管与病变的关系非常有用。

5. 内镜检查

（1）纤维支气管镜检查

①在肺癌诊断中的应用：纤维支气管镜（纤支镜）检查是肺癌诊断的一个重要方法，其有如下用途。常规检查，在检查中可观察声带、气管、隆突和支气管的位置、形态、活动、管腔的通畅情况，对肿瘤能进行正确的分期，同时也能明确肿瘤的位置及肿瘤浸润的范围，从而判断手术切除的可能性及手术术式；对影像学检查阴性的肺癌做定位，少数患者影像学检查未见肿块，但痰脱落细胞学检查找到肿瘤细胞，即 Tx 期患者，在排除口腔、舌根、鼻咽、口咽和食管部位肿瘤后，做纤维支气管镜检查。在气管、主支气管、支气管的各叶、段、亚段反复观察或做荧光染色，在可疑部位活检或刷检，以确定肿瘤的确切部位；经纤维支气管镜取得标本做组织学检查或细胞学检查，对中央型肺癌经纤维支气管镜检查发现病灶，可进行咬取活检或毛刷取得组织或细胞，对部分周围型肺癌，纤维支气管镜不能进入，可在肿块所在肺段，通过支气管进行灌洗，取得灌洗液做细胞学检查；经支气管穿刺活检。部分周围型病灶，因支气管太细而纤维支气管镜不能到达，无法直接咬取活检，但其附近有较大支气管通过，可通过这些支气管，透过支气管壁在纤维支气管镜下做穿刺活检。穿刺前应根据影像学诊断将病变准确定位，在镜检和 X

线透视引导下进行。

②适应证：凡怀疑肺癌的患者都应进行纤维支气管镜检查，包括临床有痰中带血、咯血者；气管或支气管有阻塞病变，特别是周围肺段或肺叶反复发作的阻塞性肺炎；影像学检查发现肺部肿块或肺不张者。对已确诊为肺癌者，也需做纤维支气管镜检查，以利于正确的分期，制订治疗方案。

③禁忌证：纤维支气管镜检查没有绝对的禁忌证，但在以下情况下必须慎重。咯血，因纤维支气管镜吸引管径小，若有较多出血难以吸出，可能引起窒息；严重肺功能减退者；肺部严重感染及高热者；一般情况极差者；疑有主动脉瘤者。

④并发症：主要有呼吸道出血、发热、喉头水肿、缺氧、窒息、麻醉药过敏等。

（2）纵隔镜：纵隔镜检查是在胸骨切迹处做3～4cm的横切口，由此插入纵隔镜，进入纵隔检查，对可疑淋巴结进行活检。主要用于已确诊为肺癌的患者，通过纵隔镜检查以判断纵隔淋巴结转移的情况。虽然影像学检查亦能显示肺癌纵隔淋巴结转移情况，但淋巴结 >0.5cm 时才能显现，而且不能获得组织学或细胞学证实。通过纵隔镜检查能明确病灶的性质，有利于制订正确的治疗方案。由于纵隔镜检查是一种有创检查，对它在肺癌诊断中的地位仍有争议。

纵隔镜检查在以下几种情况常造成检查上的困难：①纵隔纤维化者，特别是在第一次检查后数周或数月内行第二次检查者；②胸骨后甲状腺肿瘤和胸腺瘤，伴有严重颈椎病者，颈椎前突或漏斗胸；③严重的气管偏位，可能导致镜管失去准确引导；④上腔静脉阻塞；⑤血管畸形。

纵隔镜检查的并发症发生率约为1%，死亡率为0.09%。常见的并发症有以下几种。①纵隔是大血管所在处，操作不当易引起致命的大出血；②损伤胸膜：纵隔胸膜撕裂引起气胸或血胸，多发生在过于广泛探查者；③喉返神经损伤：活检可能损伤喉返神经；④食管损伤：活检时钳得太深可能引起食管穿孔造成纵隔炎；⑤气管损伤：撕裂气管或支气管穿孔造成皮下气肿或纵隔气肿。

（3）电视胸腔镜：电视辅助的胸腔镜（video-assisted thoracoscopy）是近年发展起来的一种新的检查方法。经胸壁合适的部位插入胸腔镜，在电视的引导下，可对肺的周围病灶、胸膜上的病灶进行活检，也可对纵隔肿大的淋巴结进行活检，因而对肺癌的确诊和正确分期有重要的作用，特别对胸腔积液而胸腔穿刺抽取胸腔积液的细胞学检查显示阴性结果时，对进一步肯定诊断有帮助。

6. 核医学和超声检查 核医学检查主要用于对肺癌的分期。肺癌常发生骨骼转移，因而在确定治疗方案前，全身骨骼的放射性核素扫描是分期必不可少的检查。

正电子体层扫描（PET）是核医学检查的最新发展。PET在肺癌诊断中有以下几个用途：①鉴别肺内病灶是良性还是恶性，特别是肺内孤立的周围型结节，纤维支气管镜无法到达，而经胸壁穿刺技术也无法取得病理学诊断者。PET诊断的正确率优于CT或MRI。然而，PET检查会出现假阳性结果，因为一小部分结节病或炎性肿块的代谢率也可能提高。PET也有一定的假阴性率，因为小部分肿瘤的代谢可能不高，如肺泡细胞癌或肺内的结节太小。②用于远处转移的评价，与CT和骨放射性核素扫描相比，PET检出的敏感性和正确性都比前两者要好。③评价预后和治疗的疗效。标准摄取值（standard uptake value，SUV）是一个主要的指标，治疗前肿瘤高SUV提示预后差，这是一个独立的预后因子，SUV还被用于评价肺癌对化学治疗或放射治疗的疗效，有效者的SUV降低。

超声波检查也用于肺癌的分期，常用于腹腔器官的检查以判断有无远处转移，主要检查的是肝、肾、肾上腺、腹膜后淋巴结。当有胸腔积液发生时，常用于胸腔积液穿刺引流前的胸腔积液定位，也可用于对心包积液进行诊断和定位。

7. 实验室检查 肺癌至今还未发现特异性的肿瘤标记物，而一些肿瘤标记物可作为肺癌的辅助诊断手段，在部分患者于治疗后可作为监视肿瘤状况的指标，用于随访以早期发现肿瘤的复发和转移。常用的肿瘤标记物有神经特异性烯醇化酶（NSE）、癌胚抗原（CEA）、CA50、CA125 等。

肺癌分子生物学研究在近年来发展甚快，包括癌基因、抑癌基因等的检测，表 5-1 显示小细胞肺癌和非小细胞肺癌中分子生物学异常及发生率。

表 5-1 肺癌的分子生物学异常及发生率

项　目	小细胞肺癌(%)	非小细胞肺癌(%)
微卫星不稳定	0～35	0～22
Ras 点突变	<1	15～20
myc 过度表达	15～30	5～10
p53 畸变	0～90	0～50
Rb 失活	0～90	15～30
P16ink4a 失活	0～10	30～70
PHIF 失活	0～75	50～75
Bcl-2 过度表达	75～95	10～35
端粒酶活性提高	0～100	80～85
常见的等位基因丢失	3p,4p,5p,8p,10q, 13q,17q,22q	3p,6q,8p,9p, 13p,17p,19q

8. 病理学诊断

（1）痰脱落细胞学检查：原发性肺癌源于气管、支气管上皮，因而肿瘤细胞会脱落于管腔，随痰液排除。痰液的脱落细胞学检查(痰检)已被广泛应用于肺癌的诊断，痰检简便易行，无痛苦，适用范围广。但是，细胞学诊断仅根据获得的细胞诊断，无法观察到肿瘤的结构，包括癌巢，肿瘤的基质、间质，因而诊断的正确性不高。

痰检的缺点和局限性是:①有一定的假阴性率,一般报道为15%~25%,特别是周围型肺癌,因远离大的支气管,肿瘤细胞不易排出;②假阳性率为0.5%~2.5%,由于痰液中含有多种细胞成分,包括脱落的上皮细胞、炎性细胞,其中有一些形态异常的细胞有时被误认为恶性细胞;③以痰检做肺癌病理类型分型不够确切。由于痰液中脱落肿瘤细胞的数量不多,且无肿瘤结构,因而有时分型错误。痰检分型的符合率为80%~90%。

肺癌中有些病例无咳嗽、咳痰,做痰检有困难。可试用雾化器,喷雾液为含有0.1%薄荷的15%氯化钠溶液。雾粒小于5μm,能直接进入肺泡,在排出的过程中可冲刷支气管树,带出肿瘤细胞。

(2)细针穿刺细胞学检查:穿刺细胞学检查使用细针穿刺,因而取得不等量的细胞,不可能获得肿瘤的组织结构信息,只能做细胞学诊断。

细针穿刺细胞学检查适用于以下两种情况:一是周围性肺癌。在常规X线透视或CT引导下经皮肤通过肋间隙,对肿瘤穿刺活检。这种穿刺常通过一部分正常肺,因而较常见的并发症是气胸,其他少见的并发症有血胸。二是浅表淋巴结的穿刺活检,肺癌常见周围淋巴结转移,特别是前斜角肌和锁骨上的淋巴结转移,较易进行细针穿刺活检。

(3)其他细胞学检查方法

①纤维支气管镜检查:对一些远离大支气管的肺内病灶,纤维支气管镜无法达到,因而可通过纤维支气管镜向病灶所在亚段的支气管内注入生理盐水,进行灌洗,然后收集灌洗液进行脱落细胞学检查。

②体腔液体的检查:肺癌,尤其是周围型肺癌常累及胸膜,肿瘤细胞因而脱落于胸膜腔,形成肿瘤的胸膜(脏胸膜和壁胸膜)种植,产生恶性胸腔积液。肺癌也常侵犯心包,引起肿瘤的心包腔内种植,产生心包积液。对上述体腔内的积液可做诊断

性穿刺,抽取少量积液,离心后取沉淀物进行细胞涂片检查。极少数肺癌患者,可发生脑室内转移,因而在脑脊液中也可查到癌细胞。

(4)组织学检查:组织学检查需组织块,不但能观察到肿瘤细胞本身的病理类型、分化程度,还能观察到肿瘤的结构,包括癌巢、结构、肿瘤的基质和间质、血管、淋巴管、纤维包膜等,并且能对肿瘤及其周围的免疫反应提供信息。取得肿瘤组织块的方法主要靠手术切除肿瘤,通过纤维支气管镜咬取活检也能得到稍大的组织块,经皮、胸腔内肿瘤的粗针穿刺也可获得一定量的组织。

(三)鉴别诊断

1. 肺结核与结核性胸膜炎　肺结核患者常有痰中带血,X线胸片中出现阴影,这些和肺癌相似,因而应该和肺癌相鉴别。

肺结核患者,特别是活动性肺结核患者,应有明显的结核临床症状,如低热、乏力、盗汗、消瘦。X线胸片和胸部 CT 和(或) MRI 的表现明显不同于肺癌。活动性肺结核的影像学表现如下:浸润型的病灶常见于肺尖部,为浸润性病变,呈云絮状或小片状,边缘模糊,边界不明确的实质性肿块。播散型结核呈粟粒样或小结节阴影,弥漫均匀分布在两肺。结核菌素皮肤试验呈强阳性反应。而肺癌患者这项检查多数呈弱阳性,因为在我国,50 岁以上的人群都可能感染过结核。在肺结核患者的痰液检查中一般能找到抗酸杆菌。对肺结核治疗后已稳定和治愈的患者,已没有明显的临床症状,结核菌素皮试呈弱阳性反应,然而在 X 线影像学检查中仍可能在原结核病灶部位发现不同程度的纤维样改变或钙化,甚至球形结节。必须注意的是一小部分肺癌发生于结核病灶的基础上。在不能区别病灶性质时,做 PET(FDG)检查是目前相对较有效的无创鉴别诊断方法,肺癌的PET 检查一般呈阳性表现。经皮穿刺活检也有助于鉴别诊断。

结核性胸膜炎患者的临床体征和影像学检查主要表现为

胸腔积液，必须和肺癌的恶性胸腔积液相鉴别。结核性胸膜炎患者和肺结核一样有明显的结核临床症状。鉴别诊断的方法为：①结核菌素试验。结核性胸膜炎患者呈强阳性。②胸腔积液检查。结核性胸膜炎的胸腔积液一般呈淡黄色、澄清，和肺癌相比，胸腔积液量少，引流胸腔积液后再次增加的速度慢。③影像学检查。没有肺部的原发性肿瘤存在，也没有胸膜的结节或肿瘤发现。而肺癌引起胸膜肿瘤的种植有如下特点：多为周围型肺癌，肺癌已累及脏胸膜。病灶多为胸膜腔内粟粒样种植，少数为胸膜结节，因而影像学检查可找到原发的肺癌、胸膜结节等证据。肺癌引起的胸腔积液大多数为血性、浑浊，引流胸腔积液后，再次增长的速度很快，细胞学检查能发现胸腔积液中的癌细胞。在鉴别有困难时，胸腔镜检查可有帮助。

2. 肺内炎症

（1）慢性肺脓肿：典型病例与肺癌鉴别并不困难，病史中多有发冷、发热、咳大量脓臭痰或脓血痰史，X 线片示病变多见于上叶后段和下叶背段，跨叶蔓延，阴影浓淡不匀，边界不清，可见粗大索条影，肺实质受累广泛，但肺门部相对清晰。慢性肺脓肿的空洞为多房性，常伴有液平面。由于炎症的反复发作，病变区可见明显的胸膜肥厚粘连。肿块型肺脓肿阴影密度大，如果病史不典型，与肺癌的鉴别就比较困难。经皮肺穿刺活检有助于诊断。慢性肺脓肿与周围型肺癌的鉴别，见表 5-2。

表5-2　周围型肺癌与慢性肺脓肿的鉴别

项　目	周围型肺癌	慢性肺脓肿
症状	起病缓和，痰中带血	急性发病，发冷、发热、脓臭痰
部位	肺内任何部位	上叶后段、下叶背段
形态	密度较均匀，边缘不规则，分叶、成角、毛刺	浓淡不均匀，边缘模糊
空洞	厚壁，不规则，偏心，无液面	多房空洞，有液面

续　表

项　目	周围型肺癌	慢性肺脓肿
胸膜反应	有牵曳征	胸膜肥厚明显
跨叶生长	无	多叶蔓延
肺门	增大	清晰,不增大
痰检癌细胞	(＋)	(－)
抗感染治疗	肿块无变化	可部分吸收

（2）肺内感染：中心型肺癌向管腔内生长，常引起相应的肺叶或肺段发生阻塞性肺炎，由于普通 X 线片不显示肿瘤影，因此需和一般的支气管炎相鉴别。支气管炎临床症状较重，发病急，发热常与呼吸道症状同时出现，不咯血，经抗感治疗后症状缓解，病变易吸收。这和肺癌所致的阻塞性肺炎那种阴影反复出现、不易消散的情况，形成明显的对比。

（3）局限性肺炎：周围型肺癌的早期，阴影淡、边界不清，与局限性肺炎很相似。准确的正、侧位断层照像均可显示肺癌阴影，而炎症却不能在两个方位均显示成肿块状阴影。理想的办法是从痰液中或从纤维支气管镜刷取的标本中找到癌细胞，否则只能在采取抗生素治疗的同时对病灶进行严密观察，但观察的时间不宜过长。如果怀疑难以解除，应争取手术探查。

（4）炎性假瘤：肺炎性假瘤是非特异性炎症引起的肺内瘤样增生性病变，在 X 线片上酷似肿瘤。约50%的患者有肺内感染的病史。在 X 线照片上病灶多见于上叶后段和双肺下叶浅表部位。病灶邻近的胸膜有炎症反应，有不同程度的胸膜增厚或瘤体将叶间胸膜顶起，而胸膜表面光滑。瘤体周围缺乏肺癌的一些典型特点，部分假瘤内残存肺组织或有灶状坏死、液化空洞等，X 线片上显示瘤体密度不均匀。瘤体的大小主要取决于原发病灶的范围，与病程无关。炎性假瘤的病理基础是炎症，在与肺癌鉴别时，不能忽略由此而引起的临床改变和 X 线特征。

3. 肺良性肿瘤 肺良性肿瘤占肺肿瘤的 10% 左右，主要有错构瘤，其次为纤维瘤、血管瘤、肺动静脉瘘、畸胎瘤等。肺良性肿瘤的发病年龄多在 40 岁以下，绝大多数患者无临床症状，肿瘤生长缓慢，有完整的包膜。X 线检查肿瘤多为圆形或卵圆形，很少分叶，边缘光滑、锐利、无毛刺。错构瘤除有上述特点外，多位于表浅部，约 50% 的患者有钙化影，呈斑点状，密度极大。血管瘤患者大多伴有皮肤血管瘤，X 线片上呈丝团状，常因咯血就诊。肺动静脉瘘患者多伴有颜面、口唇或身体其他部位毛细血管扩张。重症患者可有心慌、气短、发绀、咯血，约 50% 的患者胸壁可扪及细震颤，听到血管杂音。X 线片上多呈椭圆形，长轴与血管走行一致，可见到 1～2 条粗大血管影与肺门相连。

4. 纵隔肿瘤 纵隔肿瘤易于和纵隔型肺癌相混淆。纵隔肿瘤患者较常见的症状为胸闷或胸痛，可伴刺激性咳嗽，呼吸道症状相对较少，更不会出现痰中带血等肺癌症状。纵隔肿瘤中主要是胸腺瘤。约 1/3 的胸腺瘤患者伴发重症肌无力，其临床特征为：①肌无力的分布以眼睑和眼肌最常见，占重症肌无力患者的 85% 以上，其次为面部肌和口咽肌。肢体肌无力和颈肌无力也多见，但总是与眼、眼睑、面部、口咽肌无力相伴出现，从未发现仅有肢体肌无力的情况。②肌无力程度时好时坏，好与坏的变化可发生在 1 日之内，精神因素会加重肌无力。主动运动后肌无力加重。③腱反射正常。④电生理检查：用 3～5Hz 的频率刺激神经后，90% 患者的肌电位逐渐降低。⑤血清中抗乙酰胆碱受体抗体在 85%～90% 的重症肌无力患者中呈阳性。⑥抗胆碱酯酶类药物治疗有效，如肌内注射新斯的明 1.5～2.0mg 后，重症肌无力在注射后 0.5～2 小时会有明显改善。而在肺癌患者中不会伴发重症肌无力。但是，5%～8% 的肺癌患者会伴发癌性肌无力（Lambert-Eaton syndrome）。癌性肌无力完全不同于重症肌无力，其特点为：①肌无力的分布主要在肢体的大肌群，下肢肌无力占癌性肌无力患者的几乎100%，上肢肌无力占10%左右，眼睑下垂和眼肌无力造成复视的比例相对较少，约40%。②发生肌无力的肌群在主动运动10几秒后，肌力能暂时改善，同时电生理检查表示复合肌动作电位（CMAP）明显上升，3~5Hz的频率刺激神经后，肌电位没有明显改变。③腱反射减弱或消失，同无力的肌肉一样，反复运动后，腱反射能暂时增强。④血清中抗乙酰胆碱受体抗体呈阴性。⑤抗胆碱酯酶类药物治疗无效，肌无力不会改善。根据上述的重症肌无力和癌性肌无力的差别，较容易鉴别这两类不同的肌无力。若为重症肌无力则考虑胸腺瘤，在胸腺瘤中不会发生癌性肌无力；若为癌性肌无力，则倾向于肺癌。但是，极少数肺癌患者同时伴发癌性肌无力和重症肌无力。

影像学检查有助于区别纵隔肿瘤和肺癌。因为纵隔肿瘤的肿块中心在纵隔内，胸腺瘤位于前纵隔。经胸壁的肿块穿刺活检或纵隔镜检查有助于确诊。

5. 纵隔及肺门淋巴结肿大　　纵隔及肺门淋巴结肿大见于结节病，结节病是一种病因未十分明确的肉芽肿性疾病，可能是一种自身免疫性疾病。结节病常累及多个器官，如肺、淋巴结、皮肤、肝、脾、眼等。最常见的表现为两侧对称性肺门及纵隔淋巴结肿大，有时肺野内也可见结节，3mm大小，以两侧肺门为中心向外扩散。肺间质内的浸润也会出现，X线胸片显示肺纹理深、粗乱。结节病的影像学表现有时和肺癌相混淆。但结节病有以下几个方面的特点可与肺癌相鉴别：①结节病除胸腔内的病灶外还可有其他器官和部位的肉芽肿性病灶，如浅表淋巴结肿大、皮下结节、皮肤结节性红斑、结膜炎、虹膜睫状体炎、视网膜炎；②病灶的病理学检查显示结节病的特点，即非干酪性上皮细胞肉芽肿，可见朗格汉斯细胞；③胸内病灶在影像学检查中显示左右对称性存在；④Kveim 试验，约 60% 的结节病患者呈阳性；⑤血清中血管紧张素转化酶（sACE）阳性者居多，占结节病病例的 60% 以上；⑥血清和支气管灌洗液中白细胞介素 2 受体（IL-2R/sIL-2R）呈阳性；⑦血清溶菌酶升高，约 80%；⑧对肾上腺皮质激素的治疗有效，可做试验性治疗以明确诊断。

纵隔淋巴结肿大也可见于纵隔淋巴瘤，纵隔淋巴瘤一般有较明显的临床症状，如发热、乏力。若同时伴有周围淋巴结肿大，则可取淋巴结活检来确诊，否则只能靠纵隔镜来与肺癌鉴别诊断。

纵隔及肺门淋巴结肿大也见于淋巴结结核。在这种情况下，和淋巴瘤患者一样也会有明显的结核临床症状，然而结核菌素试验可呈强阳性。纵隔镜检查能提供明确的依据。

6. 肺隔离症 肺隔离症是肺的先天性畸形。血液供应多来自主动脉的异常分支。与肺癌不同，绝大多数患者年龄在 40 岁以下，无症状或仅有轻微的呼吸道症状，少数病变若和支气管相通，可有肺内感染或咯血症状。X 线检查示病变多位于左肺下叶后基底段，偶发生于肺上叶，边缘清楚、光滑。CT 检查能更清楚地显示病灶位置、形态、密度、边缘和大小，CT 增强扫描更易发现其供血血管，选择性胸主动脉、腹主动脉造影可见到来自主动脉的异常分支。

7. 肺棘球蚴病 肺棘球蚴病是由细粒棘球绦虫虫卵感染引起，是畜牧地区常见的人畜共患寄生虫病。早期一般无明显症状，随着囊肿增大而产生症状，可有干咳、痰中带血、胸痛、胸闷等肺部症状，胸部影像学检查表现为类圆形阴影，小者 1cm，大者可在 10cm 以上。小部分患者现棘球蚴病表现为多发性肺部阴影。上述临床和影像学表现类似于肺癌，但是，肺棘球蚴病有如下特点有助于与肺癌鉴别：①有生活在畜牧区的历史，从感染到发病一般有三四年时间，甚至一二十年；②棘球蚴皮内试验呈阳性；③肺棘球蚴病的囊肿多接近表面，超声检查可探查初期囊性；④由于肺棘球蚴病的病灶为囊肿，因而胸部 CT 或 MRI 都能提供诊断依据。

【治疗】

(一) 非小细胞肺癌的治疗

非小细胞肺癌（NSCLC）易在发病的早期发生淋巴转移和远处转移，临床治疗的经验显示，仅靠单一的治疗方法，疗效很差；必须使用多种方法综合治疗，才能取得较好疗效。综合治疗的模式是有机地把手术、放射治疗、化学治疗和生物治疗联合起来，达到既控制胸腔内的肿瘤和远处转移，又不产生明显的治疗毒性和不良反应。决定治疗方法的主要因素是病期，其他因素包括：患者一般情况、心肺功能、骨髓生长状态、伴发的非肿瘤疾病。

1. I 期 NSCLC I 期（$T_1 \sim 2N_0M_0$）患者只要无手术禁忌证，应首先建议患者接受手术切除治疗，在规范性根治手术后，只要病理学检查证实的确是 I 期，不建议术后放射治疗。部分临床治疗资料表明，术后放射治疗有可能使患者的生存率和生存质量更差，因为一部分患者死于放射治疗的并发症。术后是否应给予辅助性化学治疗，在文献中尚无一致意见。一个倾向性的意见是对有高度淋巴转移和远处转移潜力的患者可以进行术后辅助性化学治疗，有可能减少或推迟转移的出现，从而延长患者的生存期。关于判断 I 期 NSCLC 生物行为的指标在文献中还没有非常肯定的模式，一般认为，恶性程度高的患者，即容易发生淋巴转移和远处转移的 I 期患者是：病理学检查显示肿瘤细胞分化差，血管丰富，肿瘤已经侵犯血管或淋巴管，或血管内有瘤栓；实验室检查表明多个癌基因过度表达或抗癌基因失去活力，而且癌基因和抗癌基因异常的数目越多，发生淋巴转移和远处转移的概率越高。手术后的 5 年生存率：Ia 期，超过 70%；Ib 期，60% 左右。

对有手术禁忌者，如心功能或肺功能不佳、不能耐受肺叶切除，或有麻醉禁忌，或拒绝手术者，应给以根治性放射治疗。放射治疗后的 5 年生存率在 20% ~32%。

2. Ⅱ期 NSCLC Ⅱ期（$T_{1~2}N_1M_0$）患者以手术治疗为首选，手术后有学者建议做术后辅助性化学治疗。关于术后纵隔预防性放射治疗的问题，部分临床 Ⅱ 期试验表明，术后放射治疗提高了胸腔内肿瘤的局控率，改善了长期生存率。但是，绝大多数前瞻性随机对照试验都未证实术后放射治疗对生存率的益处，仅少数试验显示提高了局控率。因此，对术后放射治疗在 Ⅱ 期 NSCLC 治疗中的地位还有待大规模的临床随机对照试验来确定。Ⅱ 期 NSCLC 经过综合治疗后的 5 年生存率在 30% ~50%。

对有手术禁忌者或拒绝手术者，应给予根治性放射治疗，同时予以化学治疗。有关化学治疗和放射治疗的次序，一般提倡间隔进行，即放射治疗穿插在化学治疗的疗程中。

3. Ⅲ期 NSCLC

（1）Ⅲa 期（$T_3N_{0~2}M_0$，$T_{1~3}N_2M_0$）

①在技术上手术切除肿瘤无困难和手术切除可能性临界的Ⅲa 期患者：对 $T_3N_{0~1}M_0$ 者，一般建议先做手术，术后再做辅助化学治疗。对术后纵隔预防性放射治疗的评价，如本节 "Ⅱ期 NSCLC" 所述还有待定论。然而，若有肿瘤残留或切缘肿瘤阳性，则应进行术后放射治疗。

对 $T_{1~3}N_2M_0$ 者，尤其是手术切除可能性为临界，近年来越来越多的文献建议一种新的联合治疗方法，称为新辅助治疗或诱导治疗。N_2 的 NSCLC 患者，尤其是有多组纵隔淋巴结转移者发生远处转移的概率为 50% ~70%。死亡原因中远处转移多于胸腔内肿瘤未控。单纯手术后 5 年生存率较低，为 15% 左右。因而建议在手术前使用诱导治疗。诱导治疗一般包括 2 个疗程的化学治疗，旨在消灭业已发生的微小亚临床远处转移。经过诱导化学治疗后做手术的患者，在手术后的辅助治疗要注意两点。第一，辅助化学治疗要进行。第二，虽然术后纵隔预防性放射治疗的价值有待定论，但是，一般建议进行术后放射治疗，特别是有以下情况者：手术中有临床肿瘤呈残留；手术标本切缘病理检查肿瘤呈阳性；手术中没有行纵隔淋巴结清扫；手术标本病理学检查显示有肺门淋巴结转移（N_1）和（或）纵隔淋巴结转移（N_2），特别是肿瘤已穿破淋巴结包膜进入周围组织的患者；病理学检查结果和实验室检查结果提示有淋巴管和血管转移的高危患者；血管和淋巴管内有癌栓；多个癌基因突变、过度表达或抗癌基因失活。

然而在Ⅲa患者诱导化学治疗期间，约5%的患者肺部的原发灶继续增大，因而会使患者丧失手术治疗的机会，所以，许多学者把术前放射治疗融入诱导治疗，企图用放射治疗来抑制胸腔内肿瘤的发展。尤其对手术切除可能性临界的Ⅲa期患者，经过诱导化学治疗和放射治疗后，有可能使手术变得容易。这些患者在术后仍应继续进行辅助化学治疗。是否补充术后放射治疗，应根据手术有无残留病灶来决定。经过诱导化放射治疗的患者，肿瘤的临床全消率为43%～87%，病理检查全消率15%～20%，手术切除率为50%～80%，手术死亡率为10%，5年生存率为20%～40%。

未做诱导治疗而直接手术的Ⅲa期患者，在术后应尽快给予辅助化学治疗或术后放射治疗。这些患者的疗效差于诱导治疗后手术的患者。

单纯术前放射治疗一般已不建议应用于Ⅲa期患者，然而对肺尖癌仍有学者建议使用，特别对在技术上直接手术有困难的病灶，术前放射治疗能减少肿瘤与胸壁和肋骨的粘连，使手术切除的彻底性提高，同时术前放射治疗使肿瘤细胞的活力降低，有利于减少手术操作可能造成肿瘤播散的机会。

②在技术上无法手术切除的Ⅲa期患者：使用放射治疗和

化学治疗综合治疗。关于两者使用的次序还没有明确的定论。一般以间隔使用为多，即先化学治疗 1~2 个疗程，然后进行胸腔肿瘤的放射治疗或放射治疗和化学治疗同时进行，再接着化学治疗。部分临床随机对照试验显示，胸腔放射治疗在化学治疗的早期进行则疗效更好。肺动脉插管灌注化学治疗也可作为一种局部治疗手段。经过放射治疗和化学治疗后的中位生存期为 10~12 个月，3 年生存率为 10%~20%，5 年生存率为 5%~10%。

（2）Ⅲb 期（$T_4N_{0-3}M_0$，$T_{1-4}N_3M_0$）

①除外恶性胸腔积液的Ⅲb 患者：这类患者有较高的远处转移率，主要采用化学治疗加放射治疗的综合治疗。一般先用 1~2 个疗程的化学治疗，再进行放射治疗，或放射治疗和化学治疗同时进行，然后再给予化学治疗。肺动脉插管灌注化学治疗也可作为 T_4 的一种局部治疗手段。手术也可作为 T_4 患者治疗的一种选择，做术前放射治疗后能使手术切除的彻底性提高。患者治疗后的中位生存期为 6~8 个月。3 年生存率为 5%~10%，5 年生存率 <5%，T_4 患者的预后稍好于 N_3。

②恶性胸腔积液（T_4）：一般先将胸腔积液持续引流，待基本引流完胸腔积液后，向胸腔内注入化学治疗药物或免疫调节药。当反复引流数次后，胸腔积液能基本控制。在处理胸腔积液的同时应使用化学治疗。若患者情况尚好，可考虑加用全胸膜腔放射治疗和局部肿瘤姑息性放射治疗。治疗后的中位生存期在 6 个月左右。

4. Ⅳ期 NSCLC 对Ⅳ期（$T_{1-4}N_{0-3}M_1$）患者，化学治疗是最主要的治疗手段。与仅给予支持疗法的患者相比，化学治疗后患者的中位生存期延长。放射治疗可作为一种姑息治疗，以缓解患者的临床症状。Ⅳ期患者的预后极差。

（二）小细胞肺癌的治疗

1. 治疗原则 小细胞肺癌（SCLC）临床表现的特点是早

期就发生远处广泛转移。根据文献报道，当 SCLC 被确诊时，70%~90% 的患者已有临床或亚临床的淋巴结转移和（或）远处转移，以致有的学者认为 SCLC 一开始就发生远处转移，应把此病作为一种全身性的肿瘤对待。因此，SCLC 治疗的原则是以全身化学治疗为主，辅助胸腔肿瘤的局部治疗，局部治疗的手段可以是放射治疗，也可以是手术。

（1）局限期：此期 SCLC 治疗的基石是化学治疗，辅以胸腔内肿瘤的局部治疗。胸腔肿瘤的治疗可采用手术切除，但更多的学者建议使用放射治疗。关于化学治疗和胸腔肿瘤治疗使用的次序至今还未最后定论，有以下几种联合模式。

①化学治疗和手术联合治疗

手术→化学治疗：对原发灶即 TNM 分期为 Ⅰ~Ⅱ期的病例，先进行手术，术后即行全身化学治疗（4 个疗程）。

化学治疗→手术：先进行化学治疗 3~4 个疗程后评价化学治疗效应，若有肿瘤残留，则进行手术切除，术后再进行化学治疗，化学治疗共 4 个疗程。

②化学治疗和胸腔放射治疗联合治疗

化学治疗→放射治疗：先行 4 个疗程的化学治疗，然后对残留肿瘤进行放射治疗。

化学治疗和放射治疗间隔进行：即化学治疗→放射治疗→化学治疗→放射治疗→化学治疗，化学治疗共 4 个疗程。

化学治疗和放射治疗同时进行：即在第一疗程或第二疗程化学治疗时就同时进行放射治疗，化学治疗共 4 个疗程。

在上述 3 种化学治疗和放射治疗联合治疗的模式中，就治疗的不良反应以及患者的耐受性而言，先化学治疗后放射治疗的耐受性最好，化学治疗和放射治疗同时进行的不良反应最大；但就疗效而言，临床实践证实，胸腔放射治疗在化学治疗疗程中介入的时机明显影响疗效，随着胸腔放射治疗介入时机推迟，疗效逐步降低，换言之，只要患者能耐受，胸腔放射治疗越早进行越好，一般提倡应在化学治疗开始后的 8 周内介入胸腔放射治疗，即在化学治疗 1~2 个疗程后。

脑是否需要做预防性放射治疗（PCI）的问题还没有最终的结论，一般不主张不加选择地进行。建议对治疗后达到肿瘤全消者可考虑 PCI，在化学治疗 4 个疗程后就开始。

随着新抗癌药物的应用，化学治疗的有效性明显提高（疗效与 TNM 病期有关）。从总体上讲，经过综合治疗后，SCLC 疗效明显优于 NSCLC。局限期 SCLC 综合治疗后的第 1、第 3、第 5 年生存率分别为 60%~80%、30%~40%、20%~30%。

（2）广泛期：化学治疗是广泛期 SCLC 的主要治疗方法。辅以姑息性局部放射治疗，如对脑、骨转移者，以减轻患者临床症状，改善生存质量。经化学治疗后疗效较好者可做局部残留肿瘤的补充姑息放射治疗。

2. SCLC 的化学治疗 第一线的化学治疗药物公认为是顺铂和依托泊苷，近年来再加上异环磷酰胺（IFO）的联合化学治疗方案。目前用于治疗 SCLC 的化学治疗大多数为多药联合。表 5-3 罗列了常用的方案，多数都包含了依托泊苷，其中 EP 方案被多数学者作为第一线化学治疗方案。表中的剂量应按患者总的情况调整。这些方案治疗的有效率为 70%~90%。对老年 SCLC 曾使用口服药依托泊苷，亦有较好的姑息性治疗效果，且不良反应小。关于 SCLC 患者使用化学治疗的疗程数问题较一致的看法是，以 4 个疗程为宜，每 3 周为 1 个疗程。

表 5-3 SCIC 常用的联合化学治疗方案

药　物	剂量（mg/m²）	药　物	剂量（mg/m²）
CDE		VIP	
环磷酰胺	800，第 1 天	依托泊苷	75，第 1~3 天
多柔比星	40，第 1 天	异环磷酰胺	1200，第 1~4 天
依托泊苷	100，第 1~3 天	顺铂	20，第 1~4 天
CAV		IE + CBP	
环磷酰胺	800，第 1 天	异环磷酰胺	5000，第 1 天

药 物	剂量(mg/m²)	药 物	剂量(mg/m²)
多柔比星	45,第 1 天	卡铂	300,第 1 天
长春新碱	1.4,第 1 天	依托泊苷	100,第 1~3 天
EP		CBP + Tax	
依托泊苷	100,第 1~3 天	卡铂	AUE = 7,第 1 天
顺铂	80,第 1 天	紫杉醇	175~21,第 1 天

3. 手术在 SCLC 治疗中的地位 手术在局限期 SCLC 胸腔肿瘤治疗中有重要地位，主要有 3 个方面：①对周围型肿瘤，获取病理诊断不易，常采取剖胸探查，切除肺部肿瘤并做引流淋巴结清扫。手术既明确了肺癌的性质，又进行了治疗。②一部分 SCLC 患者在化学治疗和足量放射治疗后仍有胸腔内肿瘤残留，事实上，有一小部分的 SCLC 是 NSCLC 和 SCLC 的混合型，化学治疗和放射治疗杀灭了对治疗敏感的 SCLC 部分，残留的肿瘤中主要包含了对化学治疗和放射治疗抵抗的 NSCLC 成分。在这种情况下，手术切除残留的肿瘤灶将改善胸腔肿瘤的控制率；③在化学治疗和放射治疗后的患者中有一部分会发生胸腔内肿瘤复发，再次放射治疗的不良反应、毒性和并发症都较大，因而，手术是唯一可试用的挽救患者的治疗方法。

SCLC 手术的范围、技术都和 NSCLC 相同，但是在 4 个疗程的化学治疗和足量放射治疗后手术，必须十分谨慎。因为化学治疗和（或）放射治疗已使患者的一般情况变差，骨髓生长受抑制，免疫受抑制，放射对心脏和肺部产生不同程度的损伤，因而麻醉和手术的危险性增加，术后的并发症，如肺部感染、成人呼吸窘迫综合征、支气管残端瘘等发生率明显增加，因而术前应对患者做全面的评价，权衡利弊后再进行手术。

4. SCLC 的放射治疗

（1）局限型 SCLC 胸腔肿瘤的放射治疗

①传统的放射治疗方法：照射范围包括原发灶、同侧肺

门、全纵隔、两锁骨上引流淋巴区或加对侧肺门。然而，由于化学治疗有效性的提高，目前倾向性的意见是放射野的范围仅包括 CT 和 MRI 所显示的肿瘤，不做纵隔和双锁骨上区淋巴结的预防性放射治疗。放射野的缩小使患者在放射治疗和化学治疗综合治疗中的耐受性提高。对于纵隔及双锁骨上淋巴引流区内可能存在的亚临床微小转移，寄希望于化学治疗来控制它们。放射治疗采用常规分割，即每次 1.8～2 Gy，每周 5 次。照射总剂量为 45～55 Gy。

②加速超分割放射治疗：放射生物学研究表明，SCLC 是放射治疗敏感的肿瘤，但是在放射治疗疗程中存在肿瘤细胞加速再增殖现象，因而缩短总疗程可能减少这种增殖，进而提高肿瘤局部控制率。基于上述考虑，美国肿瘤放射治疗协作组织（RTOG）设计了加速超分割放射治疗方案，即每次 1.5 Gy，每日 2 次，间隔 >6 小时，每周照射 10 次，总剂量 45 Gy。Turrisi 报道了上述放射治疗联合顺铂十依托泊苷化学治疗治疗 SCLC 的临床结果。肿瘤全消率 93%，2 年和 5 年生存率分别为 44% 和 23%，局部控制率 85%。欧洲肿瘤协作组做了同样研究，肿瘤全消率 78%，中位生存期 20 个月。因此，该法已成为目前 SCLC 放射治疗的标准方法。

（2）脑预防性照射：采用两侧野全脑相对照射，照射剂量一般以颅中间平面计算。常用的剂量有每次 2.5Gy，每周 5次，总剂量 25Gy；或每次 2Gy，每周 5 次，总剂量 30Gy。

5. SCLC 的预后因素　与 SCLC 预后有关的因素包括临床方面和实验室检查方面的指标。

（1）临床指标：许多临床研究已证实，SCLC 者的预后与年龄、性别、一般状态、病期有关。有利因子为 70 岁以下、女性、一般状态好、TNM 病期早。

（2）实验室检查：血液生化检查常用于预测预后，预后差的因子为：血清乳酸脱氢酶升高，谷丙转氨酶升高，尿酸升高，低血钠，低血清清蛋白，低血红蛋白。神经特异性烯醇化酶也被用于预后预测。

第二节 食管癌

食管癌是食管鳞状上皮的恶性肿瘤，以进行性咽下困难、胸骨后痛等为主要特征。食管癌好发于食管的3个生理狭窄处，其中以中段最多，下段次之，上段最少。本病是人类常见的恶性肿瘤之一，我国是食管癌的高发国家，也是本病死亡率最高的国家。

【诊断】

（一）临床表现

1. 早期症状 早期癌通常包括原位癌或累及黏膜下层而未侵及肌层的浸润癌，无淋巴结转移。病变区黏膜表现为充血、肿胀、粗糙颗粒状斑块、轻度糜烂或有小结节突起。这种改变一般肉眼难以辨认，临床病理分期属"Ⅰ"期。早期食管癌如果仔细询问病史绝大多数患者都有不同类型的吞咽不适的症状。

食管癌的早期症状一般认为这些微小癌灶的周围常伴有不同程度的炎症，刺激局部黏膜导致神经性运动失调或局部痉挛，并不是肿瘤本身的机械性梗死所致。

早期食管癌的病程进展比较缓慢，从出现症状到确诊时间计算病期，半年以上者占42.2%，半年以下者占57.8%，最长者5年3个月。若从确诊为早期食管癌到出现吞咽困难，平均病程为31.4个月。这种进展缓慢的病程对争取早期诊断，提供了有利条件。

2. 中期症状 本期症状最为明显，也是临床最主要阶段，由于肿瘤的继续增大，引起食管腔的狭窄和梗阻。本期包括Ⅱ期和Ⅲ期，病变局限于食管壁内或有轻度外侵，伴有或无区域性淋巴结转移。

（1）吞咽困难：食管癌最常见的主诉就是进行性吞咽困难，一般常在吃粗食或大口吞咽时感到咽下不畅，以后间断发生，且间隔时间日渐缩短，程度也随之加重。患者逐渐由普食、半流质饮食，最后连稀粥或汤水也难以咽下。这种吞咽困难有时因食物堵塞而突然滴水不下，也可由于肿瘤的坏死、溃烂脱落而显著缓解。有时癌上黏膜水肿或炎性刺激，乃至情绪改变，皆能直接影响症状的轻重。通常肿瘤的大小或病程的长短并不绝对与吞咽困难成正比，因为经验证明从手术标本观察，有的肿瘤几乎侵及食管全周，食管正常黏膜只有3~4cm，术前仍可进软食。部分病例病史不过数周，却失去了手术机会，一些小细胞癌往往病史短、转移快，吞咽困难并不很严重，但约70%的患者确诊后6个月内死亡。病理分型中缩窄型病变较短，而症状却来得早且明显；溃疡型者直到晚期咽下梗阻也不显著；蕈伞型和髓质型肿瘤大，进食梗噎并不严重，说明吞咽困难症状的进展和加重与癌的细胞类型和病理分型有联系。

（2）呕吐：食管癌患者由于肿瘤的发展，食管腔梗阻随之加重，造成病变上方的食管扩张，食物残渣存留；加之局部炎症反应，加重黏膜的分泌，使停留在近端食管的潴留液增加，因之吐出内容多为食物、黏液或反流的胃内容物，少数患者因癌溃破或侵及周围组织，偶见呕血或吐出肿瘤的溃烂组织。

（3）疼痛：疼痛常发生在进食时最为明显，但也可与进食无关，其性质为持续性钝痛，或向面部、颈部或肩部放射，有时呈突发性疼痛。上腹部痛一般提示伴有胃小弯或腹腔转移，在贲门癌和食管下段癌时多见。

（4）体重减轻：患者由于长时间进食困难伴有恶心、呕吐及疼痛不适，使营养难以维持而导致程度不同的脱水、消瘦和体重下降。

3. 晚期症状 肿瘤已有广泛转移，多为Ⅳ期患者，此期进展迅速，其自然生存期为 3 ~ 6 个月。主要表现有以下几点。

（1）癌转移表现：常见的远处转移部位是锁骨上淋巴结、胸锁乳突肌两头之间的淋巴结肿大。腹腔转移好发脏器为肝、胰或腹腔；贲门癌有时向肠系膜盆腔扩散，晚期可发生腹水，这些情况应注意肛门指诊或腹部物理检查。少数病例亦可向皮肤或颅脑转移，笔者曾遇一例贲门癌术后死于脑转移，尸检证实大脑额叶有一核桃大的转移瘤。

（2）癌溃穿及压迫表现：癌肿侵入气管、支气管或肺，可致食管-气管或支气管瘘，引起呛咳、咯血或肺化脓症，有时出现严重的呼吸困难。颈段食管癌还可累及甲状腺引起甲状腺肿大。贲门癌破穿周围大血管发生上消化道大出血，往往危及生命，侵犯喉返神经、膈神经则有相应症状表现。

（3）恶病质：为癌至终期的全身表现，主要为极度虚弱、无力、高度脱水和营养不良及贫血外貌，甚至出现休克状态。

（二）辅助检查

1. X 线检查

（1）早期食管癌：X 线表现以双重对比造影较佳。①病变区黏膜皱襞有紊乱、增粗、中断及毛糙，其中以黏膜皱襞紊乱、增粗最常见；②在毛糙、紊乱之黏膜上可出现一些小的龛影，为 0.2 ~ 0.4cm，附近黏膜皱襞增粗并有中断现象；③可出现一些小的充盈缺损，直径多在 0.5cm 左右，其表面黏膜不整或消失，附近黏膜轻度不整；④在食管壁上可有一小段柔软度及舒张度的减低表现。另一种分类方法将早期食管癌分为平坦型食管癌、隆起型食管癌和凹陷型食管癌。

（2）进展期食管癌：①黏膜皱襞消失、破坏及中断。②腔内可出现充盈缺损，癌瘤向腔内突出，可形成不规则、大小不等的充盈缺损，多为增生型食管癌的表现。③管腔狭窄，范围多较局限，为 3.0 ~ 5.0cm，也可较长，与正常部位分界清楚。钡剂通过受阻，其上方显示食管扩大。④龛影出现，多不规则，可见于溃疡型食管癌，表现多为一个较大的长形龛影，轮廓多不规则，其长径与食管的纵轴一致，周围可有不规则的充盈缺损，较大的向外生长的肿瘤可形成纵隔的肿块影。食管下段癌常为贲门胃癌向上发展所致，有时在胃贲门部或胃泡内可见到软组织块影；食管上、中段癌可使气管后软组织影增宽，喉向前推移，钡剂易反流入气管。

2. CT 检查

（1）管壁和管腔的改变：在食管腔内有气体或造影剂充盈时，可测得食管壁的厚度，正常食管壁厚度不超过 3mm（平均 1.9mm），否则视为异常。食管癌通常显示为管壁环状或不规则局限增厚，多 >5mm，或形成肿块突向腔内或腔外，可压迫邻近器官使之移位或变形，管腔变小而不规则或偏向一侧。病变层面以上食管呈不同程度地扩张、积液和积气，有时可见液平面或液 – 气平面。

（2）与周围器官的关系：除异常消瘦者外，正常食管周围有脂肪层与周围脏器相隔，若管壁外轮廓不清，脂肪层消失，则表明肿瘤可能已蔓延到管壁之外。

（3）转移病变：食管病变旁的转移淋巴结，常与原发癌粘连在一起，CT 扫描难以区分。转移至贲门旁、胃左血管旁、膈肌角后及腹腔动脉旁的淋巴结，CT 扫描较易显示。一般认为 >10mm 的淋巴结可诊断为转移，但有一定的假阴性和假阳性。此外，CT 扫描还可显示其他脏器，如肝、肺、胸膜等有无转移。

3. MRI 检查　食管癌 MRI 表现可总结为以下几点：①矢状面上食管不规则增粗，管腔狭窄或闭塞伴或不伴上方食管管腔扩张。T_1W_1 上肿瘤呈等信号，T_2W_1 上呈低到等或不均匀信号，并可清晰观察到食管管壁增厚、食管腔中央高信号黏膜线在肿瘤生长节段中断。②横断面上食管壁非对称增厚形成以管壁为轴心的软组织肿块，食管管腔不规则狭窄，T_2W_1高信号的黏膜线中断。③肿瘤侵犯周围组织器官，如气管、主动脉、纵隔淋巴结等则呈相应的 MRI 表现。

4. 内镜检查　内镜对早期食管癌的发现、诊断、定位及指导手术有极为重要的意义。内镜检查包括普通内镜常规观察及色素内镜、放大内镜、超声内镜、荧光内镜等实验室检查，但均为形态学鉴别，最后确诊仍需病理组织学证实。

（1）早期食管癌的内镜表现

①常规内镜检查：内镜观察早期食管癌黏膜有 3 种特征性改变，即黏膜局部颜色改变，黏膜增厚、混浊和血管结构紊乱，黏膜形态多样性改变。

②色素内镜（ChE）：此法快速准确、简单易行，现为食管癌高发区普查的常用手段。

③超声内镜（EUS）：早期食管癌的内镜超声图像表现为管壁增厚、层次紊乱、中断及分界。EUS 不仅能观察腔内病灶形态，还可以清晰地区分食管壁由内向外的各个层次，了解病变的确切位置和浸润深度，并能通过实时的图像及各种超声影像指标对周围结构及淋巴结情况进行评估，使分期准确率大幅度提高。

④放大内镜（ME）：为常规内镜放大倍数的 35～170 倍，可同时进行常规内镜检查和进一步的放大观察，正常食管黏膜为鳞状上皮，无腺体开口，在放大内镜下观察时，可观察到黏膜及黏膜下血管纹理。利用这一特征，可通过观察肿瘤表面微血管结构变化来判断肿瘤的侵袭深度，M_1 期只有乳头内毛细血管环（IPCL）扩张，M_2 期 IPCL 既有扩张又有延长，M_3 期表现为 IPCL 变形和肿瘤血管混合存在，SM 期则完全被粗大的肿瘤血管替代，放大内镜分型与组织病理学的浸润深度分型的一致性高达 83.3%。使用放大内镜观察早期食管癌

的微血管结构在判断肿瘤的浸润深度方面有帮助，但因技术和设备要求高、费用高，无法推广普及。

⑤荧光内镜（LIFF）：生物组织内的化合物能发出特定的荧光信号，肿瘤组织（包括不典型增生组织）由于在发生及代谢方面的特殊性，出现荧光谱的特殊变化，荧光内镜则采用荧光光谱法，以氦-镉激光、氩激光为激发光源，由光纤探头中的部分光纤对所检测组织释放激光，而另外的光纤则对组织所产生的荧光进行检测，取得谱区的荧光，利用成像颜色的差异判别良、恶性组织。荧光内镜对于食管不典型增生及早期食管癌的诊断具有重要价值。

⑥磁共振内镜（MRE）：磁共振内镜为磁共振与内镜技术的结合体，可通过内镜从消化管道内部进行高质量的磁共振扫描。磁共振内镜可将食管壁清晰地分为四层：第一层，高强度信号代表黏膜层；第二层，低强度信号代表黏膜下层；第三层，稍高强度信号代表固有肌层；第四层，中等强度信号代表部分固有肌层和浆膜层。食管癌患者的内镜磁共振图像主要表现为食管壁结构层次的破坏，磁共振内镜有助于食管癌的临床分期。

⑦共聚焦激光显微内镜：共聚焦内镜是将激光共聚焦显微镜整合于传统电子内镜头端而成，进行共聚焦显微内镜检查时，需使用荧光对比剂，以使成像对比鲜明。目前在人体组织内可用的荧光对比剂有荧光素钠、盐酸吖啶黄、四环素和甲酚紫。对比剂可全身应用（荧光素钠或四环素），也可黏膜局部应用（盐酸吖啶黄或甲酚紫）。其中最常用的有10%荧光素钠和0.05%盐酸吖啶黄。共聚焦内镜是一项崭新的内镜技术，可得到放大1000倍的图像，并可对黏膜进行一定深度的断层扫描成像，实时显示组织细胞的显微结构，有助于内镜下做出组织学诊断并指导靶向活检，能在进行消化内镜检查的同时对黏膜活细胞进行检查，被誉为"光学活检"。这一

新技术为体内组织学研究提供了快速、可靠的诊断工具，使内镜的临床应用更为广阔。

（2）黏膜活检：高质量的活检可以提高早期食管癌检出率，特别是第一块组织活检尤为关键，部位取病灶中央，通过改变内镜角度、旋转镜身、吸引等，使活检钳成一定角度对准病灶，尽可能压紧取得较深的组织，出血后可冲洗，后于原位定点深挖取材，阳性率较高，然后再对边缘取材，一般取 4 块组织即可。对活检呈阴性的患者必须短期内随访，以免漏诊。组织学检查表明食管癌是多中心性起源，食管黏膜有不同程度癌变，提示内镜医师对小病灶要多点取材活检，以防漏诊，同时也提示微小癌灶残留有再发生癌的可能，尤其是斑点状癌。活检时要注意早期食管癌多点起源的特点。

（3）进展期食管癌的内镜表现：浸润到固有肌层以上者为进展期食管癌，进展期食管癌内镜检查时确诊率可达100%，表现为结节状或菜花状肿块，质脆、易出血、表面糜烂、溃疡，管壁僵硬，管腔狭窄。

5. PET 检查　Yasuda 等报道^{18}F-FDG PET 全身显像可显示食管癌原发灶的范围、大小、区域淋巴结及全身其他转移灶。与常规检查相比，^{18}F-FDG PET 可检出常规检查未发现的转移灶，有助于临床分期及治疗方案的制订。^{18}F-FDG PET 显像也有一定的局限性，对食管癌原发病灶侵犯食管壁的深度不能判定，胃肠道及泌尿系统对^{18}F－FDG 也有一定的生理性摄取；当瘤灶较小或为高分化肿瘤，治疗后肿瘤处于代谢抑制期时，也可出现假阴性。对怀疑有脑转移的食管癌患者应进行 MRI 或 CT 检查。

影像学诊断：①食管癌经放射治疗后，胃大部切除术后，食管中段管壁增厚并代谢活跃，符合放射治疗后表现；食管下段与残胃吻合口前外侧见结节代谢活跃，考虑淋巴结转移。②纵隔内多发结节代谢未见明显异常，考虑淋巴结放射治疗后表现或良性淋巴结；^{18}F – FDG PET 检查对于贲门癌肿瘤的定性价值尚有限，区分良、恶性的阈值也有待于病例数的积累。

（三）诊断要点

1. 临床表现

（1）吞咽困难：主要特征为持续性、进行性吞咽困难。初起时仅感食物通过时有不适感或阻塞感，历数月后逐渐发展为食物通过受阻，起始时不能吞咽固体食物，以后仅能进流质，最后甚至完全不能进食或呈现进食后梗阻性呕吐。患者呈现的阻塞感位置一般均符合癌肿产生的部位。

（2）胸骨后疼痛：胸骨后疼痛或胸部不适亦为常见症状，有时疼痛可放射至背部或咽喉部，这是由于癌肿侵犯至食管壁外，疼痛严重者，说明癌已侵及或压迫胸膜、神经。

（3）反流：食管反流的发生常在咽下困难加重时出现，如癌肿位置较高，则食物可反流至咽喉部。

（4）癌肿侵及喉返神经时，可出现程度不等的声嘶；侵及膈神经，可呈现呃逆或膈肌麻痹；癌肿增大至压迫气管，可出现气急、干咳；侵蚀主动脉，可出现大出血；并发食管–气管瘘或食管–支气管瘘时，吞咽液体或进食时常可发生呛咳及呼吸窘迫。

（5）晚期可见严重脱水、体重减轻、贫血等恶病质的表现。

2. 辅助检查

（1）食管钡剂 X 线透视或摄 X 线片：早期仅可见病变局部蠕动波改变、黏膜纹理增粗，并可能出现小溃疡；待以后病变明显时可见局部黏膜皱襞消失、中断、破坏，腔内充盈缺损或不规则狭窄，食管壁僵硬，蠕动消失，钡剂通过障碍。

（2）食管镜检查：能明确诊断，可直接观察到癌肿侵犯食管的情况及生长类型（菜花型、溃疡型、浸润型），还可钳取肿瘤组织做病理检查，以明确癌肿的性质和分级，提供预后与治疗上的参考。

（四）鉴别诊断

1. 食管癌肉瘤 很少见，发生在中、下段者居多。肿瘤常呈息肉状，带蒂，突入食管腔内，也可呈结节状。肿瘤表面凹凸不平，黏膜可有少许浅糜烂区。肿瘤切面呈灰白或鱼肉样，与周围组织界限清楚。镜下瘤组织常以肉瘤成分为主，癌的部分主要分布于蒂的基底部。肉瘤常为纤维肉瘤，其次为横纹肌肉瘤。

2. 食管平滑肌肉瘤 很少见。大体所见有两种形态，一种为息肉型，另一种为浸润型。息肉型在食管腔内可见结节状或息肉样肿物，肿物周界清楚、隆起、外翻，中央有溃疡，溃疡面高低不平；肿物也可向腔外突出。

3. 食管黑色素瘤 原发性食管黑色素瘤极为罕见。某肿瘤医院自1958年以来经手术及病理证实者仅4例。病理大体所见为带蒂的息肉状、结节状或分叶状肿块，突向食管腔内，肿物表面无溃疡，可侵及黏膜、黏膜下层。

4. 食管转移瘤 由血行播散到食管的转移瘤很少见。部分肿瘤如乳腺癌、肺癌、胃癌、肝癌、肾癌、前列腺癌及睾丸肿瘤等都可能转移到食管。此外，喉癌、甲状腺癌、肺癌、纵隔恶性淋巴瘤等均可直接浸润到食管。

5. 食管良性肿瘤 食管良性肿瘤少见，其中70%以上是平滑肌瘤，其次是囊肿、息肉、乳头状瘤、血管瘤、纤维瘤、脂肪瘤、腺瘤等，上述这些肿瘤都相当罕见。

（1）食管平滑肌瘤：食管平滑肌瘤发生于食管肌层，呈膨胀性生长，多有完整的包膜，可向腔内黏膜下或管外生长。凸出或呈哑铃形向两侧生长，多数肿块呈球形、卵圆形；少数为不规则形，有分叶状、多发结节状、马蹄状、生姜形及螺旋形等。多数为单发，少数可多发，肿瘤表面黏膜正常或展平，以至黏膜皱襞消失。病变以中段多见，下段次之，上段较少。

（2）食管血管瘤：很少见。某肿瘤医院40年来只发现2例。1例病变在食管下段，食管钡剂造影见下段管腔向后方压迫移位。其左前方有一卵圆形软组织肿块，该段食管黏膜完整。另1例病变在上、中段，表现为管腔内息肉样充盈缺损。手术、病理检查证实均为食管海绵状血管瘤。

（3）食管脂肪瘤：很少见。某肿瘤医院手术病理证实1例，患者有咽下困难2.5年的病史。食管钡剂造影见食管颈段管腔扩张，腔内有息肉样充盈缺损，上、下缘呈弧形，边缘完整，附近黏膜整齐；嗳气时进入右梨状窝内，但随即吞入食管内。手术见肿物光滑、带蒂，病理检查证实为脂肪瘤。

（4）食管囊肿：食管肠源性囊肿是先天发育畸形所致的囊肿，其上皮可为食管或胃黏膜，也可有呼吸道上皮。发生在食管中段或下段，临床症状轻微。X线检查所见为圆形或卵圆形充盈缺损，边缘光整，黏膜无破坏。附近可见类似软组织肿块影，与平滑肌瘤或支气管囊肿相似。

6. 食管炎症病变

（1）消化性食管炎或食管溃疡：早期表现为食管下段痉挛性收缩，黏膜增粗。病理检查为充血、水肿改变。当出现糜烂及细小溃疡时，食管黏膜显示不整齐及小龛影。病变进展后出现管腔狭窄，管壁边缘光滑或呈锯齿状。大量钡剂通过时管腔尚可扩张，与食管癌管腔持续狭窄不同。正常段与病变段无明显分界。此外，常伴食管裂孔疝和胃食管反流现象。

（2）念珠菌性食管炎：为最常见感染。常并发于恶性肿瘤患者及长期使用抗生素者，也可见于免疫功能低下者。常见的异常为食管的运动能力下降，可见散在的小结节，逐步形成较多的结节，表现为细小的"卵石征"，偶尔可见溃疡形成，治疗及时，可使全部病灶消失，食管恢复正常。若炎症慢性反复发作，食管壁则可形成憩室样变化。

（3）疱疹性食管炎：较少见。X 线检查所见无特异性，必须结合临床、实验室检查三方面综合诊断。

（4）食管结核：食管结核很少见，好发于相当于气管分叉处的中段。食管造影有 3 种表现，即①食管腔内充盈缺损及龛影，病变段管腔狭窄，管壁稍僵硬，龛影较大而明显，龛影边缘不整，周围充盈缺损不明显；②食管一侧壁充盈缺损，为食管周围的纵隔淋巴结结核形成的肿块压迫食管腔，并侵及食管壁；③食管瘘管形成，表现为食管壁小的、突出的钡影，像一小龛影，周围无充盈缺损，为纵隔淋巴结结核并发淋巴结 - 食管瘘。一般来说，食管结核的溃疡极明显，周围的充盈缺损、黏膜破坏及管腔狭窄等改变不如食管癌明显。在 X 线检查鉴别困难的病例要靠食管镜帮助确诊。

（5）腐蚀性食管炎及食管良性狭窄：通常由于吞服强酸或强碱所致。X 线检查诊断为食管痉挛、黏膜增粗或扭曲；后期管腔变窄，边缘呈锯齿状，正常黏膜消失，管壁因瘢痕组织形成而变硬，狭窄段与正常食管段呈逐渐移行过渡；而癌的狭窄段与正常食管段界限明显，并有不规则充盈缺损。

（6）肉芽肿性食管炎：即 Crohn 病，为全身 Crohn 病的一部分或仅限于食管的 Crohn 病，较少见。X 线检查早期见食管下段黏膜粗糙而不规则，管腔狭窄，逐步可发生"卵石征"，严重时可以形成食管 - 气管瘘，为本病的特点。

7. 食管外压性改变　纵隔淋巴结肿大常引起食管的外压性改变。如隆突部淋巴结肿大压迫食管，一般显示食管边缘光整，局部黏膜可受压伸展变平，但无破坏征象。左下肺癌的肿块也可压迫附近的食管，引起吞咽困难。食管钡剂造影可见受压的食管腔变窄、移位，甚至边缘不整，但仔细观察可见黏膜无破坏征象。

主动脉发育异常，如右位主动脉弓或迷走右锁骨下动脉等，均可引起食管的外压性改变。由于食管的压迹为外压性，食管的黏膜皱襞连贯、规则，管壁柔软，食管无阻塞，上方无扩张；如在压迹处见到搏动，对诊断很有帮助。

8. 食管功能障碍

（1）食管痉挛：发作时服钡剂可见蠕动波仅达主动脉弓水平，食管下 2/3 均为强烈的不协调的收缩波所代替。食管腔呈螺旋状或串珠状，对称性狭窄，并可见狭窄部有纵行的黏膜皱襞，可与癌性不规则狭窄及黏膜破坏鉴别。痉挛过后食管仍呈正常所见。

（2）贲门失弛缓：胸部 X 线片可见扩张的食管阴影超过纵隔，从而使纵隔增宽。立位 X 线检查见气－液平面形成时应考虑到本病。食管呈一致性扩张，食管正常蠕动缺如，食管下端呈漏斗状或鸟嘴状，狭窄部及扩张部的黏膜均连续完整，有时可合并溃疡或食管癌。

9. 其他

（1）憩室：表现为突出于食管腔外的囊袋状突起，黏膜连续、无破坏，壁较柔软，部分可随食管的收缩而消失。

（2）食管柱状上皮分化（Barrett 食管）：分为先天性和后天性。X 线表现为食管下段膈上 6～7cm 处局部狭窄，可伴发溃疡，形成小龛影，可并发食管裂孔疝及反流性食管炎，且可继发食管癌。

（3）静脉曲张：多见于食管下段，病变广泛者可波及胸段食管。X 线表现为黏膜增粗、迂曲，中有串珠状充盈缺损，食管边缘凹凸不同。严重的静脉曲张在 X 线透视下见食管蠕动减弱，钡剂通过缓慢。管腔扩张但管壁仍柔软，伸缩性存在，无局部狭窄或阻塞，这些征象可与癌鉴别。

（4）食管裂孔疝：分短食管型、滑动型、食管旁型及混合型，食管裂孔疝可合并食管癌。

【治疗】

（一）手术治疗

1. 适应证 无心、肺疾病，肺功能正常，全身状况良好。

CT检查显示肿瘤外侵不明显，或其与主动脉夹角＜90°或食管主动脉间脂肪三角区未完全占据，或未侵及周围邻近器官者。下段食管癌由于邻近器官少，易于手术切除，故以手术治疗为主；上胸段和颈段食管癌由于部位高，邻近器官多，手术较复杂，并且疗效不满意，手术切除率仍低，创面大，术后需做永久性气管造口，需严格掌握手术指征。

2. 手术切除范围　切除食管病灶上、下至少各5.0cm的食管长度，以及周围的脂肪组织和结缔组织，区域淋巴结清扫。区域淋巴结清扫术包括二野清扫术和三野清扫术。二野清扫术是给予纵隔和胃上部淋巴结清扫。三野清扫术是包括颈部、胸部和腹部区域淋巴结的清扫。二野清扫术范围不如三野清清术广泛和彻底。由此，三野清扫术越来越受到广泛的推荐。

3. 术后并发症及其处理　主要的术后并发症如下：①肺部炎症，多发生在肺功能不全者，治疗上主要采取术前戒烟酒、术后鼓励排痰、抗生素预防等措施。②吻合口瘘，报道发生率为3%左右，近来三野清扫术后，其发生率明显下降。颈部吻合口瘘无须手术，治愈率高。少数早期瘘，可选择手术治疗，而中、晚期瘘可采用非手术治疗。③吻合口狭窄，在除外复发后，可行扩张术，严重者可行腔内支架术。④脓胸或乳糜胸，闭式引流、抗生素药物治疗。

（二）外放射治疗

1. 放射治疗的形式

（1）术前放射治疗：目的在于使难以手术切除的肿瘤缩小，便于手术切除，同时改善术前患者的一般状况，便于耐受手术治疗。①快速术前放射治疗，每10次20Gy，照射2周或每4～5次20Gy，照射1周，照射后1周左右手术。②常规术前放射治疗，40～50Gy/20～25次，照射4～5周，休息4～6周后手术。③高剂量术前放射治疗，每25～30次照射50～60Gy，照射5～6周，休息4～6周后手术，此方法由于疗程长，可能增加手术并发症。

对术前放射治疗的评价仍有分歧，目前无肯定的结果。而近来许多学者总结经验后，予以术前放射治疗和化学治疗结合，达到手术切除率93%，而术后病理检查呈阴性者达20%，长期疗效有待于随访。

（2）术后放射治疗：目的在于杀灭不能切除或残留的病灶，以及术后消灭亚临床病灶，防止局部复发。对于前者，已无任何争议，但后者争议较多。许多学者对术后预防性放射治疗持否定态度，认为未能提高生存率，同时有降低生存率的危险。因为预防性放射治疗可能导致局部损伤增加，影响生存质量。而有报道对于术后无淋巴结转移者，术后预防性放射治疗疗效最好，其余情况均未显示出术后放射治疗的优越性。

（3）单纯根治性放射治疗：目的在于治愈患者，最大限度地杀灭肿瘤细胞，同时又尽可能地保护正常组织，减轻放射性损伤，提高患者的生活质量。

适应证：①适用于早期食管癌拒绝手术者或由于内科疾病不宜手术者；②上胸段和颈段食管癌，由于邻近器官限制及手术创面大，适合于放射治疗，且疗效优于手术治疗者；③中胸段食管癌的肿瘤明显外侵，与降主动脉的间隙完全消失，不宜手术者；④全身状况中等，至少可进流质饮食，无远处转移，无穿孔、出血征象，无内科禁忌证者。

（4）姑息性放射治疗：目的在于缓解症状，改善进食，延长生存期，减轻患者的痛苦，适于晚期食管癌患者。

（5）放射治疗与化学治疗的综合治疗：由于既往食管癌的长期疗效差，主要原因是复发为主（占70%左右），而远处转移仅占30%左右，所以人们把重点放在解决局部病灶的问题上。近年来由于非常规分割照射的开展，尤其后程加速超分割放学治疗方法，使食管癌的5年控制率达70%，5年生存率提高到30%左右，在这组患者中主要的死亡原因为远处转移，因此，为减少远处转移，联合应用化学治疗势在必行。目前，结合化学治疗方案有诱导化学治疗、序贯化学治疗及同期化学治疗，而同期化学治疗被认为是比较理想的方法。RTOG 报道同期化学治疗临床 III 期试验显示，同期化学治疗组的疗效明显提高。

2. 放射治疗的照射技术

（1）放射线的选择：颈段、上胸段可选择 ^{60}Co、4~8 MV 高能 X 线，中胸段、下胸段者可选用 18 MV 高能 X 线或 18 MV 以上的 X 线，无条件者也可选用 ^{60}Co 或 4~8 MV X 线。

（2）放射范围及照射野的设置：根据 CT 所显示的肿瘤的范围，照射野应包括病灶上、下各 3~4cm，宽度要包括病灶段最宽处两侧扩大 1cm，前后考虑气管受量以及脊髓受量，仅放宽 0.5cm（气管受侵例外）。采用多野照射的设计。

（3）分割剂量、总剂量和照射时间

①常规分割：常规分割照射方法是每次 1.8~2.0Gy，每周 5 次，总剂量 66~70Gy。此方法已经使用近 30 年。优点在于急性反应比较少，但肿瘤的局部控制率和患者的生存率比较低。

②非常规分割照射：由于近来放射生物学的发展，尤其对于肿瘤细胞再增生理论的认识，许多试验表明在放射治疗过程中，肿瘤干细胞发生加速再增生，从而要求探索非常规分割的新照射方法。首先使用的是超分割放射治疗，即每次照射量减小，而每日照射次数增加，总剂量增加，总疗程不变，然而实际的疗效却并不如人意。后来，又试用加速超分割的方法，即减少每次量，增加每日照射次数，总的疗程缩短，总剂量不变。根据近来报道，此方法并未提高患者的生存率。我国学者提出使用后程加速超分割方法。理论依据在于对肿瘤细胞动力学研究的结果，肿瘤干细胞的加速再增生在常规分割放射治疗开始后 4~6 周。由此，设想用后程加速超分割方法，即先用常规分割照射 4 周后，再用加速超分割放

射治疗。方法为每次 1.8Gy，每周照射 5 次，先照射总量 41.4Gy，然后改用每次 1.5Gy，每日 2 次，照射 18 次。照射总量达 68.4Gy（41 次），6.4 周。

3. 放射治疗反应

（1）急性放射反应：最常见的为急性放射性食管炎和气管炎，发生于常规放射治疗开始后 2 周左右，在 4 周达到高峰。需要对症处理。食管穿孔、食管-气管瘘、出血，常发生于肿瘤有深部溃疡者，一旦发生这些并发症，必须中止放射治疗，改用支持治疗、抗感染或止血等对症处理，严重者应立即手术（止血或穿孔修补或胃造口术）。

（2）后期放射损伤：常见的是放射性气管狭窄，轻者导致顽固性咳嗽，严重者导致窒息、死亡。另外，放射性食管狭窄也较普遍，可通过食管扩张术或食管支架术解决。肺纤维化是另一常见的后期反应，多发生于近椎体的后段、肺门，为纤维条索状致密影，在放射野内多见，为不可逆的放射后遗症。放射性脊髓病偶见，多发生在无放射治疗计划系统（TPS）的治疗单位或晚期癌出现食管扭曲者，使得后斜野难以避开脊髓，从而导致脊髓受到较高剂量照射。因此，严格控制脊髓受量是预防其发生的唯一办法。

（三）腔内放射治疗和腔内加热治疗

1. 腔内放射治疗 适用于外照射后的加量治疗或姑息性治疗（如复发后治疗，晚期为缓解梗阻的治疗）。不可以作为根治性治疗的主要手段，所以应严格掌握治疗指征。

其治疗方法为：用 ^{60}Co 或 ^{137}Cs 或 ^{192}Ir 作为放射源，每周 1 次，每次 5~7Gy，连用 2~3 次，剂量计算参考点为距放射源 1cm 处，即黏膜下 0.5cm 左右。其优点在于减少外照射剂量，从而减轻肺、气管、脊髓等正常组织的受量，减轻放射反应。缺点在于放射源的位置难以固定，在食管中移动，使剂量分布不均。另外，不适于有明显外侵或偏心性生长的肿瘤，尤其是 CT 扫描显示食管壁厚度超过 1cm 时或有深溃疡时，应禁忌使用腔内放射治疗。

2. 腔内加热治疗 腔内加热治疗是近来使用的较新的治疗方法，目前使用的射频热疗仪，使得食管部位的温度持续在 42℃ 左右，而邻近器官如心、肺、大血管均通过血流或气体交换，未起到加热的效果，从而使食管受到增加放射敏感性的效果，而正常组织受到保护。目前推荐的加热方法是：每周 1～2 次，每次 30 分钟，温度保持在 42℃，但梗阻严重、有深溃疡或穿孔前征象者不宜使用。

（四）化学治疗

对食管癌有效的单药有氟尿嘧啶（5-Fu）、顺铂（DDP）、甲氨蝶呤（MTX）、丝裂霉素（MMC）、博来霉素（BLM）、长春地辛（VDS）等。大量病例分析结果表明，单药有效率 15%～30%。近年来应用于临床的新药有长春瑞滨、紫杉醇等。新药有效率为 25%～32%。单药疗效不佳，很少有完全缓解者，缓解期为 2～5 个月，仅起姑息作用。两药或三药联合化学治疗方案较单药有效率提高。常用的方案有顺铂 + 氟尿嘧啶、顺铂 + 长春地辛 + 博来霉素、顺铂 + 甲氨蝶呤 + 博来霉素、紫杉醇 + 顺铂、紫杉醇 + 顺铂 + 依托泊苷等。联合化学治疗的有效率为 44%～70%。中位有效时间 7 个月。其中顺铂 + 氟尿嘧啶对鳞癌的有效率为 50%～60%，不良反应能耐受，是食管鳞癌的标准治疗方案。对食管腺癌亦有 35% 的疗效。此外，顺铂和氟尿嘧啶都有放射增敏作用，因此常作为放射治疗和化学治疗综合治疗所选择的方案。

（五）食管癌复发的治疗

食管癌治疗的主要手段是手术和放射治疗。对于手术后出现的吻合口复发，可以选择放射治疗予以补救。放射治疗后复发的患者，首选手术治疗。对于根治性放射治疗后复发的患者，优先考虑手术，术后再辅以一定的联合化学治疗。

第六章

腹部肿瘤 ◆●●●

第一节 胃 癌

胃癌是世界上最常见的恶性肿瘤之一，尽管近年来胃癌发病率呈明显下降趋势，但在全世界范围仍次于肺癌而居各种恶性肿瘤死因的第二位。

【诊断】

（一）临床表现

1. 症状 胃癌的发生和发展是一个缓慢、长期的过程，因此，症状的出现也是一个从隐匿、间断逐渐到持续加重的过程。胃癌的常见症状如下。

（1）腹部胀痛：是最常见的症状。初始疼痛比较隐匿、间断，逐渐发展为持续。约80%的患者有疼痛的表现。

（2）食欲减退和消瘦：是常见症状。肿瘤引起胃蠕动减少致食欲减退，以至消瘦，个别患者消瘦非常明显。

（3）进食梗阻和呕吐：进食梗阻主要为贲门癌的表现，呕吐是幽门或胃窦肿瘤造成梗阻，这种呕吐往往量大，呕吐物有大量宿食。

（4）呕血、黑粪、贫血：约30%的胃癌患者有上消化道出血的表现。一般出血量小，多数可以自行停止，但多表现为反复出血。长期出血可造成贫血。大量出血表现为呕血，有时需急诊手术止血。黑粪是胃出血的特殊表现，呈柏油样。

2. 胃癌的体征　早期胃癌多无明显的体征，大多数体征是晚期胃癌的表现。

（1）上腹部压痛：压痛往往较弥散，定位不明确，少数患者压痛明显，并伴有肌紧张、反跳痛。

（2）淋巴结肿大：主要是转移性淋巴结肿大。常见的是锁骨上淋巴结转移，少数有左腋下淋巴结转移。

（3）腹水、盆底种植结节：由于肿瘤在腹腔内播散，造成腹水以及盆底种植结节。通过腹水检查，可以查出癌细胞；通过肛门指检，可以查出盆底的种植转移结节。

（4）梗阻、黄疸：由于胃窦或幽门部肿瘤可使胃腔变小致幽门梗阻，胃癌腹腔播散可造成肠管粘连，形成消化道梗阻；肝门的淋巴结肿大和广泛的肝转移可以造成黄疸。

（5）贫血貌、消瘦、恶病质：均是晚期肿瘤的表现，在胃癌中非常常见。

3. 胃癌的肿瘤伴发性综合征　胃癌在临床上经常有肿瘤伴发性综合征的表现，常见的有：黑棘皮病、掌棘皮病、圆形糠疹、鲜红皮肤乳头状瘤、皮肌炎、多发性肌炎、低血糖症和高血糖症等。

（二）辅助检查

1. 常规检查　大便隐血试验：如患者大便隐血试验持续阳性，对胃癌的诊断有参考意义。

2. 胃液检查

（1）胃液分析：正常胃液无色或浅黄色，每 100ml 胃液中游离盐酸 0～10U，总酸度为 10～50U。胃癌患者的胃酸多较低或无胃酸。当胃癌引起幽门梗阻时，可发现大量食物残渣，如伴有出血，则可出现咖啡样液体，对胃癌的诊断具有一定的意义。

(2) 四环素荧光试验：四环素试验方法很多，但基本原理都是根据四环素能与癌组织结合这一特点。如四环素进入人体后被胃癌组织所摄取，因而可以在洗胃液的沉淀中见到荧光物质。方法是口服四环素 250mg，每日 3 次，共 5 日，末次服药后 36 小时洗胃，收集胃冲洗液，离心后沉渣平铺滤纸上，室温干燥，在暗室中用荧光灯观察，有黄色荧光者为阳性。阳性诊断率为 79.5%。

(3) 胃液锌离子测定：胃癌患者的胃液中锌离子含量较高，胃癌组织内含锌量平均为 11 400mg/kg，等于健康组织含锌量的 2.1 倍。因胃癌患者的胃液内混有脱落的胃癌细胞，癌细胞中的锌经过胃酸和酶的作用，使其从蛋白结合状态中游离出来，呈离子状态混入胃液中。所以，胃癌患者的胃液中锌离子含量增高。

(4) 高效液相色谱方法：是一种常用的化学分析方法，可以同时分离检测多种物质并显示每一种物质的浓度与光谱特性。这种方法操作简便，采用细颗粒的高效固定相，分辨率高，非常适用于分离生物大分子、离子型化合物、不稳定的天然物质及其他各种高分子化合物。高效液相方法可以同时分析多种物质的成分及含量，以紫外光检测器检测，可同时获得多种物质的紫外光吸收光谱特征。应用高效液相方法分析胃液的成分，发现进展期胃癌与胃内良性病变患者胃液的高效液相紫外光吸收光谱明显不同，胃癌患者峰位数明显多于胃内良性病变患者，这表明进展期胃癌与胃内良性病变患者胃液的成分明显存在差异。以 CART 方法建立胃癌最佳判别模型，诊断进展期胃癌先验概率的敏感度为 91.9%，特异度为 90.7%；后验概率的敏感度为 89.2%，特异度为 90.7%。这反映胃癌患者胃内成分的复杂性及胃液多种成分联合检测用于胃癌诊断的可行性。高效液相光谱法用于胃癌诊断具有广阔的前景。

3. 病理学检查

(1) 胃脱落细胞学检查: 胃脱落细胞学检查, 由于方法改进、诊断技术的提高, 诊断胃癌的阳性率已达80% ~ 96%。胃脱落细胞学检查是诊断胃癌的一种较好的方法, 操作简单, 阳性率高, 痛苦小, 患者易于接受。但它不能确定病变的部位, 所以, 应与X线检查、胃镜等检查相结合应用。

(2) 胃黏膜活检: 胃黏膜的活检主要通过胃镜检查进行。由于活检的组织小, 组织挤压变形明显, 诊断较大病理困难。胃组织活检的诊断正确率高, 误诊主要是由于没有活检到肿瘤组织, 有时由于胃活检钳取组织小, 无法鉴别诊断。

4. 免疫学检查

(1) 胎儿硫糖蛋白抗原 (FSA): 为胃液中3种硫糖蛋白抗原之一。此类抗原可存在于胃癌细胞及癌组织周围黏膜细胞内, 胃癌患者的胃液中含量较高。

(2) 胃癌抗原 (GCA): 是一种肿瘤相关的抗原。存在于胃癌患者的胃液中, 是具有免疫活性的糖蛋白。

5. 胃蛋白酶原法筛选胃癌 血清胃蛋白酶原是萎缩性胃炎的标志物, 虽不是真正意义上的肿瘤标志物, 但由于萎缩性胃炎是胃癌的癌前病变, 所以把胃蛋白酶原法筛选呈阳性者作为胃癌高危人群加以筛选这一方法, 已被应用于对胃癌的检诊。

6. 基因检测诊断 胃癌的发生是一个多因素、多基因变异的过程, 该过程涉及多种原癌基因的激活和抑癌基因的失活。原癌基因的活化和抑癌基因的失活是导致肿瘤发生、发展的重要因素, 而抑癌基因可能是抵御肿瘤发生的重要保护机制。基因诊断是以探测基因的存在, 分析基因的类型和缺陷及其功能是否正常, 从而达到诊断疾病的一种方法。目前所谓的肿瘤分子诊断是指检测肿瘤相关基因及其表达产物的诊断方法。目前已发现的与胃癌有关的癌基因和抑癌基因及其表达产物有 *bc*1-2 基因、c-myc 基因、p16 基因、p53 基因、p27 基因及其他基因，如 c-jun、ets、ras、fas、survivin、c-erbB2、apc、dcc、rb、c-met、nm23、ck18 等基因，不但参与肿瘤的发生，而且也参与肿瘤的转移过程，与肿瘤的浸润及转移有密切的关系。

7. 生物芯片癌检技术 肿瘤的早期诊断极为困难，近年来，肿瘤的蛋白表达物的基础研究发展迅速，已有多种肿瘤标记物被公认为较好的临床诊断指标。但其种类偏少、特异性较差仍是阻碍临床应用的主要原因。为了提高诊断的阳性率和准确率，临床上通常需要联合几种肿瘤蛋白标志物同时对一种肿瘤进行检测。为此，生物芯片技术应运而生。生物芯片技术是 20 世纪 90 年代出现的一种高通量、高灵敏度、高特异性且微型化的蛋白质分析技术，是当今生命科学研究领域发展最快的技术之一，该技术可以同时对十余种常用肿瘤蛋白标志物进行联合检测，对肝癌、肺癌、胃癌、食管癌、前列腺癌、结直肠癌、乳腺癌、卵巢癌、胰腺癌和子宫内膜癌等十多种常见肿瘤进行早期诊断。

8. X 线检查 X 线检查是胃癌主要的检查方法，X 线钡剂检查在胃癌的定性检查中具有重要意义，其定位诊断价值超过纤维胃镜，是临床上常用的诊断方法。它的主要缺点是对 <1cm 的病灶容易漏诊，对早期浅表性肿瘤诊断困难。

胃癌的 X 线检查主要是通过对胃黏膜的形态、胃充盈的形态、胃壁的柔软度和蠕动进行诊断，有两种方法：①传统的黏膜法、充盈法、挤压法；②低张 X 线双重气钡对比检查。前者对于较大的病灶诊断价值较高，但易漏诊较小的病灶，一般诊断正确率在 90% 左右。低张 X 线双重气钡对比检查对较小的病变诊断有较大价值，可以发现 <1cm 的肿瘤，但年老

体弱者不易耐受。

（1）早期胃癌的 X 线表现

①隆起型（Ⅰ型）：肿瘤呈圆形或椭圆形向腔内凸起，形成充盈缺损，多较小加压检查时容易发现。

②浅表型（Ⅱ型）：肿瘤呈轻微的隆起或凹陷，表现为不规则的轻微隆起和凹陷、黏膜中断、纠集。检查时最好使用加压或双重气钡检查。

③溃疡型（Ⅲ型）：肿瘤呈浅溃疡改变，表现为大小不等的不规则凹陷，边缘呈锯齿状。

（2）进展期胃癌的 X 线表现

①增生型：肿瘤呈巨块状，向胃腔内生长为主。X 线表现为充盈缺损、多不规则，病灶边缘多清楚，胃壁僵硬且蠕动差。

②浸润型：肿瘤沿胃壁浸润性生长。X 线表现为黏膜破坏、紊乱、蠕动消失、胃腔狭窄，严重者呈"皮革胃"改变。

③溃疡型：肿瘤向胃壁生长，形成局部增厚、中心坏死，形成溃疡。表现为不规则龛影，周围有环堤、边缘不整，常见指压征。

④混合型：肿瘤具有上述多种改变。X 线检查亦具有以上 3 型的各种表现。

（3）胃癌与胃良性溃疡的 X 线鉴别诊断：胃良性溃疡是常见疾病，其 X 线表现明显不同于胃癌，二者的鉴别诊断重点见表 6-1。

表 6-1　胃癌与良性溃疡的 X 线鉴别诊断

项　目	良性溃疡	恶性溃疡
龛影大小	多较小	多较大（＞2.5cm）
龛影形态	圆或椭圆形	多不规则
龛影位置	胃轮廓外	胃轮廓内
溃疡边缘	整齐	不整齐

项　目	良性溃疡	恶性溃疡
溃疡底部	多光滑	多凹凸不平
溃疡周围黏膜	粗细一致、柔软、有 Hampton 线	结节增厚、不规则中断、无 Hampton 线
溃疡周围胃壁蠕动	正常	减弱或消失

9. CT 检查　CT 检查是一种常用的胃癌检查方法，对于胃癌的定位、范围的确定、浸润深度、周围器官的侵犯、淋巴结的转移有极大的临床价值；在肿瘤的定性诊断和鉴别诊断方面亦有一定意义。特别在术前帮助判断肿瘤能否切除有肯定价值。

胃癌的 CT 检查主要通过对胃壁厚度、肿瘤的浸润深度、周围器官的侵犯、淋巴结的肿大、腹腔其他器官的改变来诊断胃癌。

正常的胃壁厚度为 5mm 以下，在肿瘤情况下，局部胃壁增厚、肿块、伴不规则改变、局部强化。通常 Borrmann Ⅰ 型表现为胃壁的局部肿块，Borrmann Ⅱ 型和Ⅲ型表现为肿块和溃疡，Borrmann Ⅳ 型表现为弥漫的胃壁增厚。

肿瘤向周围的侵犯主要表现在肿瘤与邻近器官间的脂肪层消失、肿瘤与相关器官融合成块等，需结合其他改变综合分析。

胃周围淋巴结的正常大小有不同报道，直径为 8~15mm。对于直径 <10mm 的淋巴结很难确定是否转移。如淋巴结较大、呈圆形或椭圆形、有融合多为转移性淋巴结。

在胃的上腹部 CT 检查中，可同时观察肝、腹膜等的转移。

胃淋巴瘤是胃的恶性肿瘤之一，近年发病率增加很快。临床上术前诊断比较困难，主要表现为胃壁的弥漫性增厚及胃周的淋巴结肿大。胃淋巴瘤与胃癌的鉴别诊断参见表 6-2。

表6-2　胃癌与胃淋巴瘤的诊断特点比较

胃癌	胃淋巴瘤
全胃癌	弥漫性胃淋巴瘤
胃壁增厚程度不及淋巴瘤	胃壁明显增厚
胃壁僵硬，形态固定	
肿块型溃疡型胃癌	胃壁有一定的柔软度
溃疡较深	结节型胃淋巴瘤
局部黏膜中断破坏	范围较大而浅
局限性僵硬	黏膜粗大、扭曲
肿瘤外侵现象	有一定柔软度
淋巴结转移有规律	外侵不明显
	弥漫腹膜后淋巴结肿大
	肝、脾大

10. 胃镜检查　胃镜经历多年的发展，从硬管胃镜、半可屈式胃镜、纤维胃镜，直到现今广泛使用的电子胃镜、超声胃镜。胃镜的发明和发展对胃黏膜病变和胃癌的诊断，特别是早期诊断具有极大的意义。胃镜的定性价值极大，但定位价值欠佳，而 X 线钡剂检查定位诊断非常可靠，两者结合方可获得准确的定性诊断和定位诊断。

（1）早期胃癌的表现

①表浅型：病变与周围黏膜等高，无明显的隆起或凹陷，主要表现为黏膜的充血、糜烂，范围往往较小，肉眼诊断较困难。此型与胃黏膜炎性病变较难鉴别，多需病理检查确定。

②隆起型：病变呈颗粒状、息肉状、乳头状隆起，黏膜可呈苍白或充血糜烂样，与周围边界不清，如病变较大、广基常为恶性改变。此型与黏膜下病变如间质来源的肿瘤、黏膜病变如良性息肉等需做鉴别。

③凹陷型：病变呈糜烂、溃疡凹陷状，与周围界限多较清楚，溃疡内黏膜可呈高低不平、附有污秽、出血等，周围黏膜可呈纠集、增粗、中断等。此型与良性溃疡需做区别。

（2）进展期胃癌的表现：进展期胃癌肿瘤较大，表现类型同早期胃癌，但较大的肿块、溃疡临床上诊断多不困难。需要特别注意的是，弥漫浸润型（皮革胃）胃癌有时胃黏膜完好，仅可发现胃壁较硬，蠕动不明显，易于造成误诊。可结合 X 线检查帮助诊断。

（三）鉴别诊断

1. 上腹痛　胃癌初期最常见症状之一，上腹痛开始轻微或伴有腹胀，无特异性，极易被忽略。疼痛可为间歇性，呈钝痛或胀痛，进食后可加重，碱性药物不能缓解。疼痛可渐进性加重，胃癌累及幽门区可出现呕吐，而溃疡型胃癌疼痛可有节律性。临床需与下列疾病相鉴别。

（1）胃炎：慢性胃炎疼痛无节律性及周期性，以消化不良症状为主，与进食无关，餐后常有饱胀不适和烧灼感，少数患者伴有泛酸、嗳气等。疼痛多为隐痛，时隐时现，长期存在，胃镜检查可明确诊断。

（2）消化性溃疡：最重要的特征是反复发作，具有明显周期性及节律性，上部溃疡呈餐后痛，幽门溃疡为空腹痛，夜间痛常见。碱性药物可缓解疼痛，全身症状轻，X 线钡剂检查、胃镜检查有特征性表现。

（3）胃恶性淋巴瘤与胃平滑肌肉瘤：上腹痛可为其最常见症状，早期缺乏特异性，仅表现为消化不良，进展期表现为贫血、消瘦及上腹部包块。鉴别诊断主要依靠 B 超、CT 和胃镜等检查。

（4）胆囊炎：持续性右上腹部钝痛，可向右肩部放射，伴有腹胀、恶心、嗳气，急性发作时可有阵发性绞痛、发热、黄疸，B 超及造影能明确诊断。

（5）慢性胰腺炎：腹痛同样为胰腺炎最常见症状，常为上腹部深部疼痛，具有穿透性，进食后加重，夜间可发作。可放射至腰背部，反复发作。急性期可出现黄疸、发热，血淀粉酶、尿淀粉酶升高，B超、CT有诊断价值。

2. 食欲减退及消瘦　恶性肿瘤是消瘦的常见原因，部分胃癌患者食欲缺乏为首发症状，肿瘤早期即可引起胃肠功能紊乱，导致摄入不足、代谢消耗增加，出现消瘦、乏力、贫血及营养不良。其他消化系统疾病如慢性胃炎、肝病、肠道肿瘤亦可出现食欲缺乏及消瘦，其鉴别除有赖于各器官系统疾病特有的症状、体征外，当患者年龄较大、出现不明原因消瘦时应警惕恶性肿瘤的存在。如无肯定发现，应定期随访观察症状变化以期及时发现。

3. 恶心、呕吐　胃癌早期即可表现为恶心，发展至中、晚期，特别是胃下部癌包括胃窦癌及幽门管癌，出现幽门梗阻（癌肿堵塞或水肿），恶心、呕吐可为常见症状。尤其是餐后隔夜或数餐后呕吐宿食，以及夜间呕吐等，呕吐前常伴有明显腹痛，呕吐后腹痛仍然存在，应警惕胃癌的可能。而活动性消化性溃疡可因幽门充血、水肿、痉挛致餐后呕吐，呕吐物一般无隔夜宿食，且呕吐后腹痛可缓解。肠梗阻表现为进食或不进食均可出现频繁剧烈呕吐，根据梗阻部位不同呕吐物成分可不同。腹部X线片、B超和造影等可鉴别。

4. 上消化道出血及黑粪　上消化道出血临床最常见的原因依次为消化性溃疡、食管胃底静脉曲张破裂、急性胃黏膜病变和胃癌等。胃癌多为少量出血，早期即可出现黑粪，长期少量出血表现为大便隐血试验持续阳性并引起贫血，常伴有食欲缺乏、上腹痛、消瘦等。中老年患者既往有胃病史，持续大便隐血试验阳性，出血量与贫血不符，应警惕胃癌的可能。上消化道出血可为胃体癌首发症状，溃疡型胃癌侵蚀大血管时可出现剧烈呕血和黑粪。

（1）消化性溃疡：本病消化道出血居首位。十二指肠溃疡占绝大多数。一般为静脉出血，表现为黑粪或柏油样便，出血量大时可为鲜血。出血前数日腹痛加重，应用碱性药物缓解效果不佳,呕血时有强烈恶心感,呕血后疼痛可消退,确诊依靠胃镜检查。

(2)食管及胃底静脉曲张破裂出血:肝硬化门静脉高压失代偿期表现,可合并黄疸、腹水、脾大,常为无痛性大量呕血,多有肝炎病史。

(3)急性胃黏膜病变:包括糜烂性胃炎和应激性溃疡,多存在诱发因素,如进食药物或应激刺激,出血为其主要表现。常为反复少量多次出血,应激性溃疡多发生于疾病2~15日,胃镜检查显示多发溃疡,表浅不规则,直径0.5~1.0cm,基底干净,好发于胃底和胃体。

(4)胃恶性淋巴瘤与胃平滑肌瘤:反复持续少量出血较为常见,部分可为首发症状,常伴有疼痛、包块及贫血症状。

(5)胆管出血:表现为右上腹或剑突下阵发性绞痛,疼痛缓解后可出现便血或呕血,呕血呈细条状,可触及肿大的胆囊,可伴有发热、寒战、黄疸等。胆石症、肿瘤和创伤为其原因。

5. 吞咽困难 表现为吞咽费力,吞咽过程延长或无法吞咽食物。胃上部癌吞咽困难为其最具特征性表现,常为首发症状,表现为渐进性吞咽困难,常伴有恶心和烧灼感,久之出现食欲缺乏及消瘦,X线钡剂检查、内镜检查均可明确诊断。

(1)食管癌:吞咽时胸骨后烧灼感,呈针刺样疼痛,伴有轻度哽噎、食物滞留感,进展期呈进行性吞咽困难,X线造影及食管镜检查可明确诊断。

(2)食管、胃上部平滑肌瘤:呈缓慢进行性、间歇性吞咽困难,食管内异物感,胸闷,食管镜检查或胃镜检查为主要诊断手段。

(3)食管贲门失弛缓症:吞咽困难为本病最常见及最早出现的症状,可突然出现,症状反复,病程长,与食物及精神刺激相关,夜间反流常见。X线钡剂检查、造影示食管下段呈"鸟嘴样"改变。

6. 上腹部包块 临床上最多见的即是肿瘤性包块,恶性肿瘤居多,病情较复杂,鉴别诊断困难。部分胃癌患者可在中、上腹部相当于胃投影区任何部位触及肿块,以右上腹最多见。胃体癌肿块常位于中线附近,实性,结节样,边界不清,外型不规则,表面粗糙、质硬等,多为原发肿瘤。晚期肿块向周围组织浸润而固定。发生转移时可在腹腔、盆腔、直肠、子宫(膀胱)陷凹、脐部等处触及肿块,临床上发现上腹部肿物应注意与下列疾病相鉴别。

(1)胃平滑肌瘤(肉瘤):病程长,肿瘤较大、有沉重感,呈球形或椭圆形,好发于胃上部,表面光滑,活动度好,肉瘤表面不光滑,肿瘤较大时可引起溃疡坏死及出血、梗阻。腔内型肿瘤做 X 线检查和胃镜检查有相应表现,腔外型肿瘤进行 CT、MRI 检查有诊断意义。

(2)胃恶性淋巴瘤:是除胃癌外最常见的胃部恶性肿瘤,多发于胃窦及幽门前区,绝大多数为非霍奇金淋巴瘤,除上腹痛、消瘦外,有 1/3 的患者可触及肿物。贫血及穿孔等较多见。X 线诊断率低,内镜检查需深部活检,有时可明确诊断,部分患者需剖腹探查。

(3)胰腺肿物:包括炎性肿物、囊性癌肿等。炎性肿物可追问到上腹剧痛、发热、恶心、呕吐及黄疸等急性炎症史,肿块位于左上腹或脐部,边界不清,有压痛。血淀粉酶可升高。CT 检查可发现胰腺钙化、水肿等。囊肿以假性囊肿多见,继发于胰腺炎或创伤后,好发于胰体尾部,肿块位于中上腹偏左,囊性感,表面光滑。B 超、CT 检查示胰腺结构不清,囊性肿物单发或多发,血淀粉酶可升高或正常。胰腺癌多起始于胰头部,囊腺癌多位于体、尾部。以进行性黄疸、持续性腹痛为主症,能触及肿块者多数已为晚期。

(4)结肠肿块:特别是结肠癌,一般位置较深,轮廓不规则,质地坚硬,有沉重感,表面不光滑,临床上常有上腹胀痛，大便习惯改变，隐血试验持续阳性或有慢性贫血征象，部分患者可并发梗阻症状。钡剂灌肠及肠镜可明确诊断。但当胃癌侵及横结肠或横结肠癌累及胃体时可造成诊断困难，甚至需剖腹探查。

（5）左肝癌：既往有病毒性肝炎史、肝区疼痛、食欲减退、消瘦、腹胀。查体，肝区有压痛及不规则肿块，AFP 升高。B 超及 CT 检查发现左肝占位病变。

（6）消化性溃疡：肿块少见，当溃疡穿孔形成局限包裹时可触及包块。患者多有间歇性发热，无规律性疼痛，制酸药疗效差，查体时肿块有压痛，可追问到溃疡穿孔史。

（7）其他如肠系膜肿块：小肠肿瘤及胆系肿块等临床少见，胃部症状不明显，鉴别较容易。

7. 胃癌转移病灶症状鉴别诊断　胃癌邻近脏器转移常需与胰腺、肝、胆囊、横结肠等疾病相鉴别。肝转移发现黄疸、腹水及肝大时，需与肝硬化腹水、结核性腹膜炎或其他脏器恶性肿瘤所致的腹水鉴别。腹腔种植转移时直肠陷凹可触及肿块。妇科检查可触及卵巢肿物。胃癌远处转移常引发相应脏器症状。肺转移出现呼吸困难、咯血、胸痛。脑转移出现颅压增高等神经症状。少数患者首诊以转移灶症状就诊，需提高警惕，在排除其他脏器疾病的同时，努力寻找胃原发灶是关键。

8. 胃癌伴癌综合征鉴别诊断　胃癌伴癌综合征主要有：①皮肤综合征；②癌性非转移性神经肌肉综合征；③心血管–血栓栓塞综合征；④内分泌代谢综合征；⑤血液病综合征。其他尚有肾病综合征等伴癌综合征可与胃癌同时存在，并随胃癌治疗效果相应变化。临床上遇到伴癌综合征发现于胃癌症状之前的病例时，应提高警惕，尚需施行钡剂造影、内镜等相应检查，以免漏诊或误诊。

【治疗】

肿瘤的治疗已经取得了很大的进展，胃癌的手术率、手术切除率、治愈性切除率、5 年生存率均取得了很大的提高。虽然胃癌的化学治疗和放射治疗取得了一定的进步，但外科手术仍然是胃癌的主要治疗方法。目前国内早期胃癌的 5 年生存率为 89% ~ 95%，进展期胃癌的治愈性手术后 5 年生存率为 37% ~ 53%，总的胃癌 5 年生存率为 20% ~ 30%。

（一）外科治疗

胃癌的外科治疗有 100 多年的历史，从开始的胃大部切除到全胃、贲门的切除，从简单的胃大部切除到根治性切除，从一般根治术到扩大根治术，从胃切除术到联合器官切除术，胃癌外科治疗有了长足的进步。近年的临床研究显示，单纯依靠外科技术进一步提高胃癌治愈已很困难，应在早期诊断和综合治疗方面做更多的工作，提高胃癌的治疗水平。

胃癌的外科治疗根据切除肿瘤的程度分为治愈性手术和姑息性手术。过去根据胃癌淋巴结清扫的站别以 R（radical）$_{1 \sim 4}$ 表示。但是，由于淋巴结清扫的站别并不能表示是根治性切除还是姑息性切除，近年已将 D（dissection）代替 R，分别为 $D_{1 \sim 4}$，它反映的是切除的范围而不是是否根治。

目前主要根据手术时和手术后的病理检查来估计手术的根治性。具体为：①根治性 A，无肿瘤残留，治愈的可能性大。其要满足下列条件，即 T_1 或 $T_2 N_0$ 以 D_1、D_2、D_3、D_4 治疗者，N_1 以 D_1、D_2、D_3 治疗者，远近切端 > 1cm，同时 $M_0 P_0 H_0$。②根治性 B，无肿瘤残余，估计略逊于根治性 A。③根治性 C，有明显肿瘤残留。

1. 治愈性切除　胃癌的治愈性手术是指将原发肿瘤与转移淋巴结以及受侵犯的周围组织一并切除，以达到治愈目的的手术。它强调 3 个方面：①远近切端无肿瘤残留；②清除的淋巴结站数大于转移的淋巴结站数（D > N）；③邻近组织器官中无肿瘤残留。肿瘤手术分为两大部分：①肿瘤切除和淋巴结清扫；②消化道的重建。其中肿瘤切除是主要的。

（1）胃切除：胃癌的胃切除一般根据胃癌的大小与部位来决定。依据切除的大小可将其分为胃局部切除术、胃大部切除术、全胃切除术、胃合并联合器官切除术。具体切除范围和适用病情如下。

①胃局部切除：对于早期肿瘤，有部分医师采用胃的局部切除，其临床价值尚待科学地研究和评估，而且早期胃癌的多原发机会达 5%～8%。

②胃大部切除：胃大部切除是胃癌切除的主要形式，根据切除胃的部位又分为近端胃大部切除和远端胃大部切除。胃大部切除的范围应根据肿瘤的范围来决定，可以是胃的50%～80%。胃的近端大部切除适于贲门及胃体高位肿瘤，胃的远端大部切除适于胃窦癌、胃角癌和远端胃体癌。

③全胃切除：主要用于肿瘤病变超过两个分区以上的胃癌。部分医师曾建议对贲门癌和胃体癌也适合全胃切除。但近年多数专家认为，在保证切缘和淋巴结清扫的情况下，尽量保留部分胃，对于减少手术并发症、改善术后生活质量有重要价值。

④胃合并联合器官切除：胃的联合器官切除有以下 3 种情况。肿瘤侵犯邻近器官，需要将受侵器官行联合切除，如受侵的横结肠、胆囊、肝、胰腺等；胃癌合并邻近器官孤立或少数转移灶，可将原发灶及转移灶分别切除，如合并的肝转移；胃癌产生的有较大机会器官周围淋巴结转移时，需将受累的器官一并切除，如胃体癌和贲门癌的合并胰体尾、脾的切除。此种联合切除有较高的手术并发症，生存情况未见明显改善。因此，目前该方法仅用于肿瘤侵犯胰体尾或脾门淋巴结有明显转移的患者。

（2）手术切缘：胃癌的手术切缘是胃癌手术很重要的部分。保证手术切缘阴性是根治性手术的标准之一。

胃癌的切缘与肿瘤的浸润距离有关，不同的肿瘤大小、肿瘤类型、肿瘤生长方式的浸润距离是不同的。这里的浸润包括：肿瘤沿组织间隙的扩散，肿瘤侵犯胃壁的血管、淋巴管、神经。多数研究显示，中、高分化腺癌，内生为主，局限性肿瘤一般不超过3cm；低分化、未分化黏液腺癌、印戒细胞癌、溃疡型、浸润性生长者，浸润距离较长，可达到3～5cm。因此，临床上对第1种情况，需要选择3～4cm的切缘；对第2种情况，采用5～6cm的切缘。

在手术过程中，避免切缘阳性主要靠直接观察和冷冻切片病理检查。标本切下后，应及时查看标本切缘是否满意，肿瘤边缘清楚、且距离超过2cm以上即可；如果肿瘤边界不清楚、距正常组织边缘小于2cm，应进行术中冷冻切片病理检查，确定切缘是否阳性。

(3) 淋巴结清扫

①胃淋巴结的分组：胃的周围淋巴结共分为20组，分别是贲门右淋巴结、贲门左淋巴结、胃小弯淋巴结、胃大弯淋巴结、幽门上淋巴结、幽门下淋巴结、胃左动脉干淋巴结、肝总动脉干淋巴结、腹腔动脉周围淋巴结、脾门淋巴结、脾动脉干淋巴结、肝十二指肠韧带内淋巴结、胰后淋巴结、肠系膜根部淋巴结、结肠中动脉周围淋巴结、腹主动脉周围淋巴结、胰前淋巴结、胰下淋巴结、膈肌下淋巴结、食管裂孔淋巴结。

②胃淋巴结的分站：胃周围的20组淋巴结临床上又被分为4站，习惯上用 N_1、N_2、N_3、N_4 表示。胃不同部位的淋巴结分站是不同的，详见表6-3。

表6-3 不同部位胃癌的淋巴结分站

站　别	胃窦部	胃体部	贲门部	全　胃
第1站	3,4,5,6	1,3,4,5,6	1,2,3,4	1,2,3,4,5,6
第2站	1,7,8,9	2,7,8,9,10,11	5,6,7,8,9,10,11	7,8,9,10,11
第3站	2,10,11,12,13	12,13	12,13	12,13
第4站	14,15,19,20	14,15,19,20	14,15	15,16,19

注：表中阿拉伯数字为淋巴结的分组

③胃癌的淋巴结转移:据文献报道,早期胃癌的淋巴结转移率为3.3%~33.4%,国内报道多在10%左右;不同类型的进展期胃癌淋巴结转移为48%~81%,其中第1站淋巴结转移占74%~88%,10%~20%的患者有第2站以上的淋巴结转移。

④胃癌手术的淋巴结清扫:胃癌手术的切除根据淋巴结清扫的站数分为D_1、D_2、D_3、D_4,其分别清扫第1、第2、第3、第4站淋巴结。一般根治术的要求是清扫范围超过淋巴结转移范围1站,即若肿瘤有第2站转移,手术清扫到第3站淋巴结。在临床上,有时根据肿瘤和机体的情况,在手术中进行选择性扩大或缩小原有大清扫范围,称为改良根治术,如在D_2的基础上扩大清扫数组淋巴结,称为扩大D_2。

⑤不同分期胃癌的淋巴结清扫:不同分期胃癌的淋巴结转移率和转移的站数是不同的。临床上应根据肿瘤的大小、浸润深度、淋巴结的情况和转移的站数,选择胃癌的清扫范围。目前多数临床医师认为Ⅰ期胃癌因为没有淋巴转移,采用D_1、D_2、D_3清扫的结果相同,由于在临床上无法判断分期,故多采用D_2。Ⅱ期的胃癌淋巴结转移至第1站,建议采用D_2清扫术。对于Ⅲ期的胃癌,其淋巴结转移至第2站,理论上应清扫第3站淋巴结,但临床上多采用扩大的D_2清扫来代替D_3手术。Ⅳ期的胃癌手术是姑息性手术,应根据患者的综合情况决定手术方式。

(4)早期胃癌的手术治疗

①早期胃癌的手术治疗:早期胃癌有其病理学和生物学方面的特点,因此其手术也有特别注意点。早期胃癌病灶较小,手术中有时无法查出,造成手术困难,要求医师在术前通过胃镜和胃钡剂检查仔细定位,手术中寻找病灶有两种方法,即术中切开胃壁和术中采用胃镜检查;早期胃癌的淋巴结转移率为3.3%~33.4%,部分有第2站淋巴结转移,因此一般宜进行改良D_2切除或扩大D_1切除;早期胃癌的边界不易确定,同时多

原发可达到 5% ~ 8%,术中宜在标本切下后立刻检查,避免形成切缘阳性。

②胃癌的局部切除:近年来随着早期胃癌检出的增多,许多学者探讨缩小手术,进行胃癌的局部切除。其方法有经腹腔镜局部切除、经胃镜切除、经腹胃局部切除、经腹腔镜胃镜切除等。

2. 姑息性切除 胃癌在临床诊断时常由于肿瘤过大、侵犯周围器官、有淋巴结和远处转移,因而不适合根治性手术,可行姑息手术治疗。姑息手术的目的在于缓解临床症状,提高生存质量,甚至延长生存期。

(1)姑息性切除:指肿瘤晚期无法根治性切除时,尽量切除肿瘤原发灶的手术。可分为近端胃大部切除、远端胃大部切除、全胃切除。

(2)胃空肠吻合术:手术探查后,如胃远端肿瘤不能切除,临床上已有梗阻或将很快形成梗阻,行胃空肠吻合术是最佳选择。

(二)胃癌的化学治疗

胃癌的化学治疗有多年的历史,特别是近年来化学治疗发生了很大的变化,如新药的发现、新的药物应用途径、新的联合化学治疗方案等使药物治疗的效果获得了很大的提高。从化学治疗的途径上可分为腹腔化学治疗和全身化学治疗两种。

1. 腹腔化学治疗 对局部晚期的胃癌,肿瘤侵犯浆膜后,可脱落种植于腹腔和器官的浆膜面,在手术过程中可能造成肿瘤细胞脱落或血管、淋巴管切断造成的腹腔游离肿瘤细胞。为处理上述情况应用的技术有下列几种。

(1)腹腔直接化学治疗:即在手术结束前根据肿瘤侵犯浆膜或残留的情况在关腹前给予一次性化学治疗。

(2)腹腔置管化学治疗:即手术结束时放置腹腔化学治疗管以备术后化学治疗。通常有两种导管(一般塑料管或硅胶管,颈静脉穿刺留置管)可以置放。颈静脉穿刺留置管放置、护理、应用均较方便,目前常用。腹腔置管化学治疗一般不宜超过 1 个月,因长期置留可造成腹腔感染。

(3)腹腔泵化学治学治疗:手术结束时,留置腹腔泵以备术后化学治疗。

(4)持续腹腔热灌注化学治疗:持续性腹腔热灌注化学治疗(continous hyperthemic peritoneal perfusion,CHPP)是近 10 年出现的新方法。CHPP 治疗常用的化学治疗药物有丝裂霉素(MMC)和顺铂(DDP),或两者相加。CHPP 的加热温度为输入温度 44~52℃,输出温度 42~52℃,腹腔内温度为 42~43℃。持续加热时间为 60~96 分钟。据文献报道,CHPP 具有明显的临床价值,有控制腹水、减少局部复发、延长生命的作用。CHPP 的主要不良反应有骨髓抑制、急性肾衰竭,少数患者有肝功能损害,一般于 CHPP 结束后 2 周恢复。

(5)腹腔化学治疗的常用药物:单次剂量为氟尿嘧啶 1000~1500mg,顺铂 40~60mg,丝裂霉素 8~12mg,卡铂 300~400mg,单用或两种药物联合应用。腹腔化学治疗的液体量为每次 1000~2000ml。若液体量 <1000ml,易造成药物性腹膜炎,形成粘连、导管堵塞等,同时对药物弥散也有影响。

2. 全身化学治疗 全身化疗分为:①术前的新辅助化学治疗,其目的是通过化疗缩小肿瘤,增加手术切除率、减少肿瘤的播散;②获得根治性切除后的辅助化学治疗,化学治疗的目的是杀灭超出术野的、腹腔种植的、肝转移的少量肿瘤细胞,以减少复发和转移,延长生存时间;③对肿瘤姑息性切除或未能切除肿瘤的治疗称为姑息性化学治疗,化学治疗的目的是杀灭或抑制肿瘤、减轻患者痛苦、延长生存期。

(1)适应证:①早期胃癌在根治性术后一般不必化学治疗,倘若肿瘤范围较大、恶性程度较高、侵犯血管和淋巴管也应化学治疗;②进展期的胃癌根治性术后需辅助化学治疗,据文献报道,5 年生存率可以提高 20% 左右;③晚期的胃癌(包括姑息性切除后和未能切除的胃癌)需要姑息性化学治疗,姑息性化学治疗有效率为 30% ~ 50%,持续时间为 6 ~ 9 个月;④对中、晚期胃癌可以行术前的新辅助(包括介入化学治疗),以增加切除率,减少肿瘤播散。

(2)胃癌化学治疗的常用药物及疗效:见表 6 - 4 和表 6 - 5。

表 6 - 4　胃癌的单药疗效

药物名称	例数	有效率(%)
5-Fu(推注)	392	21
5-Fu(持续灌注)	13	31
MMC	211	30
ADM	68	25
CDDP	36	22
Taxotere	26	23
Irinotecan	60	23
FT207(口服)	19	26
UFT(口服)	188	27
HCFU(口服)	65	18

注:5-Fu:氟尿嘧啶;MMC:丝裂霉素;ADM:多柔比星;ATl258;DDP:顺铂;Taxotere:泰素帝;Irinotecan:依莲锗特肯;FT207:呋喃氟尿嘧啶;UFT:复方呋喃氟尿嘧啶;HCFU:卡莫氟

表 6 - 5　胃癌的常用联合化学治疗方案与疗效

方案名称	药 名	剂 量	用 法	有效率(%)
FAM (每 3 周重复 1 次)	5-Fu ADM	300mg/m² 20mg/m² 10mg/m²	iv gtt 第 2 ~ 6 日 iv gtt 第 1、第 8 日 iv gtt 第 1 日	29 ~ 42
FAP (每 3 周重复 1 次)	5-Fu ADM DDP	600mg/m² 30mg/m² 20mg/m²	iv gtt 第 1 日 iv gtt 第 1 日 iv gtt 第 1 ~ 5 日	34 ~ 42

方案名称	药名	剂量	用法	有效率(%)
EAP	VP16	$120mg/m^2$	iv gtt 第4~6日	48~64
	ADM	$20mg/m^2$	iv gtt 第1、第7日	
	DDP	$40mg/m^2$	iv gtt 第2、第8日	
			(每3周重复)	
ELF	VP16	$120mg/m^2$	iv gtt 第1~3日	48~53
(每3周重复1次)	CF	$300mg/m^2$	iv gtt 第1~3日	
FLP	5-Fu	$500mg/m^2$	iv gtt 第1~3日	52~56
	CF	$200mg/m^2$	iv gtt 第1~5日(先)	
	5-Fu	$400mg/m^2$	iv gtt 第1~5日(后)	
	DDP	$30mg/m^2$	iv gtt 第3~5日	
			(每3周重复1次)	

3. 胃癌的放射治疗　放射治疗在胃癌中的应用较少,胃癌的术中放射治疗主要应用于两种情况:①胃癌根治性切除后消除肉眼不能察觉的肿瘤残存;②胃癌的姑息性切除后。术中放射治疗可以最大限度地保护正常器官,而给予可疑的残存肿瘤以最大的放射剂量,达到最好的效果。具体方法是在肿瘤标本切下后,将可疑的残留区暴露出来,同时将周围器官尽量保护起来,用6~9MeV电子线一次照射15~20 Gy。据文献报道,放射治疗能提高胃癌的生存率。

第二节　原发性肝癌

原发性肝癌(以下简称肝癌)是世界范围内流行率及死亡率都很高的肿瘤之一,每年发生约26万例(占恶性肿瘤的4%)。自1994年以来,肝癌已成为我国部分农村的首位癌症,在部分城市仅次于肺癌。肝癌流行广、病程短、死亡率高,经过几十年的研究已基本弄清了肝癌的流行地区、分布特点、流行趋势及因素。

【诊断】

(一)临床表现

1. 症状　原发性肝癌早期缺乏典型症状,常见的临床表现有肝区疼痛、腹胀、食欲缺乏、乏力、消瘦、进行性肝大和腹部肿块等。由于肝的解剖位置比较隐蔽,因此其早期症状不明显,但其发展速度较一般恶性肿瘤要快得多。当原发性肝癌的典型症状出现后,诊断并不困难,但病情一般已到晚期。许多患者由于对肝癌的认识不足,在出现一些早期症状时,常误认为自己患其他疾病而去就诊,有可能因此而延误诊断。原发型肝癌常见的症状主要有以下几种。

(1)肝区疼痛:肝区疼痛是最常见和最主要的症状,绝大多数中、晚期肝癌患者以肝区疼痛为首发症状,发生率超过50%。肝区疼痛一般位于右肋部或剑突下,疼痛性质为间歇性或持续性隐痛、钝痛、胀痛或刺痛,夜间或劳累后加重。疼痛前一段时间内,患者可感到右上腹不适。疼痛时轻时重或短期自行缓解。疼痛产生的原因主要是肿瘤迅速增大,压迫肝包膜,产生牵拉痛,也可因肿瘤的坏死物刺激肝包膜所致。如果曾患有肝病的患者肝区疼痛转为持续性,且逐渐加重,经休息和治疗仍不能好转时,应提高警惕。肝区疼痛的部位与肿瘤所在的部位有密切的关系:如病变位于肝右叶,可表现为右上腹或右季肋部的疼痛;位于肝左叶,则常表现为胃部疼痛;肿瘤累及横膈时,疼痛放射至右肩或右背部,易被误认为肩关节炎;肿瘤位于右叶后段时,有时可引起腰痛;肿瘤位于肝实质深部者,一般很少感到疼痛。如果突然发生剧烈腹痛并伴腹膜刺激症状,多有肝癌破裂出血的可能。

(2)消化道症状:早期常不易引起注意,主要表现为食欲减退、饭后上腹饱胀、嗳气、消化不良、恶心、呕吐、腹泻等。其中以食欲减退和腹胀最为常见。由于这些症状缺乏特征性,易被忽视而按照其他疾病进行治疗。当出现顽固性消化道症状,同时发现肝进行性肿大时,不能以其他肝病解释时,应警惕是否有肝癌的可能。尤其是腹泻,虽不常见,但常被误认为胃肠炎而误诊。这种腹泻可不伴有腹痛,一般在进食后即腹泻,排出不消化的食物残渣,常无脓血,抗炎治疗难以控制。病情加重时,每日大便 10 次以上,使患者疲劳不堪,病情迅速恶化。病因不明,可能与门静脉或肝静脉癌栓所致的门静脉高压及胃肠功能紊乱、腹水有关。

(3)全身症状:主要有乏力、消瘦、发热等。早期常不明显,随着病情发展而加重,体重也日渐下降。晚期多有贫血、黄疸、腹水、下肢水肿、皮下出血和恶病质等。

①乏力、消瘦:肝癌患者常较其他肿瘤患者更感乏力,这与慢性肝炎患者相似。乏力的原因可能由于消化功能紊乱、营养吸收障碍导致能量不足;或肝细胞受损,肝功能下降,使得代谢障碍、某些毒素不能及时灭活;或由于肝癌组织坏死释放有毒物质。消瘦也是肝癌患者的常见症状,系肝功能受损、消化吸收功能下降所致。随着病情的发展,消瘦程度可加重,严重时出现恶病质。

②发热:一部分肝癌患者会出现出汗、发热。多数患者发热为中、低度发热,少数患者可为高热,在 39℃ 以上,呈弛张热型,一般不伴有寒战。用抗生素治疗无效,而内服吲哚美辛有效。肝癌的发热多为癌性热,其原理尚不清楚,可能与癌组织出血坏死、毒素吸收或肿瘤压迫胆管引起胆管的炎症有关。肿瘤患者由于抵抗力低下,很容易并发感染,亦可出现发热,与肝癌的癌性发热有时不易区别,需结合血常规并观察抗炎治疗是否有效才能判定。

③出血倾向:肝癌患者常有牙龈出血、皮下瘀斑等出血倾向,主要是由于肝功能受损、凝血功能异常所致,在肝癌并发肝硬化的患者中尤为多见。消化道出血也较为常见,主要是由于门静脉高压导致食管胃底静脉曲张所致。事实上,消化道出血

也是导致肝癌患者死亡的最主要原因。

④下肢水肿：肝癌伴腹水的患者，常有下肢水肿，轻者发生在踝部，重者可蔓延至整个下肢。造成下肢水肿的主要原因是腹水压迫下肢静脉或癌栓阻塞，使静脉回流受阻。轻度水肿亦可因血浆清蛋白过低所致。

⑤急腹症：肝癌结节破裂通常引起肝区疼痛，体格检查时肝区有明显压痛，为肝包膜刺激症状。部分患者癌结节破裂后，表现为急性腹痛，伴有腹膜刺激症状，易被误诊为急性腹膜炎。癌结节破裂引起的腹痛通常伴有血压下降甚至休克的表现，与一般急性腹膜炎不同。

（4）肿瘤伴发性综合征：肝癌常见的肿瘤伴发性综合征有低血糖症、红细胞增多症和高血钙症等。

肝癌伴低血糖症常发生在巨大肿瘤患者。其发生机制目前尚不完全清楚，可能与以下因素有关：①肝癌细胞异位分泌胰岛素样活性物质；②肿瘤巨大使残存肝组织中肝糖原储存量显著减少；③癌组织生长旺盛，消耗和摄取较多的葡萄糖；④肝功能障碍影响其他非糖物质转化为肝糖原。

肝癌伴红细胞增多症的发病率一般在 $2\% \sim 10\%$。其发生机制不明，可能与肝癌细胞异位产生促红细胞生成素有关，或因肝癌并发肝硬化，肝灭活功能降低，使红细胞生成刺激因子（ESF）半衰期延长，进而刺激骨髓产生过多的红细胞。

肝癌伴高血钙症是较严重的一种，其发生是由于肝癌组织分泌异位甲状旁腺激素，表现为骨骼疼痛、多尿、口渴、四肢肌肉松弛和胃肠道症状，实验室检查呈高血钙和低血磷，与肿瘤骨转移的高血钙和高血磷不同。

肝癌伴纤维蛋白原增高可能与肝癌有异常蛋白合成有关，肝癌切除后纤维蛋白原可降至正常。肝癌伴血小板增多症可能与促血小板生成素的增加有关，患者除血小板计数增高外，红细胞计数一般正常，多无脾大，血栓栓塞及出血亦不常见。

2. 体征

（1）肝大：原发性肝癌多是在慢性肝炎、肝硬化的基础上发展而来的，因此，不少患者常有慢性肝病及肝硬化的体征，进行性肝大是中、晚期肝癌最常见的主要体征，约占90%。部分弥漫性肝癌患者的肝可不肿大。肝呈不对称性肿大，表面有明显的结节，质硬有压痛，可随呼吸而上下移动。如肿块位于肝右叶近膈面时，可使膈肌上抬，活动受限，肝上界上移，但肿块不易被扪及，叩诊时肝浊音界升高，有时可使膈肌固定或运动受限，甚至出现胸腔积液。癌肿位于右叶下段时，常可直接扪及肿块；肿块位于左叶时，可在剑突下扪及肿块。少数较大的肿块发生液化、坏死时肿块质地变软。早期小肝癌病例，肝大不明显。

（2）脾大：肝癌多在肝硬化的基础上发生，所以部分患者出现脾大。单纯因肝癌所致的脾大少见，主要是肿瘤转移至脾所致，亦可因癌栓进入脾静脉使之栓塞而导致脾淤血、肿大。

（3）黄疸：一般已属晚期。多见于弥漫性肝癌或胆管细胞癌。是由于肿瘤侵犯肝内主要胆管、肝门外转移淋巴结压迫胆管或胆管癌栓引起。当肿瘤阻塞一侧肝管出现黄疸时，可伴有皮肤瘙痒、大便间歇呈陶土色、食欲下降。肝癌破入肝内胆管可引起胆管出血、胆绞痛、发热、黄疸等。极个别患者出现重症胆管炎的症状。肝细胞癌侵犯胆管的途径有①肿瘤直接浸润进入肝内胆管；②癌细胞侵入静脉或淋巴管，逆行侵入肝管；③肿瘤细胞沿神经末梢的间隙侵入肝管。如果肿瘤广泛破坏肝可引起肝细胞性黄疸。

（4）腹水：腹水是中、晚期肝癌的常见体征，产生的原因是腹膜受到浸润、门静脉受压、门静脉或肝静脉内癌栓形成以及并发肝硬化等。腹水一般为淡黄色，不易查到癌细胞。少数为血性腹水，血性腹水多因癌结节破裂出血所致，是诊断肝破裂的主要证据。若患者同时伴有急性剧烈腹痛、血压下降，则肝破裂可立即诊断。部分血性腹水亦可因肿瘤细胞脱落引起腹腔种植转移所致,此时腹水中易查到癌细胞。若患者腹水同时伴有下肢水肿,则要考虑下腔静脉阻塞的可能性。

(5)体温:正常人的体温一般在 36.5～37.3℃,肝癌患者的体温常在 37.5～38℃,个别可高达 39℃ 以上,发热多呈弛张热型,应用抗生素效果不佳,但使用吲哚美辛有效是肝癌患者的特点。

(6)肝区血管杂音:对于巨大的肝癌,可压迫或扭曲肝总动脉或腹腔动脉,导致肝区出现吹风样血管杂音,是肝癌的特殊体征。

(7)Budd-Chiari 综合征:由于肝静脉流出道被阻塞后引起的肝窦扩张、淤血伴肝大及大量腹水的综合征,临床可分为以下 4 型。Ⅰ型,下腔静脉隔膜阻塞,肝静脉主干通畅,有一支或两支肝静脉阻塞;Ⅱ型,肝静脉主干开口处闭塞,腔静脉无病变;Ⅲ型,下腔静脉纤维化狭窄,肝静脉通畅;Ⅳ型,下腔静脉狭窄、血栓形成或闭塞、肝静脉闭塞。其临床表现如下。

①肝静脉回流障碍:脾大、食管下段界底静脉曲张、胃肠道出血、腹水积聚快而多,蛋白含量低,与肝硬化相似。黄疸不突出,腹水偶可呈血性。

②下腔静脉回流障碍:下肢水肿、浅表静脉曲张、皮肤色素沉着或有小腿溃疡、胸腹壁及背部浅表静脉曲张、血流方向向上为其特征。

(8)其他:肝癌并发肝硬化的常有肝掌、蜘蛛痣、男性乳房增大、腹壁静脉曲张以及食管胃底静脉曲张、下肢水肿等。发生肝外转移时可出现各转移部位的相应体征。

3. 并发症　肝癌的并发症主要为消化道出血、肝癌结节破裂、肝衰竭、感染等,这些并发症往往是导致肝癌死亡的直接原因。肝癌常见的并发症有以下几种。

(1)上消化道出血:上消化道出血是肝癌最常见的严重并

发症,也是导致肝癌患者死亡的最主要原因。导致上消化道出血的原因有以下几种。

①食管胃底静脉曲张:食管-胃底静脉曲张是导致肝癌上消化道出血的最主要原因。其发生的主要机制为肝癌常并发肝硬化、门静脉内癌栓而导致门静脉压力增高,食管、胃底静脉曲张,曲张的食管、胃底静脉破裂出血,引起上消化道出血;肝癌可加重肝功能损害,使肝硬化程度加重,导致门静脉高压加剧;当肝癌病灶位于肝门部时,可压迫门静脉主干,也可使门静脉压力升高。

②凝血机制障碍:肝癌患者由于正常肝组织减少,肝合成的凝血因子减少,凝血机制发生障碍。由于脾功能亢进,血小板破坏增加,凝血机制也会发生障碍。此外,癌栓进入血液后,很容易引起急性弥散性血管内凝血(DIC),引起消化道出血。出血量少时,患者可卧床休息、禁食、应用止血药物等处理,一般多能止血。对出血较多者,可用三腔两囊管压迫止血。若效果不好,情况危急时可采用手术止血的方法,但风险相对较大。对已有黄疸或腹水者,则不宜手术,应以非手术治疗为主,但预后较差。

③胃肠黏膜糜烂:肝癌患者由于门静脉高压,常造成胃肠道淤血、黏膜水肿糜烂,引起出血。门静脉高压症,引起胃底静脉曲张破裂而出血,可出现呕血和黑粪。患者常因出血性休克或诱发肝性脑病而死亡。

(2)癌结节破裂出血:原发性肝癌自发性破裂出血是肝癌较常见的严重并发症,发生率达9%~22.6%,发病较急,病情凶险,预后较差,早期诊断和及时治疗对改善患者的预后有一定帮助。巨块型肝癌出现破裂的机会较多见。肝癌破裂出血严重时可引起急腹症和休克。小肝癌破裂出血时常被大网膜包裹而能自行止血,症状在3~5日后自行缓解。肝癌自发性破裂出血的机制尚不完全明确,多数学者认为是由于肿瘤直接侵犯,使静脉流出通道梗阻,引起静脉高压,从而引起破裂和出血,其相关原因有①肝癌恶性程度高,生长迅速,因而导致肿瘤相对供血不足,以致出现中心缺血、坏死及液化,若此时肿块体积增大过快,而肿瘤被膜不能伸展,则可导致肿瘤表面溃破,引起出血;②肝癌缺血、坏死并继发感染,亦可导致破裂出血;③肿瘤直接侵犯肝内血管,导致血管破裂出血;④门静脉被癌栓栓塞后,表浅的肿瘤周边部分出现营养障碍性坏死、溃破,亦可导致出血;⑤肿瘤位于肝膈面的表浅位置时,易受外力冲击,肿瘤包膜菲薄与癌组织极脆弱也是构成破裂出血的原因;⑥外力、腹内压增高(如剧烈咳嗽、用力排便等)或在体格检查后发生破裂者。

患者多以急性上腹痛就诊,大多数患者可有面色苍白、四肢凉、出冷汗、脉搏细数、血压下降。腹部压痛视癌肿破裂程度而异,破裂口小、出血量小者,腹部压痛可局限在病灶处或压痛不明显;破裂口大、出血量多者,有全腹压痛,部分患者可有反跳痛及腹肌紧张,其原因可能是有小胆管破裂,部分胆汁流入腹腔刺激腹膜所致。出血量较大时,可见腹部膨隆,腹部叩诊呈实音,移动性浊音阳性,肠鸣音减轻或消失,血常规检查可有血红蛋白降低、白细胞总数及中性粒细胞升高。诊断性腹腔穿对肝癌破裂出血的确诊有重要意义,常可抽血不凝固的鲜血。B超对难以确诊的病例有着极其重要的作用,可以明确诊断。

少数患者破裂后可被大网膜包裹或黏着而自行止血。对不能自行止血者则需要采取手术止血。在手术中如发现肿瘤可以切除,应予以切除,若条件不允许,可做肝动脉结扎或肝动脉栓塞,局部用止血药或填塞止血。对不能手术者,可内科非手术治疗,但预后极差。

(3)肝性脑病:肝性脑病是肝癌晚期的并发症。由肝癌或同时并发有严重肝硬变导致肝实质严重破坏而致。肝癌引起的肝性脑病较其他肝病引发的肝性脑病严重,常是患者死亡的重要原因(约为35%)。因病情较晚,治疗成功者鲜见。肝性脑病的发病机制可能与下列因素有关。

①氨中毒:肝功能严重受损时,血氨水平可升高。血氨水平升高可以是氨生成增多和(或)氨清除不足(鸟氨酸循环障碍)所致。

②假性神经递质儿茶酚胺:如去甲肾上腺素和多巴胺是神经系统中正常的神经递质,通常血液中的儿茶酚胺不能通过血-脑屏障,故脑内的儿茶酚胺必须依靠神经组织自身合成。蛋白质饮食中带有苯环的氨基酸如苯丙氨酸和酪氨酸,在肠道中经细菌的脱羧作用可形成苯乙胺和酪胺,此类生物胺被肠道吸收后由门静脉入肝。

③血浆氨基酸失衡:正常情况下,血浆中各种氨基酸的含量保持较适当的比例。芳香族氨基酸(AAA)大量进入细胞,使假性神经递质生成增多,并抑制正常神经递质的合成,最终导致肝性脑病的发生。

治疗上仅能采用中西医结合的方法进行,但对门静脉癌栓所致腹水的治疗效果较差。

(4)血性胸腔积液、腹水:①肝癌患者由于肝功能损害严重,清蛋白合成能力下降,加上门静脉高压可导致腹水;②当肿瘤细胞种植到腹膜时,亦可产生腹水,此时腹水多为血性;③靠近横膈的肝癌结节破裂出血时,亦可使腹水变为血性;④靠近横膈的肝癌直接浸润横膈及胸膜,可引起血性胸腔积液;⑤肿瘤转移至胸膜,亦可引起血性胸腔积液。

(5)感染及癌性发热:肝癌患者由于抵抗力低下,常可出现感染。感染的主要部位为呼吸道、肠道、胆系及腹腔。感染的症状因部位不同而表现不同,如呼吸道感染,则主要表现为咳嗽、气急、发热;肠道感染主要表现为腹痛、腹泻;腹腔感染可有腹痛、发热。感染主要由细菌所致,真菌感染也不少见。癌性发热在肝癌患者中较为常见,多为持续低度到中度的发热。癌性发热的主要原因是肝癌坏死后释放致热原进入血液循环所致。对癌性发热,要与感染所致的发热相鉴别,前者抗菌治疗无效且除发热外并无其他明显不适症状,患者对解热镇痛药反应良好。

(6)肝肾综合征:肝癌患者多伴有肝硬化,肝硬化在肝功能失代偿时,常会突然或逐渐发生少尿或无尿、氮质血症等功能性肾衰竭的表现,而此时肾并无器质性病变,称此为肝肾综合征(或肝性肾衰竭)。此类患者大多数有进行性加深的黄疸、肝脾大、低蛋白血症及顽固性腹水等肝衰竭的表现,疾病末期的特点是深昏迷、严重少尿和血压进行性下降。

(二)辅助检查

1. 实验室检查

(1)肿瘤标志物 AFP 检查:AFP 是当前诊断肝细胞肝癌最特异的标志物。AFP 是胎儿时期肝合成的一种胚胎蛋白,当成人肝细胞恶性变后又可重新获得这一功能。由于孕妇、新生儿及睾丸或卵巢的生殖腺胚胎癌亦可出现,故 AFP 对肝细胞肝癌仅有相对特异的诊断价值。因检测方法灵敏度的提高,在一部分肝炎、肝硬化及少数消化道癌如胃癌、结肠癌、胰腺癌、转移性肝癌亦可测得低浓度 AFP。故 AFP 检测结果,必须联系临床才有诊断意义。目前多采用放射免疫法(RIA)或 AFP 单克隆抗体酶免疫(EIA)快速测定法检测血清 AFP 含量,正常人血清中可含微量($<20\mu g/L$ 水平)。肝细胞肝癌 AFP 增高者占70% ~90%。通常 AFP 浓度与肿瘤大小有相关,但个体差异较大,一般认为病理分化接近正常肝细胞或分化程度极低者 AFP 常较低或测不出。国外公认标准往往偏高,易于漏诊。我国重视中等浓度和低浓度 AFP 增高的动态观察。临床实践中对 AFP 低浓度者常需结合影像诊断技术进行随访,有助于及早确立诊断。肝癌常发生在慢性活动性肝病基础上,故需加以鉴别。慢性肝炎、肝炎后肝硬化有20% ~45%的患者 AFP 增高,浓度多在25 ~

200μg/L,良性肝病常先有谷丙转氨酶明显升高,AFP 呈相随或同步关系,先高后低,一般在 1~2 个月随病情好转,转氨酶下降,AFP 随之下降呈"一过性"。有时良性肝病 AFP 亦可呈反复波动、持续低浓度等动态变化,但必须警惕肝病活动的同时可能有早期癌存在。

(2)血清酶学及其他肿瘤标志物检测:近年来发现血清 AFP 呈阴性的原发性肝癌有增多趋势,因此,开发更新、更特异、更敏感的标志物已成为紧迫的课题。近年来,国内外报道对肝癌诊断具有较高价值的其他肿瘤标志物和酶学检查有以下几种。

①γ-GT 同工酶(GGTⅡ):应用聚丙烯酰胺梯度电泳分离法可显示同工酶 12 条带。Ⅰ、Ⅱ带是原发性肝癌的特异条带,阳性率为 79.7%,AFP 阴性者此酶阳性率为 72.7%。

②甲胎蛋白异质体(Fuc AFP):目前以扁豆凝集素(LCA)亲和交叉免疫自显影法测定 AFP 异质体诊断价值为高。有两种异质体,即 LCA 非结合型(AFP-N-L)和结合型(AFP-R-L)。肝癌含 AFP-N-L 平均 49.13% ±27.20%,<75% 为肝癌诊断标准,阳性率 86.0%,随病情恶化而降低。非癌肝病 AFP-N-L 为 93.3% ±7.66%,假阳性率为 1.6%。

③异常凝血酶原:肝合成凝血酶原无活性前体,经维生素 K、γ 羧化为活性形式。肝癌时,肝癌细胞的微粒体内维生素 K 依赖性羧化体系功能障碍,羟化酶活力下降,导致谷氨酸羧化不全,从而形成异常凝血酶原。最近,人们发现肝癌细胞具有合成和释放异常凝血酶原的功能。国内用放射免疫自显影法测定异常凝血酶原 ≥250μg/L 为标准,肝癌阳性率为 69.4%,AFP 低浓度和 AFP 阴性肝癌的阳性率分别为 68.3% 和 65.5%,小肝癌符合率为 62.2%。多数资料表明,异常凝血酶原对原发性肝癌有较高的特异性,各种非癌肝病、继发性肝癌及良性肝肿瘤的假阳性极低,异常凝血酶原可能成为有价值的肝癌标

志物。

④血清岩藻糖苷酶(AFu):AFu属溶酶体酸性水解酶类,主要生理功能是参与岩糖基的糖蛋白、糖脂等生物活性大分子的分解代谢。AFu超过110Kat/L应考虑原发性肝癌,国内报道AFu诊断原发性肝癌的阳性率为81.2%,对AFP阴性肝癌和小肝癌阳性率分别为76.1%和70.8%,继发性肝癌、良性肝占位病变均为阴性,但肝硬化、慢性肝炎的假阳性率较高。

⑤M2型丙酮酸激酶(M2-PyK):丙酮酸激酶(PyK)是糖酵解中的关键酶,有L、R、M1和M2(K)型4种同工酶,胎肝及肝癌组织中主要是M2(K)型,可视为一种癌胚蛋白,肝癌者较正常高5倍,在小肝癌阶段即明显增高,分化愈差M2-PyK值高得越明显。阳性率为95%,消化道肿瘤亦可升高,而肝炎、良性肝肿瘤其值不高。

⑥同工铁蛋白(AIF):肝癌时,由于肝癌细胞合成同工铁蛋白增多、释放速度加快,故对肝癌诊断有一定意义。正常人为16~210μg/L,300μg/L为诊断界值,72.1%的肝癌患者超过此值,假阳性为10.3%,AFP阴性或低浓度AFP肝癌阳性率为66.6%,<5cm的小肝癌阳性率为62.5%。

⑦α-抗胰蛋白酶(AAT):人肝癌细胞具有合成、分泌AAT的功能,当肿瘤合并细胞坏死和炎症时AAT值升高,用免疫过氧化酶技术显示肝癌时高于4000ng/L者占74.9%,良性肝病为3%~10.9%,AFP阴性肝癌AAT阳性率为22.7%。

⑧醛缩酶同工酶A(ALD-A):肝癌时ALD-A出现并增高>800ng/ml时有助于诊断,AFP阴性肝癌ALD-A阳性率为73.6%。

⑨其他标志物检查:约有20%的肝癌患者碱性磷酸酶(ALP)增高;70%肝癌患者谷丙转氨酶升高;约有80%的患者5-核苷酸二脂酶同工酶V升高,转移性肝癌患者5-核苷酸二脂酶同工酶V更高;70%的肝癌患者中癌胚抗原(CEA)增高。

综上所述,肝癌标志物对原发性肝癌尤其是 AFP 阴性病例的诊断有辅助意义,但仍不能取代 AFP 在肝癌诊断中的地位。根据实践经验,联合检测优于单检测,血清 AFP 检测联合 1～2 项肝癌标志物检测即可明显提高原发性肝癌的阳性检出率。临床分析中尚应结合病史、影像学诊断或组织学资料综合判断,才能得出准确结论。

(3)肝功能检查:肝是人体最大的实质性器官,担负着复杂多样的生理功能,包括合成、代谢、转运及排泄等。当各种原因引起肝细胞损害或肝内外胆管梗阻时,可引起肝细胞内各种物质代谢(如蛋白质、脂肪、糖、胆红素及胆汁酸等)的异常。另一方面,由于肝细胞膜通透性增加或膜结构损伤,使胞内酶外溢,导致血液中与肝有关的代谢产物和酸含量改变,因此对肝癌患者进行肝功能检查可提示有原发性肝癌的肝病基础。如有助于了解肝损伤的严重程度,选择合理的治疗方案;协助肝癌的诊断和鉴别诊断;用于预测手术切除后是否复发,以及预后判断。

临床上常用的肝功能检查主要包括以下几项。

①血清谷丙转氨酶(ALT):人体组织中以肝内 ALT 最丰富,任何原因引起的肝细胞损害均可使血清内 ALT 升高,是检测肝细胞最敏感的一项指标。ALT 升高主要见于各型肝炎的急性期和活动期,当肝硬化进展或伴有肝细胞损伤的肝炎活动时 ALT 就可升高。但必须排除各种胆系、胰腺及心肌炎、大叶性肺炎等疾病。

②谷草转氨酶(AST):肝细胞内也含有谷草转氨酶,肝细胞损伤时,AST 可升高,但不如 ALT 敏感,当肝细胞严重坏死时,AST 活力高于 ALT。如果无心脏疾病(如心肌梗死),AST 和 ALT 同时升高,则提示肝细胞受损。

③血清胆红素测定:血清胆红素并不反映是否存在肝硬变,但可提示黄疸的性质。肝细胞性黄疸时,血中直接胆红素

和间接胆红素均增高,以间接胆红素增高为主。

④血清蛋白测定:蛋白代谢是肝代偿能力的重要表现,是肝慢性疾病损害后的反映。肝硬化时往往清蛋白合成减少,血中清蛋白/球蛋白比值降低甚至倒置,比值越低,说明肝代偿能力越差。

⑤蛋白电泳:蛋白电泳出现 γ-球蛋白比例增加,提示慢性肝病。肝炎后肝硬化失代偿时,γ-球蛋白增高最为显著。

⑥凝血酶原时间测定:当肝实质细胞受损时,肝合成的多种凝血因子可减少。当肝功能严重受损时,凝血酶原时间测定是一项较为敏感的指标,肝硬化晚期时凝血酶原时间延长。

⑦碱性磷酸酶(AKP):在肝硬化时无特异性,多出现在梗阻性黄疸、原发性胆汁性肝硬化和肝内肿瘤时。

⑧γ-转肽酶:在淤胆型肝炎、慢性活动性肝炎、进行性肝硬化和原发性肝癌时升高较明显。

⑨免疫球蛋白测定:肝炎后肝硬化以 IgG 及 IgA 升高多见,多以 IgG 升高为主。原发性胆汁性肝硬化时 IgM 升高,酒精性肝硬化时 IgA 升高常见。

(4)乙型病毒性肝炎、丙型病毒性肝炎等肝炎标志物检查:可提示有原发性肝癌的肝病基础。

2. 超声显像　超声显像是目前最常用、最有效的肝癌影像学诊断方法。超声显像的价值为:①可确定肝内占位性病变的存在,目前一般已可检出直径 1cm 的小肝癌结节;②提示肝占位病变的性质,特别是液性或实质性占位,以及实质性占位中良性血管瘤与肝癌的鉴别;③明确肝癌在肝内的确切部位及与重要结构(门静脉、肝静脉、下腔静脉、胆管、肝门区等)的关系,用以指导手术及选择其他治疗方法;④了解肝癌的播散和转移,包括卫星结节和门静脉内癌栓;⑤用于超声引导下行肝穿刺或局部瘤内注射治疗;⑥肝癌普查和随访中与 AFP 联用,提高小肝癌的检出率。

超声显像对肝癌的诊断不仅具有定位价值,而且具有定性意义。国内报道超声显像对肝癌的确诊率为44%～85%。肝癌的声像图表现为:①圆形或椭圆形结节回声灶,小肝癌多为低回声(>80%),少数回声增强(<20%),大肝癌中回声分布不均匀;②肿瘤包膜内层呈一片晕圈;③肝癌占位内部形成"失结构"病灶;④肿瘤周围血管移位呈环状围绕;⑤门静脉主干或分支内出现癌栓,少数可见于肝静脉和(或)下腔静脉。

应用彩色多普勒血流成像,可在肝占位病灶的基础上显示、分析并测量进出肿瘤的血流,以鉴别血供情况,推断肿瘤性质。肝癌血供丰富,可见多支细小动脉进入瘤内,再分出较多的更细分支,而转移性肝癌一般在结节周围有血流围绕而较少进入瘤内。

应用术中超声显像可测出术中肉眼或触诊未能发现或术前漏诊的肿瘤,显示门静脉小分支或肝静脉癌栓,指导亚肝段切除,并可作为术中结节穿刺活检及非切除治疗的确切定位手段。

超声显像的优点为灵敏度高、无创伤性、可重复使用、检查费用较低,故广泛应用于肝癌诊断。但也存在以下缺点:①存在扫查的盲区,肝右叶膈下(右前上段)和左外叶上段;②肝病背景(肝硬化、脂肪肝)及肝癌术后的干扰;③与操作人员的手法或经验密切有关,有时可发生漏检。

3. CT检查 CT是目前极有价值的影像检查技术,能全面反映肝癌的病理形态表现(部位、大小、形态、数目、出血坏死、钙化等),也可了解其浸润性及门静脉癌栓侵犯情况。CT常用的检查技术为普通扫描(即平扫)和增强扫描(即静脉注射造影剂后扫描)。

肝癌的CT表现为平扫呈局限性低密度病灶,部分病灶周围呈更低密度的晕圈样改变。动态增强扫描早期呈高密度增强,历时10～30秒,其后病灶密度迅速下降至与肝组织等密度,随后密度继续下降成为低密度病灶,持续数分钟。部分病例早期增强不明显,始终为低密度。门静脉癌栓表现为门静脉内对比增大的条状充盈缺损影及血管明显扩张。但 CT 检查难以显示密度与正常肝组织近似的病灶或直径 <2cm 的病灶,对弥漫性病灶不易发现,对原发性或继发性肝癌难以鉴别。应用增强扫描有助于鉴别肝血管瘤。

采用肝动脉插管直接注射造影剂增强扫描(CTA)、肠系膜上动脉或脾动脉内直接注射造影剂门静脉期扫描(CTHA、CTAP)、延续 CT 扫描(DCT)等方法可提高小病灶的检出率,但损伤较大,安全性尚待解决。

4. MRI 检查

(1)MRI 在肝癌诊断中的价值:MRI 具有很高的软组织分辨率,能根据病变和正常肝组织的信号差别检出病变,并根据不同病理组织所具有的信号特点进行定性诊断。因此,国内多家医院将 MRI 平扫作为肝 MRI 常规检查,MRI 增强扫描仅用于那些临床或其他影像学技术怀疑时 MRI 平扫未能检出或需进一步定性的患者。现代高增强 MRI 和快速梯度回波序列的开发,采用钆的螯合物磁显葡胺(Gd-DTPA)动态增强 MRI 扫描,显著提高了肝癌的诊断水平,对小肝癌检出的敏感性与螺旋 CT 动态增强及 CTHA、CTAP 相近,而特异性稍优。MRI 动态增强扫描可通过分析肿瘤的动脉和门静脉的供血情况,了解肝癌的分化程度,对肝硬化再生结节、间变结节、肝癌这一发展过程进行监测。对局灶性结节增生(FNH)、假瘤、肝细胞腺瘤、炎性肉芽肿等鉴别均有较大价值,因此,MRI 动态增强扫描应作为肝癌定性诊断的标准检查。目前一些新的对比剂已用于临床,其中超顺磁性氧化铁(SPIO)是网状内皮系统特异性对比剂,在体内主要由肝 Kuffer 细胞摄取,而肝癌缺乏 Kuffer 细胞,MRI 增强扫描后产生鲜明的信号对比。SPIO 增强对小肝癌的检出敏感性接近 CTA,特异性高于 CTA;与其他 MRI 技术结合使用能进一步提高敏感性和特异性,可取代 CTA 和 CTAP 作为肝癌的术前检查。肝硬化结节和 FNH 含有库普弗(Kupffer)细胞,因此它诊断肝硬化结节和 FNH 并与肝癌鉴别有独特的优势。

(2)MRI 表现:肝癌时 T_1 和 T_2 弛豫时间延长,50% 以上的病例 T_1 加权像肿瘤表现为较周围肝组织低信号强度或等信号强度,而在 T_2 加权像上均显示高信号强度。原发性肝癌 MRI 的特征性表现:①肿瘤的脂肪变性,T_1 弛豫时间短,T_1 加权像产生等信号或高信号,T_2 加权像示不均匀的高信号强度,病灶边缘不清楚,而肝癌伴纤维化者 T_1 弛豫时间长则产生低信号强度;②肿瘤包膜存在,T_1 加权像表现为肿瘤周围呈低信号强度环,T_2 加权像显示包膜不满意;③肿瘤侵犯血管,MRI 优点是不用注射造影剂即可显示门静脉和肝静脉的分支、血管的受压推移,癌栓时 T_1 加权像为中等信号强度,T_2 加权像呈高信号强度;④子结节在 T_2 加权像为较正常肝实质高的信号强度。

5. 放射性核素显像　放射性核素显像是一种安全、准确的诊断方法,肝显像可以显示肝的大小、位置、形状和功能,发现占位性病变。目前常用的检查技术为 γ 照相机和单光子发射计算机断层仪(SPECT)。临床常用的肝显像药物分为:①放射性胶体(能为肝 Kupffer 细胞摄取);②肝胆显像剂(肝多角细胞摄取分泌,经胆系排泄);③放射性药物(可浓聚在恶性肿瘤组织内);④血池显像剂。

原发性肝癌核素显像的典型表现为局限性放射性缺损区,应用 SPECT 的检测率较肝平面显像高 10% 以上。肝占位性病变的定性诊断和鉴别诊断可进行阳性显像或肝血池显像。应用 ^{99m}Tc-PMT(吡哆醛-5-甲基色氨酸)、^{67}Ga-枸橼酸盐等可显示原发性肝癌的阳性显像。应用肝血池显像剂扫描可显示肝血管瘤的过度填充而与原发性肝癌鉴别。近年应用放射性核素标记抗体的放射免疫显像可提高肝癌的定性诊断和定位诊断水平。由于超声、CT、MRI 等影像学诊断的发展,对于较小的肝癌病灶放射性核素显像已不常用。

6. 肝动脉造影 肝动脉造影是一种创伤性检测手段。随着超声、CT、MRI 等非侵入性诊断方法的分辨率的提高和广泛应用,肝动脉造影已不作为肝癌临床常规检测手段。目前,肝动脉造影主要适用于以下情况:①确定占位性病变的存在;②确定病变的性质;③确定肿瘤的部位和数目,用于术前估计肿瘤切除率;④经导管行肝动脉化学栓塞疗法。

肝癌的肝动脉造影表现为:①肿瘤血管;②肿瘤染色;③肝内动脉移位、扭曲、拉直或扩张;④肿瘤包绕动脉;⑤动静脉瘘;⑥"湖样"造影剂充盈区;⑦肝内充盈缺损或不规则斑驳区;⑧门静脉癌栓。其中肿瘤血管和肿瘤染色是小肝癌的特征性表现。

肝动脉造影分辨率高,低限为 1cm,为各种定位诊断方法之冠。对于其他影像学方法不能证实的小肝癌,本法具有突出的定性诊断和定位诊断价值,经肝动脉注入栓塞剂和(或)化学药物尚有治疗作用。但本法系侵袭性诊断方法,且对肝左叶占位或少血管型肝癌显示较差。近年来应用数字减影血管造影(DSA)可提高其分辨率。

(三)诊断要点

1. 病理诊断标准 肝组织学检查证实为原发性肝癌或肝外组织学检查证实为肝细胞癌。

2. 临床诊断标准 2001 年 9 月,在广州召开的第八届全国肝癌学术会议上通过了新的临床诊断标准,具备下列条件之一,即可诊断为原发性肝癌。①AFP > 400μg/L,能排除妊娠、生殖系胚胎源性肿瘤、活动性肝病及转移性肝癌,并能触及肿大、坚硬及有大结节状肿块的肝或影像学检查有肝癌特征的占位性病变;②AFP < 400μg/L,能排除妊娠、生殖系胚胎源性肿瘤、活动性肝病及转移性肝癌,并且两种影像学检查有肝癌特征的占位性病变或有两种肝癌标志物(DCP、GGT-Ⅱ、AFU 及 CA19 – 9

等)阳性及一种影像学检查有肝癌特征的占位性病变;③有肝癌的临床表现并有肯定的肝外转移病灶(包括肉眼可见的血性腹水或在其中发现癌细胞),并能排除转移性肝癌。

(四)鉴别诊断

1. AFP 阳性肝癌的鉴别诊断 根据文献资料,约有 2% 的 AFP≥500μg/L 者最终证实不是原发性肝癌。由于胚胎期 AFP 多来自胚肝和卵黄囊,少量来自胚胎消化道,因此与之相关器官的疾病均可产生 AFP,主要有妊娠、活动性肝病、生殖腺胚胎源性肿瘤及少数消化道癌或转移癌。

AFP 阳性而同时有肝占位者需与胃癌或胰腺癌的肝转移鉴别,可通过胃肠检查或超声显像加以排除。

AFP 阳性而未发现肝占位者主要与妊娠、睾丸或卵黄囊肿瘤、活动性肝病等鉴别。妊娠分娩后 AFP 转阴,睾丸或卵巢肿瘤通过体格检查或妇科检查大多均可明确。而慢性肝炎或肝硬化活动期时与肝癌的鉴别有时甚为困难,鉴别要点为:①仔细分析 AFP 与谷丙转氨酶(ALT)的绝对值和动态变化。AFP 显著升高(>1000μg/L)者多为原发性肝癌;AFP 与 ALT 等肝功能检查的变化相随者多为良性肝病,而两者变化分离者(AFP 上升而 ALT 下降)应考虑肝癌的可能。②异质体或单克隆抗体的测定有助于鉴别(扁豆凝集素结合型 AFP 或岩藻糖化 AFP)。

2. AFP 阴性肝癌的鉴别诊断 当发现肝占位性病变而 AFP 检查为阴性时,应根据病史和体格检查做进一步检查。如能取得组织学或细胞学证据,多可获得明确诊断。如不能获得病理诊断,可按以下步骤分析鉴别:①鉴别肿块是否位于肝内。可通过超声显像检查排除肝外肿瘤。②鉴别肝内肿瘤是液性还是实质性。超声显像可予以明确,如为液性暗区,多系肝囊肿或肝脓肿。肝囊肿多为先天性、病程长,无炎性表现,超声显像示囊肿壁薄,常见多发。肝脓肿病程较短,常伴发热或其他感染表现,超声显像随访过程中常有不同表现。③鉴别肝内实质性肿块是良性还是恶性,可用彩色多普勒血流成像(彩超)、CT增强扫描和核素血池扫描予以鉴别。良性者主要是肝血管瘤。肝血管瘤多无肝病背景,酶学检查和肝功能检查多属正常。超声显像示高回声光团(<3cm)或低回声光团(>3cm),边界清,无声晕,表浅、较大者加压后形态可改变;彩色超声检查示结节内部无血流或阻力指数(RI) <50%,搏动指数(PI) <70%。核素血池扫描常呈平面显像放射性缺损区的过度填充。CT增强扫描可见肝占位病变自周边开始的过度填充。④鉴别肝内恶性肿瘤为原发性或转移性。转移性肝癌常有原发癌病史或可发现原发病灶,一般以消化道肿瘤为多见,多无肝病背景(乙型病毒性肝炎标记常为阴性,亦无肝硬化表现)。影像学检查多示肝内大小相仿的多发性占位,超声显像可呈典型的"牛眼征"。⑤鉴别原发性肝恶性肿瘤为肝癌或肝肉瘤。肝肉瘤常无肝病背景,各种影像学检查多呈较均匀的实质占位,但在病理诊断前常难以确诊。⑥鉴别原发性肝癌为肝细胞性或胆管细胞性。胆管细胞性肝癌较少见(约占5%),常无肝病背景,可有胆汁注释硬化,较早以黄疸、发热为主要表现,淋巴管播散较多。侵犯血管较少见。肝细胞癌则占大多数,常见肝病背景,多伴肝硬化表现,易致门静脉癌栓,PMT、核素扫描呈阳性并排除肝腺瘤者多可确诊。肿瘤标记的应用亦有助于鉴别诊断。

【治疗】

早期诊断,早期治疗,根据不同的病情进行综合治疗,是治疗原发性肝癌的基本原则。目前公认的早期施行手术切除仍是首选的、最有效的治疗方法。

(一)手术治疗

1. 手术切除　手术切除适应证如下。

(1)患者一般情况:①全身情况良好,心、肺及肾功能无严重损害,估计可以耐受手术。②肝功能代偿良好或仅有轻度损害,按肝功能分级属Ⅰ级;或属Ⅱ级,经短期护肝治疗后,肝功能恢复到Ⅰ级。③无广泛肝外转移性肿瘤。

(2)下述情况可以行根治性切除:①单发的微小肝癌或小肝癌;②单发的向肝外生长的大肝癌或巨大肝癌,表面较光滑,周围界限比较清楚,受肿瘤破坏的肝组织少于1/3;③多发性肿瘤,肿瘤结节少于3个,且局限于肝的一叶或一段内。

(3)下述情况仅可行姑息性肝切除:①3~5个多发性肿瘤,局限于相邻2~3个肝段或半肝内,无肿瘤的肝组织代偿增大明显,达全肝的50%以上;超越半肝范围,可分别进行局限性切除。②位于肝中央区的大肝癌,无瘤肝组织明显代偿性增大,达全肝的50%以上。③位于尾状叶或右后叶及右前叶上段的巨大肝癌。④门静脉主干或左、右干内有癌栓的患者,在肿瘤切除的同时能够取出癌栓。⑤肝门部有淋巴结转移者,在肝肿瘤切除后,进行肝门部淋巴结清扫;清扫不彻底或难以清扫者,术后进行放射治疗。⑥周围脏器受侵,如结肠、胃、膈肌、右侧肾上腺等,应连同受侵犯脏器一并切除。远处脏器单发转移性肿瘤(如单发肺转移),可同时行原发性肝癌切除和转移瘤切除术。

2. 根治性切除术后复发肝癌的再手术治疗 肝癌术后复发,具备下列条件的患者,可以再次手术切除:①一般情况较好,无黄疸、腹水或肝外转移;②肝功能检查基本正常;③病变局限于一个肝段或肝叶,边界较清楚;④肝内无复发病灶而远处有孤立性转移灶,也应争取手术切除。

3. 对不能切除肝癌的外科治疗 可以根据具体情况,术中采用肝动脉结扎、肝动脉化学治疗栓塞(TACE)、射频、冷冻、激光、微波等治疗,都有一定的疗效。

4. 肝移植 原发性肝癌也是肝移植手术的指征之一,但远期疗效尚欠理想,主要问题还是肝癌复发。对伴有失代偿肝硬化的小肝癌行肝移植是最理想的手术适应证。晚期肿瘤,特别是肿瘤边界不清或已形成癌栓的患者,行肝移植后,往往短期内就会肿瘤复发,一般不主张进行肝移植手术。

5. 肝癌破裂出血的处理　肝癌一旦破裂出血,病情凶险,病死率高,凡有手术指征者应立即手术。手术指征:①患者一般情况尚好;②明确为肝癌破裂出血,伴休克,短期内血红蛋白含量迅速下降;③不能排除其他原因的出血或其他急腹症需要手术探查者;④肝代偿功能尚好,无肝性脑病、大量腹水或其他重要脏器功能障碍,估计能做肿瘤切除术或其他有效治疗。

6. 经腹腔镜肝癌切除　近年来,有经腹腔镜切除位于边缘部位的微小或小肝癌的报道,其实用性及疗效有待进一步观察。

(二)B 超或 CT 引导下经皮穿刺肿瘤消痛治疗

B 超或 CT 引导下经皮穿刺肿瘤,行射频、微波、冷冻或注射无水乙醇治疗,以及体外高频率聚焦超声等局部物理疗法。这些方法适用于瘤体较小而又不能或不宜手术切除者,特别是肝切除术后早期肿瘤复发者。其优点是:疗效确切,安全简便、不良反应较少。有些患者能获得较好的治疗效果。

(三)化学治疗

原则上不进行全身化学治疗。根据患者具体情况可以选用:选择性的区域化学治疗,如经肝动脉、门静脉或肝隔离灌注有可能提高疗效和减轻化学治疗的不良反应,可望提高疗效。有价值的是术后选择性的区域化学治疗,已被证实对预防复发有一定的作用。

(四)放射治疗

放射治疗对一般情况好,肝功能尚好,不伴有肝硬化,无黄疸、腹水,无脾功能亢进和食管静脉曲张,肿瘤较局限,尚无远处转移,又不适合手术切除或手术后复发者,可采用放射治疗为主的综合治疗。

(五)生物治疗

生物治疗主要是免疫治疗。肝癌患者免疫功能低下已被广泛证实,也提示了免疫治疗及生物治疗的可能性。生物治疗虽显示出良好的前景,但目前仍存在诸多困难和问题。有时虽应用多种生物反应调节剂,几种免疫指标也可望恢复正常,但仍不能彻底消灭癌细胞,甚至不能阻止肿瘤的发展。常用的有卡介苗、自体或异体瘤苗、免疫核糖核酸、转移因子、干扰素、白细胞介素-2、左旋咪唑、胸腺肽、肿瘤坏死因子等,可与化学治疗等联合应用。还有应用淋巴因子激活的杀伤细胞(LAK)、肿瘤浸润淋巴细胞(TIL)等免疫活性细胞,行过级性免疫治疗等,但多在探索之中。随着对肝癌认识的深入和生物技术的发展,基因技术和细胞调控技术的成熟,肝癌的生物治疗将会取得更大的突破,也可能会成为治愈肝癌的最后途径。

(六)中医药治疗

中医药在我国肝癌治疗中占有很重要的地位,80%以上的患者都接受过不同疗程的中药治疗。多根据不同病情采取辨证施治、攻补兼施的方法,常与其他疗法配合应用,以提高机体的抗癌性,改善全身状况和症状,减轻化学治疗、放射治疗不良反应等。尽管中医药的生物学概念尚不清楚,机制也未完全明了,但疗效是肯定的。总的特点是从患者整体出发,发挥多种治疗作用,以控制肿瘤、提高患者的免疫能力,在改善症状、减轻放射治疗和化学治疗的不良反应、提高手术耐受性、提高患者生存质量等方面有独特作用。从这些方面来说,中医药的应用符合现代生物治疗的观点和理论。但遗憾的是,中医理论复杂,难以与现代医学结合,同时,中医诊治肝癌的标准不能客观化,给药不方便,疗效慢等缺陷也影响了中医药在治疗肝癌中的发展。中医药治疗肝癌的疗效若要在国际上被一致认可,仍有许多艰巨的工作要做。

以上各种治疗方法,多以综合应用效果为好。经过我国科技工作者多年不懈的努力,肝癌的治疗取得了巨大的成就,肝癌手术的切除率已明显提高,手术死亡率大大降低,总体疗效显著提高。

第三节 胰 腺 癌

胰腺癌是一病情凶险、治愈率低、预后极差的消化道恶性肿瘤。近年来发病率有升高的趋势,在美国已成为消化道肿瘤致死原因的第2位。世界范围的综合资料显示,胰腺癌的5年生存率仅为5%或更低,是预后最差的肿瘤。由于胰腺癌早期确诊非常困难,大多数患者就诊时病情已到中、晚期,从而失去手术根治的机会。

【诊断】

(一)临床表现

胰腺癌起病隐匿,相对来说,胰头癌比胰体尾癌出现症状早,但早期仍无特殊表现,即使晚期出现的症状也为非特异性的,难以与胃肠、肝胆疾病鉴别。临床表现主要与肿瘤侵犯或压迫毗邻器官有关。

1. 症状

(1)腹痛:60%的患者以腹痛为首发症状,病程中有90%的患者出现腹痛。早期腹痛常位于中上腹,其次为右季肋部,后期常伴有腰背部放射性疼痛。胰头癌常向右侧腰背部放射,胰体尾癌则多向左侧腰背部放射。仰卧与脊柱伸展时疼痛加剧,弯腰前倾坐位或屈膝侧卧时可稍缓解。当癌肿压迫或浸润腹膜后神经丛,引起严重的持续性腰背痛。

(2)黄疸:黄疸是胰头癌的突出症状,可伴有腹痛,也可表现为无痛性黄疸。多由胰头癌压迫或浸润胆总管引起,也可是肝内淋巴结、肝门淋巴结、胆总管淋巴结肿大所致。

(3)体重减轻:在黄疸之前常有短期内显著的体重减轻,晚期呈恶病质。

(4)其他:患者可有不同程度的其他消化道症状,如食欲减退、消化不良、脂肪泻。少数患者出现胰源性糖尿病,个别患者可为首发症状。部分患者发生游走性血栓性静脉炎或动脉血栓症。下肢深静脉血栓形成时可引起患侧下肢水肿,脾静脉、门静脉血栓形成可致脾大、腹水和食管胃底静脉曲张。少数患者可表现为焦虑、急躁、抑郁、个性改变等精神症状。患者多有持续或间歇性低热。

2. 体征 早期无明显体征,常见消瘦、黄疸和上腹压痛。黄疸时扪及无压痛肿大胆囊为 Courvoisier 征,是诊断胰腺癌的重要体征。胆汁淤积、肝转移癌可致肝大,胰腺癌压迫脾静脉造成脾大。晚期有腹部肿块、腹水、远处转移征象。

(二)辅助检查

1. 胰腺癌血清肿瘤标志物 血清肿瘤标志物是指血清中存在的肿瘤组织产生的可以反映肿瘤自身存在的化学物质,包括在肿瘤中合成和分泌的蛋白质抗原、酶、激素、多肽等。目前没有一种血清肿瘤标志物对胰腺癌诊断具有满意的敏感性和特异性,普遍采用联合检测以提高敏感性和特异性。胰腺癌血清标志物仍以 CA19 – 9、CA242 最为理想。

(1)CA19 – 9:是目前临床上最有诊断价值也是应用最多的血清肿瘤标记物,被称为诊断胰腺癌的"黄金标志物"。临床上一般以 37U/ml 作为临界值,根据检测的人群不同,CA19 – 9 对胰腺癌诊断的敏感性为 70% ~85%,特异性为 75% ~80%。血清 CA19 – 9 水平与胰腺癌的大小、位置有一定关系:肿瘤直径越大,CA19 –9 含量越高,而且发现胰体尾癌患者血清 CA19 –9 水平明显高于胰头癌。

(2)CA242:在人胰腺边缘的细胞、结肠黏膜上皮和 Goblet 细胞中 CA242 的存在部位与 CA19 –9 相同,但在良性肿瘤和恶性肿瘤中 CA242 的表达与其他肿瘤标志物唾液酸化的黏蛋白有些区别。通常作为胰腺癌和直肠癌的血清肿瘤标志物。

(3)癌胚抗原(CEA):CEA 对胰腺癌诊断的敏感性报道不

一,一般为 30% ~68%,特异性较低,假阳性率为 24%。CEA 的低敏感性在其他消化道肿瘤及良性疾病中也有增高,多见于肿瘤中、晚期,故 CEA 对胰腺癌的早期发现和鉴别诊断方面价值有限。

(4)CA50:是一种广谱肿瘤标志物,诊断胰腺癌的敏感性和特异性报道不一,单独检测 CA50 对胰腺癌的诊断意义较小。

(5)黏蛋白1(Mucin 1,MUC1):MUC 是一种高分子量糖蛋白,分布于多种上皮组织包括胰腺导管上皮表面,其作用包括对上皮组织的保护和更新分化、细胞黏附的调节以及对细胞信号通路的影响。目前已鉴定出 15 种 MUC 基因,在胰腺癌中以 MUC1、MUC2 基因研究较多,MUC1 与胰腺癌生物学行为及预后相关。

(6)CAM17.1:是一种 IgM 抗体,对胰液中的黏液糖蛋白有较高的特异性。Yiannakou 等报道 CAM17.1 检查诊断胰腺癌的敏感性为 86%,特异性为 91%;而在无黄疸的患者,分别为 89% 和 94%,敏感性和特异性都有所提高,认为其诊断价值可能高于 CA19 –9。

除上述以外,还有 CA125、CA195、CA72 – 4、CA494、Du – Pan-2、Span-1、半乳糖苷转移同工酶Ⅱ、核糖核酸酶(RNase)等,这些标志物都与胰腺癌相关,但诊断价值不高,目前研究较少。

(7)胰癌胚抗原(POA):为一种糖蛋白,可作为胰腺癌较特异性的标志物。其在进展期患者敏感性较高,可达 67.5%,检测 POA 对胰腺癌的病情追踪有一定意义。目前 POA 在理论上对胰腺癌诊断有一定特异性,实际应用价值有待进一步检验。

(8)胰弹性蛋白酶Ⅰ(HPE-Ⅰ):胰弹性蛋白酶分为Ⅰ和Ⅱ两种亚型。HPE-Ⅰ是由胰腺腺泡细胞合成的一种丝氨酸蛋白酶。一般认为胰腺癌阻塞胰管后导致管内压力上升,腺泡细胞受损,从而释放 HPE-Ⅰ入血,因此血清 HPE-Ⅰ可以作为胰腺癌的肿瘤标志物,对早期胰腺癌的诊断有一定价值。

(9)恶性肿瘤相关抗原(TSGF):是一种广谱的肿瘤标志物,它属于非血细胞生长因子大类。由于 TSGF 仅对恶性肿瘤血管增生起作用,而与非肿瘤血管增生无明显的关系,因此 TSGF 具有恶性肿瘤的高度特异性。在胰腺癌、结肠癌等肿瘤早期可达到临床可检测的浓度。TSGF 对胰腺癌的敏感性和特异性分别可达 91.6% 和 93.5%,明显高于 CA19-9、CA242 等其他标志物,提示 TSGF 可能对早期胰腺癌的诊断具有一定的价值;而且与 CA242 一样,在胰头癌中表达更高,能区分肿瘤位置及组织类型,联合 CA19-9、CA242 能显著提高对胰腺癌诊断的正确率。

(10)丙酮酸激酶 M_2 型(M_2-PK):是丙酮酸激酶(PK)的一种同工酶,是目前研究较多的一种新型肿瘤标志物。丙酮酸激酶的同工酶共有 4 种,分别是 L 型、R 型、M_1 型、M_2 型。前 3 种均以酶的活性四聚体形式存在;在正常细胞活性状态下 M_2-PK 是四聚体,与其二聚体可相互转化,二聚体是肿瘤组织中的主要存在形式。研究表明,几乎所有的不同组织来源的肿瘤均伴有 M_2-PK 的过度表达,称为肿瘤型 M_2-PK。血 M_2-PK 诊断胰腺癌敏感性为 85%,特异性为 41%,而同时检测 CA19-9 的敏感性为 75%,特异性为 81%,两者结合检测敏感性达 97%,特异性 38%。

(11)巨噬细胞抑制细胞因子-1(MIC-1):也被称作前列腺衍生因子、生长/分化因子 15、胎盘肿瘤生长因子,是肿瘤生长因子超家族的成员之一,参与巨噬细胞活化过程。MIC-1 与 CA19-9 联合检测诊断胰腺癌有优势,敏感性和特异性分别为 89% 和 72%。

(12)SiSo 细胞表达的受体结合癌抗原(RCAS1):是一种 40kD 的 Ⅱ 型膜蛋白,并能通过螺旋卷曲结构形成寡聚体。Akashi 等使用免疫组化证实 RCAS1 在胰腺导管腺癌中表达的阳性率为 100%。在胰腺癌与慢性胰腺炎鉴别诊断的比较中,血清 CA19 - 9 的敏感性和特异性分别为 75% 和 73%,而 RCAS1 为 80% 和 96%,优于 CA19 - 9。

(13)骨桥蛋白(OPN):是一种糖磷蛋白,正常情况下由成骨细胞、动脉平滑肌细胞、多种上皮细胞、活化 T 细胞和巨噬细胞合成并分泌到体液中。胰腺癌患者血清 OPN 的水平是健康对照组的 2.5 倍,其对胰腺癌诊断的敏感性和特异性分别为 80% 和 97%,阳性预测值和阴性预测值分别为 98% 和 76%。

2. 胰腺癌的生化酶学检测 胰腺癌的生化检查方法常是非特异性的,没有特别适用于胰腺癌早期诊断的指标,但对于胰腺癌和其他疾病的鉴别诊断有一定的参考价值。

(1)淀粉酶(AMY):胰腺癌早期可有 AMY 的升高,但由于在慢性胰腺炎中也有 AMY 的升高,因此它对于区别胰腺癌和胰腺炎的意义不明显。在肿瘤晚期,由于胰管梗阻时间较长而使胰腺组织萎缩导致 AMY 可不升高或降至正常。

(2)脂肪酶(SLP):有 40% ~ 50% 的胰腺癌患者可见血清 SLP 的升高,累及 Vater 壶腹时阳性率可达 60%,而在慢性胰腺炎时只有少数患者 SLP 活性增高,因此,SLP 对胰腺癌和慢性胰腺炎的鉴别诊断有一定的意义。

(3)谷氨酰转肽酶(γ-GT):胰腺癌患者血清 γ-GT 阳性率可达 95%,胰头癌引起阻塞性黄疸时血清 γ-GT 活性可增至正常的 10 ~ 15 倍。但 γ-GT 在其他肝胆疾病和其他肿瘤中也有不同程度的升高,其缺乏对胰腺癌诊断的特异性。γ-GT 同工酶 Pγ-GT 和 Sγ-GT 对胰腺癌的诊断有一定的价值,且 Pγ-GT/Sγ-GT 比值对胰头癌的诊断明显优于 Pγ-GT 和 Sγ-GT,血清 Pγ-GT > 4.0U/L,Pγ-GT/Sγ-GT > 0.1 时高度提示胰头癌而排除胆管良性梗阻性黄疸。

(4)碱性磷酸酶(ALP)和谷丙转氨酶(ALT):在胰腺癌患者中可见 ALP 和 ALT 升高,但无特异性。ALT 只表现为轻度升高,当黄疸非常明显而 ALT < 400U/L 时,应高度怀疑阻塞性

黄疸。

(5)胰蛋白酶(IRT):胰腺癌患者血清免疫反应性胰蛋白酶变化不一,胰腺癌患者 IRT 升高与癌细胞分泌异常胰蛋白酶原及胰腺局部炎症有关。也有学者认为胰蛋白酶与肌酐清除率比值(Ctr/Ccr)对胰腺癌和慢性胰腺炎有鉴别价值。

(6)半乳糖转移酶同工酶(GT-Ⅱ):约 83% 的胰腺癌患者半乳糖转移酶同工酶(GT-Ⅱ)升高,而胃癌、大肠癌则为 73%,因而其不能鉴别胰腺癌和其他胃肠道肿瘤,但可作为胰腺良、恶性疾病的鉴别。

(7)胰淀粉酶同工酶(PLA):有报道认为血清淀粉酶、胰淀粉酶同工酶(PLA)及其比值均升高是可行手术治疗的胰头癌,对早期诊断具有更大的价值。

(8)谷氨酰基移换酶同工酶(P-GGT):有研究认为,血清中 P-GGT 来自胰腺,其活力升高对胰腺癌的诊断有一定的价值,80% 的胰腺癌、十二指肠乳头癌患者 P-GGT 活力大于肝胆疾病和慢性胰腺炎患者。胰腺癌、十二指肠乳头癌患者接受根治手术后 P-GGT 活力可降低至极低水平。

(9)血清总胆红素(TBIL)和直接胆红素(D-BIL):黄疸是胰腺癌患者的体征之一,特别是胰头癌患者很早就会出现黄疸,且逐渐加深,表现为血清 TBIL 升高,以 D-BIL 明显升高为主。

(10)血糖和糖耐量检测:由于胰岛细胞遭到破坏,有文献报道约 70% 诊断为胰腺癌的患者存在血糖升高及糖耐量异常,糖耐量试验对诊断胰腺癌有参考价值。

(11)其他检测:由于梗阻致使胆汁从胃肠道排出,可导致脂溶性维生素 K 吸收障碍,同时肝产生维生素 K 依赖性凝血因子减少而引起凝血酶原时间延长。部分患者可出现血红蛋白减低,尿糖阳性,尿胆红素强阳性,尿胆原阳性,便隐血试验阳性,大便颜色变浅,呈灰白色。

3. 胰腺癌的 CT 诊断　螺旋 CT 特别是多层螺旋 CT 被认为是胰腺肿瘤理想和主要的无创性影像学检查手段,它不仅能直观显示胰腺内部结构,胰腺肿块的大小、形态、密度、边界以及血供情况,还能清楚显示胰周脂肪间隙、胰周血管、区域淋巴结、邻近脏器及腹膜腔的改变,特别是对胰周血管的二维及三维立体显示非常有助于准确评价胰周血管状况,为肿瘤的定性、术前准备、分期和预后评估提供可靠、形象的影像学依据,极大提高了胰腺肿瘤诊断的准确度和可靠性,特别是多层螺旋 CT 增强检查成为胰腺疾病影像学检查的首选手段。

胰腺癌的 CT 表现可分为直接征象和间接征象。直接征象是胰腺肿块,间接征象包括胰管扩张或胰管及胆管的扩张、肿瘤的局部扩展、邻近脏器的侵犯、远处转移、腹水、血管侵犯以及阻塞性假性囊肿等。

4. 胰腺癌的 MRI 诊断　早期的 MRI 检查特别是常规平扫,由于明显的运动伪影,如呼吸运动伪影、血管搏动伪影及肠蠕动伪影等而在胰腺上的应用受到一定的限制,空间分辨率和密度对比分辨率都很低。然而,随着 MRI 成像速度的提高,特别是动态增强 MRI 扫描技术的成熟,可以明显减少运动伪影的影响。

与正常胰腺实质相比,T_1WI 上胰腺癌肿块呈低信号或等信号的改变,偶尔也可呈高信号改变。如果肿块较大($>5cm$)时,常为低信号,并可见中央更低信号的不规则液化坏死区,胰腺癌瘤内出血的发生率低,一旦瘤内出血,可见点状、斑片状和不规则的高信号区。大的胰腺癌肿瘤形态和轮廓常不规则,边缘模糊;胰腺癌肿瘤较小($<2cm$)时未能引起胰腺本身轮廓的改变,其肿块往往和正常胰腺间的信号差别不大或呈等信号的改变,不易与正常胰腺区分,故许多学者主张用 T_1WI 脂肪抑制技术显示胰腺癌,特别是小胰腺癌,则其肿瘤的形态、轮廓和大小等显示更清晰,因为在 SE T_1WI 脂肪抑制像上,正常胰腺组织仍

为明显的高信号,而胰腺癌仍呈低信号,所以更容易发现肿瘤。T_2WI上胰腺癌肿瘤信号变化较大,相对正常胰腺的信号可呈稍低信号、高信号和等信号改变。

5. 胰腺癌超声诊断　超声检查是胰腺癌首选的诊断方法,具有简便、经济、无创、无痛的特点,超声检查诊断胰腺癌的敏感性、特异性、准确性分别达到 98%、95.9%、95.9%。超声检查作为胰腺癌的常规检查,可以发现胰腺占位性病变的部位、大小;胰腺组织的萎缩伴有胰管、胆管的扩张(双管征);肝的转移病灶;有无淋巴结转移;有无侵犯周围大血管;有无腹膜种植。超声检查的结果与检查者的经验有密切关系,特别对于小胰腺癌或早期胰腺癌诊断仍较困难。

近年来,推出了几种超声诊断的新技术。

(1)超声引导下穿刺活检:为一种介入性检查方法。超声检查作为一种非侵入性的检查手段具有无创、无痛等优点,但不能获得组织学的特异性,故近年来采用在超声引导下经皮穿刺,进行细针抽吸细胞学检查或组织学活检,可获得病理学诊断。

(2)腹腔镜超声的联合应用:可更精确地判断胰腺癌的分期,它能发现肝实质内细小的转移灶,并可观察肿瘤周围血管有无淋巴结和转移增大的淋巴结,尤其适用于可切除胰腺癌术前的进一步判断。腹腔镜超声定位下的穿刺活检还可发现转移性的胰腺肿瘤(原发于乳腺癌、肾癌和结肠癌),缺点是术前腹腔镜和腹腔镜超声检查较费时间,操作比较困难,专业性强。

(3)血管内超声显像(IVUS):可精确发现门静脉内胰腺肿瘤侵犯的部位和长度,但它只能在术中进行。

6. 胰腺癌的超声内镜影像学诊断　1980 年由美国的 Di Magno 等首次报道应用超声与内镜组合的超声胃镜在动物实验获得成功,同年德国的 Strohm、Classen 和美国的 Di Magno 报道超声内镜在临床上的应用,在此基础上,超声内镜设备不断改进和发展,超声内镜检查(EUS)逐步广泛应用于消化道及胆胰系统病变的诊断和治疗。1990 年日本原田等开始采用超声内镜引导下细针穿刺抽吸活检技术(EUS-FNA),至今采用此方法对胰腺、腹腔、盆腔及消化道的穿刺已广泛开展,其中胰腺标本穿刺成功率达 86%,诊断敏感性达 79%,特异性达 100%,无假阳性,总诊断准确率 87%。

EUS 是发现胰腺微小病变的最佳方式,结合 EUS-FNA 进行细胞学和组织学检查,可以确诊 <1cm 的胰腺癌,并可对采集的标本进行 K-ras 检测,能提高胰腺癌诊断的准确性。

应用 EUS 的 TNM 分期对于手术方式的选择、术后疗效的评价有十分重要的意义,应用 EUS 可以对胰腺癌进行 TNM 分期,并可以判断手术切除的可能性。Gress 等报道,EUS 对 T 分期、N 分期和血管受侵犯的准确率分别为 87%、80%、95%。

胰腺癌的 EUS 典型影像学特点为:类圆形、团块状或结节状,低回声,边缘多不规则,内部回声可见不均匀斑点,其累及周围大血管可呈现血管边缘粗糙、模糊、受压、高回声、边界消失或侵入腔内等影像,如完全闭塞,则血管内血流信号消失,如肿块周围出现大小不等的类圆形、略低回声影像则应高度怀疑淋巴结转移的可能,为胰腺癌的鉴别诊断提供更可靠的依据。

(三)诊断要点与分期

1. 诊断要点　胰腺癌的早期诊断率低,根据症状和体征诊断为胰腺癌时往往已是晚期。

(1)临床诊断:对于有上腹不适及隐痛,食欲减退和消瘦,无痛性梗阻性黄疸呈持续性且进行性加深者,如果超声显像或 CT、MRI 检查胰腺有肿瘤以及 CA19-9 测定升高即可确立临床诊断。

(2)细胞学诊断:十二指肠引流液或经胰管插管抽取胰液做细胞学检查及经皮做胰腺肿瘤穿刺细胞学检查,符合胰腺癌细胞学标准者,诊断可以确立。

（3）病理学诊断：胰腺癌可行手术根治者，标本经病理、组织学证实或剖腹探查取组织活检病理学诊断证实者。

2. 胰腺癌分期

（1）TNM 分期

原发肿瘤（T）

T_x　　原发肿瘤不能评估。

T_0　　无原发肿瘤证据。

T_{is}　　原位癌。

T_1　　肿瘤局限于胰腺，最大径线 $\leqslant 2cm$。

T_2　　肿瘤局限于胰腺，最大径线 $>2cm$。

T_3　　肿瘤直接扩展至以下任何器官或组织：十二指肠、胆管、胰周组织。

T_4　　肿瘤直接扩展至以下任何器官或组织：胃、脾、结肠、邻近大血管。

区域淋巴结（N）

N_x　　区域淋巴结不能评估。

N_0　　区域淋巴结无转移。

N_1　　有区域淋巴结转移。

N_{1a}　　转移至单个区域淋巴结。

N_{1b}　　转移至多个区域淋巴结。

远处转移（M）

M_0　　无远处转移。

M_1　　有远处转移。

（2）临床分期

Ⅰ 期　　　　$T_{1\sim2}$，N_0，M_0

Ⅱ 期　　　　T_3，N_0，M_0

Ⅲ 期　　　　$T_{1\sim3}$，$N_{0\sim1}$，M_0

Ⅳa 期　　　T_4，$N_{0\sim1}$，M_0

Ⅳb 期　　　$T_{1\sim4}$，$N_{0\sim1}$，M_1

（四）鉴别诊断

1. 胰腺囊腺瘤 占胰腺肿瘤的 10% ~15% ,可分为浆液性囊腺瘤和黏液性囊腺瘤,后者具有恶变倾向。囊腺癌在胰腺恶性肿瘤中只占很少的比例。浆液性囊腺瘤常见于 60 岁以上的女性,1/3 的患者无症状,偶然发现。黏液性囊腺瘤或黏液性囊腺癌多见于 40 ~60 岁的女性,常有完整包膜,肿瘤位于正常胰腺组织中央或突出胰腺表面,外缘常较光滑,以胰体、胰尾部多见。浆液性囊腺瘤呈圆形或类圆形,边缘可见分叶,与正常胰腺分界清晰。肿块内密度不均匀,可呈水样、软组织样或混杂密度,但大部分区域为较低密度,有时肿瘤中央可见条片状不规则钙化或特征性日光放射状钙化,但发生率低,增强后肿瘤边界更加清楚,早期轻度强化,延迟后呈不均匀强化,可出现特征性中央纤维瘢痕强化,周围结构无侵犯。黏液性囊腺瘤或黏液性囊腺癌平扫密度极不均匀,类似水与软组织密度,大多由单个囊构成,少数为几个囊,瘤内有分隔,常较厚且不规则,形成瘤样或结节样,囊壁亦较厚,并可见周围特征性钙化,增强后囊壁及壁结节明显强化。

2. 胰岛细胞瘤 可分为功能性肿瘤和非功能性肿瘤。肿瘤常较小,圆形,多见于 40 ~50 岁者。肿瘤的血供极为丰富,平扫时多为等密度,少数为稍低密度,增强后动脉期显著强化即出现所谓的"纽扣征",周围的密度常高于中央,门静脉期呈等密度,延迟扫描病灶可稍低于正常胰腺。

3. 胰腺实性 – 假乳头状瘤 是一种罕见的生物学行为未定或交界性恶性潜能的肿瘤。好发于 20 ~40 岁的年轻女性。平扫肿块常较大,平均直径 8cm 以上,界限清楚,呈圆形或分叶状,与胰腺分界清晰,肿块的密度取决于肿瘤实性结构与囊性结构的比例,呈现近似肌肉密度的实性肿块或囊、实性,或主要为囊性,其中以囊、实性混杂者较为多见,有时于肿块边缘可见钙化影,增强后肿瘤呈不均匀强化,实性结构动脉期轻度强化,门静脉期呈明显强化,囊性部分不强化。

4. 胰腺淋巴瘤 胰腺淋巴瘤包括原发于胰腺者和全身性非霍奇金淋巴瘤(NHL)对胰腺的侵犯两种,前者极少见,仅占胰腺肿瘤的 0.2% 和淋巴结外 NHL 的 2%,可以原发起源于腺体或有胰周淋巴结主流的直接延伸所致,为器官型淋巴瘤。平扫胰腺弥漫性显著增大,增强 CT 表现为均匀、略低密度的强化,有时密度不均匀;累及胰头时可出现胆管扩张或包裹,胰管可以正常、移位或轻度扩张,伴或不伴有胰周、脾门及后腹膜淋巴结肿大。胰头巨大肿块而胰管扩张不明显时,更倾向于淋巴瘤的诊断。此外,肾静脉水平以下的淋巴结肿大可除外胰腺癌的诊断。

5. 胰腺转移瘤 常见的胰腺转移瘤来自肺、乳腺、肾及黑色素瘤。对胰腺的累及有 3 种方式,即局灶性、多灶性、弥漫性。多数转移瘤表现为低密度伴有不同程度的强化。

6. 急性胰腺炎 轻型胰腺炎即急性水肿型胰腺炎表现为胰腺体积不同程度的增大,从正常到弥漫性肿大,胰腺小叶分界不清或界限消失,轮廓模糊,胰周区域有液体积聚,常位于左侧肾周间隙或小网膜囊,可以向下延伸至盆腔,向上至纵隔,增强后,胰腺呈较均匀强化。重型胰腺炎包括广泛渗出性胰腺炎和出血坏死性胰腺炎,影像表现复杂,主要包括:①胰腺体积往往显著增大,且几乎为弥漫性;②胰腺密度通常极不均匀,水肿区为稍低密度,坏死区为较低密度,出血区为稍高密度,增强后,坏死区无强化;③胰腺体、尾部前侧包膜掀起;④胰周改变的范围较水肿型胰腺炎更广泛,不仅波及胰腺、小网膜囊及肠系膜根部,还向前上通过 Winslow 孔使小网膜囊内的积液进入腹膜腔产生胰源性腹水。有时还可引起胸腔积液或纵隔积液(通过膈肌脚或裂孔)。向下发展则通过双侧肾前间隙、肾旁间隙和结肠旁沟到达盆腔、大腿肌群内。脾门积液及脾受累亦较常见。坏死性胰腺炎主要表现为胰腺的坏死,与胰腺炎早期的血管痉挛和缺血有关,增强后胰腺明显增强,坏死区不增强,静脉期显示更好。

7. 慢性胰腺炎　慢性胰腺炎既可以是急性胰腺炎反复发作而形成,也可以是发病时即为慢性。慢性胰腺炎可以表现为胰腺纤维化、坏死、质地变硬、体积缩小萎缩、正常小叶结构消失、小导管和主导管扩张、胰管结石及胰体钙化等,平扫胰腺及胰管出现钙化,呈星形、条状或不规则结节状,胰管扩张表现为串珠状,胰腺体积缩小,边缘显得不够规则;胰管分支的扩张有时表现为小囊状灶,不超过 1cm。急性发作时可以看到胰腺有局灶性、节段性或弥漫性的水肿和坏死表现。

【治疗】

(一)手术治疗

随着外科医师经验的积累和手术技术的不断完善,麻醉及术中监护水平的提高,术后重症监护和营养支持的普及,20 世纪 80 年代以来胰腺癌的外科治疗取得了突破性进展。

1. 经典 Whipple 术　Kocher 法游离十二指肠和胰头,达腹主动脉左缘。切除胆囊,在胆囊管上方横断肝总管。在远侧 1/3～1/2 处断胃。距 Treiz 韧带 10～15cm 处切断空肠。贴近肠壁逐一小块钳夹、切断、结扎近段空肠和十二指肠的肠系膜,然后将该肠段从横结肠系膜开口处拖出。距离肿瘤≥2cm 处断胰,断面略成“鱼嘴”状。胰管比断面长 1～1.5mm,便于固定引流管或与空肠黏膜吻合。胰腺切面常规送快速冷冻,确保切面无癌细胞残留。逐一结扎、切断汇入门静脉或肠系膜上静脉(PV 或 SMV)的胰头静脉,完整切除胰腺钩突。依胰 - 空肠、胆管 - 空肠、胃 - 空肠的顺序恢复消化道连续性。胰 - 空肠吻合通常有以下两种方法。

(1)胰、空肠套入式端端吻合:①空肠后壁与胰腺后壁(距胰腺切缘 1～2cm)做间断缝合。②胰管内放置一直径 2～3mm、头部带侧孔的硅胶管。尾端距胰 - 空肠吻合口 15～20cm

处从空肠对系膜缘戳口引出并在肠壁埋隧道 4~5cm，关腹前从对应的腹壁戳口引出体外或留置于空肠内。③在胰腺上、下缘各缝一针，分别从对应的空肠壁穿出，将胰腺断端套入空肠，收紧缝线，有利于胰腺断端套入和固定。④空肠前壁与胰腺前壁做间断缝合。

（2）胰管、空肠黏膜端侧吻合：①关闭空肠切端。②距空肠关闭端2cm 处用 1 号线将空肠对系膜缘后方的浆肌层与胰腺后壁做间断缝合。③用电刀切开胰管对应的空肠浆肌层，长约1cm，使黏膜凸出。在黏膜中央做一小口，直径小于胰管。然后用 5-0 Prolene 缝线将胰管与空肠黏膜（可带少许浆肌层）之切口做对端吻合。先缝后壁，同套入法放置胰管外引流管，再缝前壁。④浆肌层与胰腺前壁做间断缝合。胰-空肠吻合结束后将空肠自然靠近肝门，在肝总管对应处（一般距胰-肠吻合处7~8cm）空肠对系膜缘做一小口，直径略小于肝总管内径。用5-0~6-0 Vicryl 缝线将空肠切口与肝总管做全层对端吻合。先缝后壁，经肝总管放置 T 管。T 管一短臂放入空肠，利于空肠减压。距肝总管空肠吻合口远侧 50cm 处将胃与空肠做端侧吻合。关闭空肠与横结肠系膜根部间裂口。胰肠吻合口前、后方各放置一根引流管，经胆-肠吻合口前、后方至右上腹经腹壁戳口引出，自然重力引流。胰腺钩突全切除是 Whipple 术的重要部分。一方面是根治性切除的要求；另一方面，有利于减少术后并发症。残留的胰腺钩突可能渗血、漏胆汁，如引流不畅可导致术后腹腔感染。严重者可腐蚀周围血管，引发致命的腹腔大出血。充分游离钩突部上方的门静脉（PV）和肠系膜上静脉（SMV）并骨骼化。游离钩突部 PV 或 SMV 的前外侧壁。术者将左手示指、中指和环指并拢后伸到钩突部后方，将钩突部牵向患者右侧。同时左手拇指与上述三指对合，并将钩突部 PV 或 SMV 的前外侧壁推向患者左侧。右手持尖头的 Lahey 集束钳夹、切断钩突与 PV 和肠系膜上动脉（SMA）之间的结缔组织。这样可轻松地完成胰腺钩突完全切除。此过程要认清 SMA，以防误伤。对 PV 或 SMA 受侵的患者，应先将 SMA 根部骨骼化，将肿块和受侵的 PV 或 SMV 整块切除。

2. 扩大的胰十二指肠切除术（EPD）　所谓 EPD 是相对于经典 Whipple 术而言。包括两个方面的含义。

（1）广泛的区域淋巴结清扫：胰周淋巴结分为 5 组，即胰头胰体上组淋巴结，胰头胰体下组淋巴结，胰十二指肠前、幽门、肠系膜淋巴结，胰十二指肠后、胆总管淋巴结，脾、脾门、胰尾淋巴结。胰腺癌极易向胰腺的上组淋巴结和后组淋巴结转移（88%），其他各组均少见。分析发现，经典的胰十二指肠切除术（PD）约有近 1/3 的转移淋巴结未被清扫。

（2）邻近的受侵血管联合切除：胰腺癌侵犯邻近血管时是否还有手术切除的价值尚有争议。持否定意见者认为受侵血管联合切除术虽然提高了手术切除率，但与经典手术相比手术创伤大、术后并发症发生率和手术死亡率可能增加，且远期生存率并未改善。然而，绝大多数施行扩大切除术的患者都是传统方法无法切除者，按传统观点只能行旁路手术，术后平均生存期仅 3~6 个月。近年来的资料表明，如果选择病例恰当，则胰腺癌施行受侵血管联合切除的并发症和围术期死亡率并不增加。近年来较为积极而一致的观点是对单纯侵犯 PV 或 SMV 的胰腺癌施行包括受侵 PV 或 SMV 在内联合切除并清扫区域淋巴结。术前影像学检查提示，PV 或 SMV 受侵的假阳性率可高达 39%。对于影像学检查提示可能获根治性切除的患者，应积极手术。

3. 全胰切除（TP）　主张全胰切除的观点是：部分胰腺癌为多中心癌；有利于彻底切除胰周淋巴结；能杜绝胰漏的发生。持否定态度者认为：仅 15% 的胰腺癌为多中心癌；PD 术后胰漏的发生率显著降低，且一般不会导致死亡；糖尿病难以控制；消化功能差、消化酶价格昂贵，营养不良难以纠正；与经典 Whipple 手术相比,预后无改善。目前多数学者认为全胰切除仅适合少数特殊病例。对确有全胰切除指征,且全身情况好、术后有护理保证及具备坚实的经济基础者可考虑施行全胰切除。

4. 区域性胰腺切除术(RP) 区域性胰腺切除术可分为以下两型。①Ⅰ型:全胰切除,胰腺段门静脉切除;广泛清扫肝动脉、腹腔动脉、肠系膜上动脉、主动脉旁、下腔静脉周围、腹膜后、肾门等区域的淋巴结缔组织。②Ⅱ型:即在Ⅰ型手术的基础上合并周围受侵动脉切除,包括肝动脉、腹腔动脉和肠系膜上动脉联合切除。RP虽然提高了手术切除率,但由于手术死亡率和并发症的发生率极高,并不延长术后生存率,至今未得到推广。

5. 根治性胰十二指肠切除术 中华医学会外科分会胰腺外科学组提出根治性胰十二指肠切除术,具体切除范围和切除标准如下。

(1)切除范围:①肝总管以下胆管和周围淋巴结;②肝动脉和腹腔动脉周围淋巴结;③胰腺切断线距肿瘤2cm以上;④腹膜后切缘为肠系膜上动脉近端右侧3~4cm软组织切缘;⑤肠系膜及结肠系膜根部淋巴结。

(2)切除标准:①胆管切断缘阴性,术中冷冻病理检查;②胰腺切断缘阴性,术中冷冻病理检查;③腹膜后切缘阴性,术中冷冻病理检查;④肿瘤侵犯的门静脉或肠系膜上静脉切除,或病理检查证实浸润为炎性反应增生,术后标本淋巴结分区存在,可检出淋巴结。

根据中华医学会外科分会胰腺外科学组制订的胰头癌诊治指南,根治性胰十二指肠切除术要求清除肝门部的软组织。有学者认为,根治性胰十二指肠切除术中的肝、十二指肠韧带淋巴廓清术不是一个孤立的步骤,肝门及十二指肠韧带处软组织应随标本整块切除,包括肝动脉旁的淋巴脂肪组织。

根治性胰十二指肠切除术强调腹膜后切缘的重要性,亦是保证将胰腺钩突完整切除的关键步骤。将肠系膜上静脉及门静脉向左上方牵开,有利于暴露肠系膜上动脉,一直游离到主动脉起始部,肠系膜上动脉右侧 3~4cm 相邻处软组织与钩突全部切除,代表腹膜后切缘应予切除,手术必须保证腹膜后切缘没有残留癌细胞,术中冷冻病理检查非常重要,若为阳性切缘,术后生存期 <1 年,与局部晚期放射治疗、化学治疗结果没有大的区别。如果原发肿瘤不能被完全切除,胰十二指肠切除不能对胰腺癌患者提供生存上的益处。

6. 保留幽门的胰十二指肠切除术(PPPD) 早期的胰十二指肠切除(PD)是保留胃和幽门的,但沿用至今的经典 PD 包括远端胃的切除。为避免术后胆汁反流性胃炎、吻合口溃疡、倾倒综合征等胃切除术后的一系列并发症,1978 年 Traverso 和 Longmire 首先报道了 PPPD。与经典的 PD 相比,PPPD 不仅避免了胃切除术后的并发症,而且保留了胃的存储功能,保持正常的消化道激素水平,减少了手术创伤,术后营养状况的改善和体重的恢复均优于经典 PD。术后排空障碍(DGE)是 PPPD 最常见的并发症,发生率为 25%~40%。可能与切除十二指肠的起搏点造成胃无张力、保留的十二指肠血供受到影响及循环中胃动素减少等因素有关。早期认为 DGE 在 PPPD 的发生率较高,最近有报道认为 PPPD 与经典 PD 术后 DGE 的发生率无明显差别,且 DGE 是自限性的,很少超过 6 周。只要严格掌握手术指征,PPPD 既不影响切除范围,也不影响生存率。

7. 胰腺癌手术后并发症 目前大多数医疗机构胰十二指肠切除术后的病死率不足 5%,但并发症的发生率高达 50%。主要有胰瘘、出血、腹腔感染、胆瘘、早期胃排空延迟、代谢紊乱(如糖尿病)、多脏器功能衰竭等。

(二)化学治疗

胰腺癌手术切除率较低(30%),且术后 5 年生存率不高(5%~29%),就诊时患者多有全身播散,故化学治疗是综合治疗中的重要一环。但此类患者多存在恶病质、营养不良、黄疸、生存期较短，化学治疗耐受性较差。单一药物有较好反应的包括氟尿嘧啶，剂量为 15mg/kg，连用 5 天，28 天重复 1 次，有效率为 28%。联合化学治疗亦可应用，方案包括 FAM（5-FU，多柔比星、丝裂霉素）；SMF（链脲霉素、丝裂霉素和 5-FU）；FAP（5-FU，多柔比星、顺铂）；Mallinson 方案（5-FU、环磷酰胺、甲氨蝶呤、长春新碱、丝裂霉素），但这些方案均不如 5-FU。近年来，新的化学治疗药物吉西他滨应用于临床后，已显示出其独特的抗胰腺癌作用。第三代铂类奥沙利铂亦有报道，治疗胰腺癌均有一定疗效，可酌情选用。

（三）放射治疗

以往认为胰腺癌对放射线低度敏感，但近年来大量研究表明，放射治疗和化学治疗联合治疗可以提高胰腺癌的疗效，明显延长患者的生存期。主要适用于术后辅助治疗和晚期无法切除肿瘤的局部治疗，单纯放射治疗者中位生存期明显低于放射治疗和化学治疗联合治疗者。近年来，随着放射治疗设备的改进及放射治疗技术的提高，胰腺癌的术中放射治疗（IORT）有了较快发展。IORT 是在术中直视条件下，利用电子束对肿瘤进行一次性大剂量放射治疗。Dobelbower 等对可行胰腺癌根治切除术的患者采用 IORT 一次照射剂量 10～15Gy 及外放射治疗治疗（EBRT），每次 1.8Gy，总剂量 50.4Gy，发现中位生存期仅行胰腺癌根治切除术组为 6.5 个月，手术联合 IORT 组为 9 个月，手术联合术后 ERRT 组为 14.5 个月，手术联合 IROT 及术后 EBRT 组为 17.5 个月。对无法行胰腺癌根治切除术而采用 IORT 联合 EBRT 的患者，中位生存期大于单独行 IROT 或 EBRT 的患者。

第四节　结、直肠癌

结、直肠癌是我国常见的恶性肿瘤，占我国恶性肿瘤的第四位,并有上升的趋势。中国人与西方人比较,结、直肠癌有 3 个流行病学特点:①直肠癌比结肠癌发病率高,约 1.5∶1;②低位直肠癌在直肠癌中所占比例高(约占 75%),大多数直肠癌可在直肠指检时触及;③青年人(< 30 岁)患病比例较高,约占 15%。但近几十年来,随着人民生活水平的提高及饮食结构的改变,结肠癌比例亦逐渐增多。

【诊断】

(一)临床表现

结肠癌的主要表现是排便习惯的改变和粪便性质的改变、腹痛、腹部包块、肠梗阻、贫血等。

1. 早期症状 结肠癌最早期可有腹胀、不适、消化不良症状,而后出现排便习惯的改变和大便带血,多数表现为排便次数增多、粪便不成形、排便前可有轻度腹痛,稍后即可有黏液便或黏液脓性血便。

(1)排便习惯的改变:排便习惯的改变是结肠癌最常见的主诉。一般不引起人们的重视。一般来说,结肠远端的病变引起的表现要比近端病变更显而易见。出现这种情况的原因有以下几种。与近端肠内相对较稀的大便相比,远端肠内成形的大便通过狭窄的肠腔更困难;近端肠腔本身较远端大;由于远端肿瘤出现其他症状(便血、疼痛),使患者更易注意到排便习惯的改变。

(2)便血:便血是仅次于排便习惯改变的常见症状。便血可为排除肉眼可见的血便或粪便隐血试验阳性。由于这种出血属于下消化道出血,便血的颜色多为暗红色或鲜红色。病变部位越靠近远端,血液的变化越少,看起来越鲜红。位于降结肠、乙状结肠的癌,便色偏红,常被误诊为内痔、痢疾或肠炎。部分患者由于癌灶位于右半结肠或更靠近回盲部,且出血在肠道内停留时间较长,可出现类似上消化道出血形成的黑粪或柏油样便。出血主要是由于炎症、血供障碍与机械刺激等原因,导致癌灶表面黏膜发生糜烂、溃破,甚至癌灶本身破裂所致。出血量与癌种的大小不成正比关系,亦不能确定即是癌肿所致。一些非恶性疾病如肠结核与慢性肠炎虽也可有便血的表现,但对有血便或持续性粪便隐血试验阳性患者,仍应首先考虑到结肠癌的可能,并进一步检查,以求确诊或排除。

(3)黏液便或黏液脓性血便:由于结肠癌所处的特殊部位及环境所致,几乎所有的患者出现血便时,其间混有脓细胞和黏液,形成黏液便或黏液脓性血便。大便内带黏液的多少与癌肿本身的性质有相关性,如绒毛状腺瘤癌变者分泌大量的黏液,患者多有明显的黏液便。其次为溃疡性癌,由于溃疡常伴有继发感染,使肠黏膜分泌黏液增多。黏液便与肿瘤部位也有关系,右半结肠癌所分泌的黏液由于肠蠕动细小而频繁,使黏液与稀糊状大便混合均匀,因而黏液不易被肉眼发觉。而左半结肠中的粪便已渐趋成形,黏液与大便常不混淆,易被发现。临床黏液血便的发生率较单纯血便为高。无论黏液是单独排出或与大便混合,常伴随血便出现。黏液血便应被看作是对诊断结肠癌有高度提示意义的联合症状。

(4)稀便和便秘:在结肠癌患者中,常出现稀便和便秘症状,有时二者还可交替出现。稀便主要是由于肿瘤局部渗液或黏液分泌增多,刺激肠道导致肠道功能紊乱等原因引起。便秘主要是由于肿瘤引起的急、慢性肠梗阻所致。临床上出现稀便和便秘的患者,以左半结肠以下部位肿瘤病灶者居多,且表现出越靠近结、直肠远端症状越明显。便秘的症状较稀便少见。

当肿瘤部分或全部堵塞肠腔,粪便在肠腔内不能正常通过,水分被过分吸收以致大便干结、便秘,时间上多晚于稀便。如果患者先出现稀便的症状而后出现便秘的症状,则可能提示瘤灶在不断增大,病情在不断加重。

(5)腹痛与腹胀:结肠癌患者可出现腹痛与腹胀,其中腹痛的发生率比腹胀高。腹痛的原因有①肿瘤的局部侵犯,尤其是侵犯到黏膜下层或肌层时，疼痛随侵犯深度的增加而加重；②肿瘤所致的肠道刺激所引起的疼痛；③肿瘤穿透肠壁引起肠周炎症与腹膜或与其他脏器相粘连时造成的牵拉痛，尤其在活动时可明显加重；④肿瘤所致肠梗阻所引起的疼痛；⑤肿瘤所致癌性肠穿孔造成的急性腹膜炎引起的腹膜刺激症等。疼痛的性质可分为隐痛、钝痛与绞痛，时间上可分为阵发性疼痛和持续性疼痛。隐痛多发生在肿瘤侵犯至肠壁肌层后。当肿瘤侵犯肠壁全层并与周围组织发生粘连后，可出现持续性疼痛。阵发性绞痛多出现在肠梗阻时或由肿瘤造成的肠道刺激引起。突发剧痛并伴有腹膜刺激征则提示肠穿孔。当肿瘤进一步向腹腔转移扩散后，才出现腹胀，腹胀多由急慢性肠梗阻、肿瘤所致肠道功能失调等引起，其发生率较低。在结肠癌患者中，腹痛发生率为60%～81%。升降结肠牵拉后腹膜造成的后背痛是一个不常见并且是晚期的症状。

2. 腹部肿块 结肠癌的腹部肿块主要是由于肿瘤本身所引起，其次是由于肿瘤侵及肠壁全层后引起肠周炎症反应而与邻近组织或脏器粘连形成，肿瘤不断增大引起肠梗阻后也可出现腹部肿块，肿瘤转移也可引起腹腔肿大淋巴结肿块等。腹部肿块是结肠癌主要表现之一，发生率为47%～80%。当肿瘤局限于肠壁且与其他组织无粘连时，腹部肿块常可推动或随体位变化而变化。升结肠、结肠肝曲或脾曲的肿瘤，腹部肿块活动度相对较小。横结肠与乙状结肠的肿瘤出现肿块时，位置极不固定。横结肠肿瘤肿块可在下腹部扪及，乙状结肠的肿块可在右下腹扪及。肿瘤外侵并与周围组织粘连形成的肿块，位置相对固定，活动度小，但此时扪及的肿块大小并不代表肿瘤本身真正的大小，因为其包括了周围粘连的组织。另外，触及到的腹部肿块不一定是原发肿瘤，也可能是网膜、肠系膜、卵巢等处的转移灶或肿大的淋巴结。盲肠及升结肠近侧的癌肿如伴有感染，可被误诊为阑尾周围脓肿。

3. 肠梗阻表现 肠梗阻是结肠癌的后期症状,为慢性不全性低位肠梗阻症状,如腹胀、腹痛(胀痛或绞痛)、便秘或便团明显,恶心、呕吐症状不突出。其特点是进行性加重,非手术方法常难以解除。患者仍能少量进食,但进食后症状加重。有时可表现为急性肠梗阻,发作前无明显的自觉症状,或虽有慢性梗阻症状,但未被患者重视,待出现急性肠梗阻时才就诊。发生完全性肠梗阻时,如回盲瓣仍能防止肠内容物反流,即成闭襻式肠梗阻,梗阻近侧结肠高度膨胀,尤以盲肠最为显著,甚至可发生穿孔。有时乙状结肠或横结肠的癌肿可诱发结肠套叠而引起急性肠梗阻。左半结肠癌发生梗阻的概率较右半结肠癌为高。而在结肠梗阻的患者中,经手术证实有 20% ~55% 的患者是由结肠癌所致;在急性肠梗阻患者中,国外报道 1% ~3% 的患者是由结肠癌引起,因此在患者(尤其是老年患者)出现下消化道梗阻征象时,应首先考虑结肠肿瘤的可能性。

4. 急性腹膜炎 据报道,结肠癌并发肠穿孔而致急性腹膜炎者占结肠癌患者的 6%。在临床上癌性穿孔前常伴有不同程度的低位肠梗阻的症状,继而患者突然出现腹部剧痛、发热及腹膜刺激征,伴有全身中毒症状者,要考虑到癌性穿孔的可能。在年老体弱或其他原因导致的机体免疫力低下者,患者可无腹膜刺激征和全身中毒反应。尽管少见,也应注意。

5. 中毒症状 患者主要出现贫血、低热、乏力、消瘦、水肿等表现,其中尤以贫血、消瘦为著。贫血的主要原因有:①肿瘤表面黏膜发生糜烂、溃疡所引起的慢性长期失血和肿瘤侵蚀血管造成血管损伤破裂引起的急性失血,以慢性失血为主,主要表现为便血;②肿瘤所致的人体摄入障碍和胃肠道功能障碍及紊乱;③肿瘤本身生长需要造成的对营养物质掠夺性消耗,使造血原料不足;④晚期肿瘤转移对造血系统的破坏,使造血系统的储备和潜力降低。在病程晚期,患者除有贫血外,尚有消瘦、乏力、水肿、低蛋白血症等体质虚弱表现。

6. 其他　结肠癌可有其他症状,如癌肿侵及周围脏器形成内瘘(胃结肠瘘、结肠膀胱瘘、结肠阴道瘘),可引起相应的症状;癌肿引起肠套叠的相应症状;甚至有学者报道皮肤转移的病例。晚期结、直肠癌可有黄疸、腹水、水肿等肝转移征象,以及恶病质,直肠前凹肿块、锁骨上淋巴结肿大等肿瘤远处扩散转移的表现。

(二)辅助检查

1. 直肠指诊　直肠指诊应列为常规检查项目。虽然直肠指诊不能直接触到结肠肿瘤,但有以下几个方面的意义:①指套上染有血性粪便即是结肠癌可能的强有力的间接证据;②排除直肠内多原发肿瘤,包括腺瘤和癌;③少数乙状结肠和直肠上端的癌在直肠指诊时可触及肠外肿块;④指诊中发现直肠前Douglas窝内有肿瘤浸润,乃是晚期盆腔腹膜播散的征象,提示预后不良。

2. 粪便隐血检查(FOBT)　结肠癌表面易出血,一般的便隐血检查方法只要消化道内有2ml左右的出血就可出现"阳性"。常用的粪便隐血试验有3个类型,即化学法,以愈创木脂试验为代表;免疫化学法,以反向血凝法为代表;卟啉试验,采用卟啉荧光检测法。下消化道出血时3种粪便隐血试验均为阳性。由于免疫法粪便隐血试验是人血红蛋白特异性抗原抗体反应,较少受食物、药物影响,在结、直肠癌普查中有更好的应用前景。

3. X线检查　X线检查过去是诊断结肠癌的主要手段,随着纤维结肠镜的出现,其在结肠癌的诊断地位退居其后,但仍是诊断的有效手段之一。主要方法有:普通腹部X线透视及腹部X线片、钡剂检查、钡剂灌肠及气钡双重对比造影等。

(1)普通腹部X线透视及腹部X线片:此法不是结肠癌常规的检查方法,多在怀疑患者急腹症时用以检查有无膈下游离气体及液平面,以判定有无肠穿孔及肠梗阻。有时还可用于腹部肿瘤之间的鉴别。

(2)钡剂检查:由于钡剂在结肠内水分被吸收后较干燥,不易使结肠黏膜显像,而只能显示结肠的充盈像,而且钡剂易与大便混杂,很难发现小的癌肿病变,因此不是结肠癌的首选检查方法。下列情况可选用钡剂造影检查。①腹部肿块难以判断其来源时可先行钡剂检查;②作为钡剂灌肠检查的补充,某些部位或病变,如阑尾、回盲部病变行钡剂灌肠检查不能很好地显示,可再行钡剂检查;③用以观察胃肠道的功能状态如腹泻、便秘等。由于钡剂在结肠内淤积,可加重原有的肠梗阻,因此对疑有肠梗阻的患者禁用钡剂检查。

(3)钡剂灌肠检查是检查结肠器质性病变较好的方法之一,也是常用的方法。除怀疑有结肠坏死、穿孔,肛裂疼痛不能灌肠外,一般无禁忌证。钡剂灌肠能很好地显示结肠的形态和轮廓,观察满意后让患者尽可能地排出钡剂,再观察黏膜情况。如果钡剂排空差可影响黏膜相的观察,且由于肠管的痉挛收缩,对较小的癌肿观察仍受到一定的限制。

(4)气钡双重对比造影:气钡双重对比灌肠造影是诊断结肠癌最常用的检查项目。此方法有利于显示结肠内较小的病变,其清晰度远优于单纯钡剂灌肠摄片。其基本方法是将空气和钡剂注入结肠内形成双对比图像,并注射抗胆碱药物使肠管张力减低,蠕动消失。气钡双重对比造影可显示无名沟等细微结构,有助于较早期病变的观察,对肠管狭窄的鉴别诊断有一定的帮助,如为炎性痉挛狭窄则可缓解,如为癌性浸润性狭窄则不能缓解,并能显示出病变段与正常段之间的清楚分界。该项检查的适应证、禁忌证与普通钡剂灌肠相同,只是由于抗胆碱药物的原因,对青光眼、冠状动脉粥样硬化性心脏病及前列腺肥大患者应慎用或禁用。尽管双重对比造影已成为常规检查,但实际上<0.8cm的扁平腺瘤和早期的结肠癌,气钡双重对比造影仍有可能难以发现,因此,如双重对比检查呈阴性,而患

者仍有临床症状者仍需进一步行内镜检查,以明确诊断。

4. 结肠镜检查 纤维结肠镜检查是诊断结肠癌最主要而有效的手段,因为它能直接看到病变,了解病变的大小、范围、形态、单发或多发,有无其他伴随的病变,最后通过活检明确病变的性质。该镜长达 120 ~ 180cm,可达回肠、盲肠。可对整个结肠进行观察,对 X 线钡剂灌肠不易发现的较小病变能清楚显示,尤其是对 X 线检查观察到病变不能确定性质的,而纤维肠镜检查能摄影,取活检常能明确诊断,还可以对带蒂的息肉样病变予以摘除。结肠癌虽经钡剂灌肠检查诊断后,如有条件都应进行纤维结肠镜检查,除可以进一步明确诊断外,还能对结肠的其他部位进行检查,以明确有无小的息肉或多原发癌。

5. B 超 B 超检查不是诊断结肠癌的主要手段,仅在腹部扪及肿块时对判断肿块的性质可能有帮助;但结果并非绝对可靠,因为肿块周围均为肠段,肠腔反射常会干扰实质性肿块图像,但对癌肿的部位、大小以及与周围组织的关系,淋巴及肝转移的判定有一定价值。1cm 以上的肝转移灶可经 B 超检查发现,应列为术前及术后随访的一项常规检查,术中超声对发现不能触及的肝实质内转移灶、指导手术切除很有价值。超声检查对结肠癌的定位诊断不如 X 线检查那样直观和明确,不能观察脏器的整体,只能显示肠管的一个切面,因此只能靠对肠管的管径、肠管的回声及形态、肠管的回声部位几个方面综合分析来定位。

6. CT 检查 CT 扫描的优点是测量肠道壁的厚度,判断淋巴结是否增大,了解病变与周围脏器的关系,以及肠道周围脂肪层是否清晰,血管是否受侵害等。CT 的主要作用是对肠道恶性肿瘤进行分期和制订治疗计划,并对治疗效果进行评估,以及发现复杂病变,有的可帮助鉴别诊断。

7. MRI 检查 直肠和乙状结肠因其位置较为固定,MRI 的应用最广泛。首先在肿瘤分期方面应用最多;其次,主要用于直肠癌术后随访检查,因手术瘢痕和肿瘤复发灶信号不同,可正确地判断肿瘤有无复发。MR 仿真内镜(MRVE)可以产生结肠的三维图像,显示肠腔内的息肉和结肠癌,同时可参考辅助多平面成像,定位诊断正确性几乎达 100%。MRVE 比 CTVE 图像空间分辨率低,但没有电离辐射损伤,MRVE 检查时无痛苦,耐受性明显高于结肠镜。

8. 正电子发射体层显像(PET) PET 检查主要以 18FDG 为示踪迹,国内外的经验证实,PET 在肿瘤分期、转移灶显示、疗效监测及复发与瘢痕鉴别等方面的临床价值较大。PET 的重要优势在于可以一次检查而提供全身(或半身)的信息。全身 PET 检查是肿瘤远隔转移的最有效、同时也是高度精确的方法。

9. 癌胚抗原 癌胚抗原(carcinoembryonic antigen,CEA)不具有特异性诊断价值,既有假阳性又有假阴性。早期患者阳性率较低,淋巴结转移的患者中则有 50% 的患者 CEA 高于正常,因此不适于早期诊断,但对估计预后和诊断术后复发方面有一定帮助。远处转移者血清 CEA 升高远比局部复发时为多。无论首次手术前 CEA 是否升高,当术后发生复发时均有相当部分患者 CEA 可升高,有时 CEA 升高可在临床症状发生前 5 ~ 7 个月即出现。

(三)诊断要点

1. 诊断

(1)临床诊断:有腹痛、腹胀、排便困难、血便等症状,应提高警惕,及时检查,以免延误,结合结肠镜检查结果确立临床诊断。

(2)细胞学诊断:大肠癌脱落细胞学检查符合大肠癌细胞学标准者。

(3)病理学诊断:手术切除标本或经肠镜活检做病理检查证实。

2. 临床分期

(1)直肠癌的 TNM 分期

T_{is} 原位癌或黏膜内癌(在固有层以内)。

T_1 侵犯穿过黏膜肌层到达黏膜下层。

T_2 侵犯固有肌层。

T_3 侵犯穿过固有肌层到达浆膜下或无腹膜的结肠和直肠周围组织。

T_4 肉眼可见肿瘤与其他器官或结构粘连者。倘若镜检粘连组织中无肿瘤细胞则为 T_3。

N_0 淋巴结转移

N_1 1~3 个局部淋巴结转移。

N_2 4 个或 4 个以上局部淋巴结转移。

M_0 无远处转移。

M_1 有远处转移。

(2)临床分期

Duke 分期

0 期 T_{is}, N_0, M_0

Ⅰ 期 $T_{1~2}, N_0, M_0$

Ⅱa 期 T_3, N_0, M_0

Ⅱb 期 T_4, N_0, M_0

Ⅲa 期 $T_{1~2}, N_1, M_0$

Ⅲb 期 $T_{3~4}, N_1, M_0$

Ⅲc 期   任何 T, N_2, M_0

Ⅳ期   任何 $T,$ 任何 N, M_1

(四)鉴别诊断

1. 结肠癌   结肠癌的鉴别诊断主要是结肠炎性疾病,如肠结核、血吸虫病肉芽肿、阿米巴肉芽肿、溃疡性结肠炎以及结肠息肉等。临床鉴别要点是病期的长短、粪便检出寄生虫、钡剂灌肠所见病变形态和范围等。最可靠的仍是通过结肠镜取活检。结肠癌的临床表现,根据其病程而各异。患者就诊时以病变的不同时期、不同的病理变化而表现出不同的临床症状为其主诉，可以误诊为多种疾病。

（1）特发性溃疡性结肠炎：占误诊病例的15%。结肠癌，尤其是左半结肠乳头状癌或菜花状癌，病情发展到一定程度时，常可出现腹泻、黏液便、脓血便、便次数增多、腹胀、腹痛、消瘦、贫血等症状，伴有感染者尚可有发热等中毒症状，这些都与特发性溃疡性结肠炎的症状相似。X线检查时，两者也有相类似之处。故而在临床上很容易引起误诊，特别是对于青年患者，更少想到肿瘤的存在。

（2）外科急腹症：常见者包括急性阑尾炎、阑尾周围脓肿、肠梗阻、肠扭转等。在临床上，结、直肠恶性肿瘤伴发急性阑尾炎并不少见，文献中亦屡有报道，以青年人结、直肠癌最为多见，并且大部分发生于右半结肠癌，原因还不完全清楚。

右半结肠癌误诊为阑尾炎或阑尾周围脓肿，误诊率国外报道为10%～22.8%，国内为20.8%～25%。由于老年人结、直肠癌发病率高，阑尾炎则是年轻人的常见病，前者发病缓慢，后者急性起病。有学者认为，结肠任何部位发生恶性肿瘤，均可产生与阑尾炎类似的转移性右下腹痛。原因是在胚胎发育时，腹部脊神经和自主神经的双重神经纤维支配，脊神经的感觉神经分布在壁腹膜上，壁腹膜虽无感觉受体分布，但在器官周围的肠系膜、阑尾系膜、小网膜及膈肌等处均存在着脊神经发生的感觉神经纤维，从肾到结肠之间的原肠所发生的向心性神经纤维为自主神经，其传导经肠系膜神经节、腹腔神经节、脊髓到胸、到腰的后根神经节进入脊髓传到中枢。在神经纤维传导过程中，自主神经纤维的冲动在脊髓中可扩散到相应的脊神经而引起牵涉痛。由于肠腔内压力的升高、肠壁缺血、肠道平滑肌痉挛、腹腔内炎症等各种因素刺激引起的内脏痛随着疼痛程度的逐渐增强，其向心性传导与来自皮肤的脊神经的感觉纤维的向心性传导，在脊髓的同一节段内可发生短路，引起上腹部和脐周的牵涉痛。当病变进一步发展刺激肠系膜、阑尾系膜及壁腹膜时,由于这些部位上分布有脊神经支配的感觉纤维,即可产生明确的相应病灶所在部位的腹痛,并出现转移性右下腹痛。所以,并非阑尾炎才会出现转移性右下腹痛。

左半结肠恶性肿瘤与右半结肠恶性肿瘤不同,往往以不全性肠梗阻为主要临床表现,左半结肠癌大多数为浸润型及缩窄型,肠腔相对较小,当肿瘤生长至一定程度时,阻塞肠腔,出现不全性机械性肠梗阻,但起病相对缓慢。发生于肠壁一侧的肿块,使肠壁运动不协调,亦是肠癌出现肠梗阻的重要原因。癌肿的重力作用和肠功能紊乱亦可引起肠套叠和肠扭转,此两种情况下引起的肠梗阻一般起病快,病情急转直下,通常引起急性完全性机械性梗阻,需要急诊手术。右半结肠肠腔较大,通常肠梗阻出现较晚,当出现肠梗阻时往往在右下腹可扪及包块。老年人由于肠周围组织较松弛,乙状结肠活动性较大,容易发生肠扭转。结肠癌和直肠癌引起急性完全性肠梗阻的发生率分别为 10% 及 7.4%,入院时误诊为肠梗阻者高达 7.5%。

(3)肠结核:肠结核在我国比较常见,其好发部位在回肠末端、盲肠及升结肠,肠结核最常见的症状有腹痛、腹块、腹泻、便秘交替出现,这在结肠癌患者中亦较多见。特别是增殖性肠结核与结肠癌有很多相似之处。但肠结核的全身症状更加明显,表现为午后低热或不规则发热、盗汗、消瘦、乏力。故当临床上出现这些症状时,尤其是以腹泻为首诊症状时,临床上从常见病、多发病角度考虑,应首先想到肠结核。约有 1% 的患者在术前将结肠癌误诊为肠结核。检查血常规确有特殊改变,红细胞沉降率快,结核菌素试验呈强阳性。结合病史、年龄及全身表现一般可明确诊断。

(4)结肠息肉:结肠息肉是常见的良性肿瘤,临床上大都发生在乙状结肠,其主要症状是便血,血为鲜血,不与粪便混淆,有些患者还可有脓血样便。X 线检查均表现为充盈缺损。如不进行纤维结肠镜活检病理检查,则可将息肉样结肠癌误诊为结肠息肉。腺瘤和息肉是最常见的结肠良胜肿瘤和瘤样病变,二者在组织学上有明显区别,即腺瘤可以发生癌变,息肉多不转变为癌。二者均可单发或多发。在 X 线气钡双重造影检查时,呈边缘光滑锐利的圆形或椭圆形充盈缺损,在肠腔内,若有蒂可上下移动,结肠轮廓多无改变,腺瘤或息肉周边如附近有少量钡剂时可形成一环状阴影,与气体形成鲜明对比。行纤维结肠镜检查并取活组织送病理检查,则是最有效的鉴别方法。

(5)血吸虫病肉芽肿:多见于流行区,在我国南方多见,新中国成立后随血吸虫病防治工作的开展,目前已少见。肠血吸虫病是血吸虫卵在肠黏膜下沉积,早期引起较大的慢性炎症性肉芽肿。后期结肠纤维组织增生,与周围组织粘连形成炎性肿块,结肠黏膜不断形成溃疡和瘢痕。由于溃疡修复组织增生,可形成息肉样增生。少数病例可癌变,在流行区结肠癌合并有肠血吸虫病者占 48.3% ~73.9%,说明血吸虫病与结、直肠癌有密切关系。除行 X 线检查和纤维结肠镜检查及活检外,结合血吸虫感染病史,粪便中虫卵检查,均有助于结肠癌和血吸虫病所致的肠道癌变的鉴别。

(6)阿米巴肉芽肿:在阿米巴肉芽肿形成时据其所在结肠的部位,于腹部的相应处可扪及肿块或有肠梗阻症状。行粪便检查时可找到阿米巴滋养体及包囊。X 线检查,30% ~40% 的患者可有阳性发现,黏膜上有息肉增生。阿米巴肉芽肿为多发,常在肠管上产生巨大的单侧性边缘缺损或圆形切迹。

(7)贫血:恶性肿瘤患者出现贫血的原因是多方面的,除肿瘤本身生长需要消耗大量的营养物质外,消化道肿瘤的坏死出血、继发感染及肠功能紊乱所引起厌食、呕吐、恶心、腹泻或肠道吸收不良,均可造成铁或叶酸等营养物质的缺乏,引起贫血的发生,通常为缺铁性贫血。以右半结肠肿瘤居多,且发生较早。主要原因是右半结肠除储备大便之外,还具有一定的吸收功能,右半结肠病变容易累及回肠,影响维生素 B_{12} 的吸收。此外,右半结肠癌容易引起出血、继发感染及肠功能紊乱等,这些都是导致贫血的原因。右半结肠肠腔较大,早期往往无消化道症状或症状轻微,而以贫血为首发症状。贫血出现在肿瘤局部症状之前,容易被忽视。右半结肠癌误诊为贫血的发生率约为2.5%。

(8)上消化道出血:上消化道疾病的误诊率为1%~4%,平均为2.2%左右,多发生于右半结肠癌,与右半结肠癌的生物学特性有关。由于右半结肠肿瘤位置较靠近十二指肠及胃,容易出现胃肠功能紊乱,如恶心、呕吐、食欲缺乏等类似上消化道疾病的症状。肿瘤可继发坏死和出血。当出血量较大,且肠蠕动较快时,可呈鲜红色或暗红色;当出血量少,肠蠕动慢或伴有不全肠梗阻或便秘时,致使粪便在肠道内停留过久,可表现为暗红色甚至黑色大便,而被误认为上消化道出血。通常认为结肠及直肠出血,大便多为鲜红色或暗红色。实际上,消化道任何部位的出血只要在管腔中停留足够的时间,在肠道细菌的作用下,血色素中的铁被还原成硫化铁,均可引起黑粪,所以黑粪并非上消化道疾病所特有。临床上有不明原因的黑粪时,应做全面分析,认真查体,方能减少误诊。

2. 直肠癌

(1)痔:痔与直肠癌并不难鉴别,之所以会误诊,主要原因是医务人员轻视病情,并未认真检查所致。内痔一般多为无痛性便血,血色鲜红且不与大便相混合,据出血量的多少而出现大便表面带血、滴血、现状流血或喷射状出血。而直肠癌的便血常伴有黏液而出现黏液血便和直肠刺激症状。临床上所见的一些早期直肠癌患者仅有便血而无其他伴随症状,因此,对便血的患者行肠指诊就十分必要。若为扩张的静脉团,直肠指诊不易检出,肛门镜或乙状结肠镜检查可于齿状线附近见暗紫色痔核,待痔核逐渐增大,排便时可脱出肛门外,开始常可自行还纳,若病程较长,可因反复脱垂导致肛周组织及肛门括约肌松弛,使痔核脱出,不能自行回纳,需要用手推方可回纳,因痔核反复脱出和回纳而使黏膜经常摩擦增厚、分泌物增多,肛门常因湿润、不洁而发生瘙痒和疼痛,根据这些病史和直肠指诊,一般不难鉴别。

(2)肛瘘:肛瘘常由肛窦炎形成肛旁脓肿后治疗不彻底所致;高位肛瘘的外口距肛门多在 5cm 以上,低位肛瘘距肛门较近,这些患者常有肛旁脓肿的病史,局部红、肿、疼痛,与直肠肛管癌的症状相差甚大,鉴别比较容易,但当肛瘘久治不愈,特别是当肛瘘范围扩大且外翻呈蝶状溃疡时,需注意其具有恶变的可能,活检可行鉴别。

(3)痢疾:本病包括细菌性痢疾和阿米巴痢疾,分别由感染痢疾杆菌和阿米巴原虫而引起结肠炎症,根据病程长短,分为急性和慢性。典型急性细菌性痢疾的特点是发病急骤,发热、腹痛、腹泻、黏液血便或脓血便,伴里急后重;左下腹压痛;便镜检可见成堆的白细胞和脓细胞,满视野的红细胞,亦可见巨噬细胞;粪便培养可见痢疾杆菌生长。急性阿米巴痢疾的特点是全身症状较轻、腹泻次数少,每日 10 次以下。便中常带黏液和血,为果酱样外观,恶臭。右下腹压痛;无或轻度里急后重;粪便可找到阿米巴滋养体。上述两病轻者可仅有腹痛及腹泻。慢性细菌性痢疾通常病情较轻,但反复发作,发作期亦可出现典型痢疾样症状,腹痛、腹胀或腹泻与便秘交替出现。久病者常有营养不良及贫血,多次大便镜检可找到相应病原体。肠镜检查常可见慢性炎症反应,阿米巴痢疾则可见正常肠黏膜上有散在的纽孔样溃疡,刮取其内容物可找到阿米巴滋养体。需要注意的是,少数慢性细菌性痢疾可转变为结、直肠癌。

对粪便形状、排便次数、排便困难、黏液脓血便等详细问诊有助于区别结、直肠癌与痢疾,大便镜检病原菌、进行钡剂灌肠 X 线检查和内镜病理活检常可以确诊。痢疾全身症状多较重,而癌肿在晚期时才有恶病质表现。阵发性腹痛伴大便次数增多及明显里急后重症以痢疾为多见。

(4)阿米巴肠炎:阿米巴肠炎以腹痛、腹泻,每日排便7~8次甚至10多次为主诉,若病变累及直肠时常伴里急后重。粪便带暗红色或紫红色血液及黏液,量多,典型者呈"果酱色"便,伴有腥臭味。急性感染期的阿米巴肠炎,行乙状结肠镜检查时有典型的口小底大"烧瓶样",溃疡较为浅表,基底有棕黄色坏死组织,诊断并不困难。若病变日久溃疡进入慢性期,溃疡可深入肌层,甚至穿透浆膜层,与邻近组织粘连,并有肠黏膜上皮增生,溃疡基底肉芽组织增生及其周围纤维组织增生,使肠壁增厚,肠腔狭窄,若结缔组织增生明显而呈瘤样增生者易误诊为癌肿,详细了解病情有助于鉴别。

(5)血吸虫病:血吸虫病肠道病变好发于直肠、乙状结肠、降结肠,虫卵沉积于肠黏膜使局部充血水肿、坏死,若坏死黏膜脱落后即形成浅表溃疡,产生腹痛、腹泻、便血等症状,急性炎症改变消退以后,继而出现结缔组织增生,使肠壁增厚甚至肠腔狭窄,反复重度感染而黏膜增生明显者形成血吸虫性肉芽肿而易与癌肿混淆,病理检查可诊断也可鉴别。病理诊断为血吸虫性肉芽肿者要密切注意病情变化,定期复查。

(6)直肠息肉:直肠息肉是常见的良性肿瘤,临床上大都发生在直肠与乙状结肠,其主要症状是便血,血为鲜血,不与粪便混淆。有些患者还可有脓血便样;X线检查均表现为充盈缺损。如不进行纤维结肠镜活检病理检查,则可将息肉样直肠癌误诊为直肠息肉。直肠息肉是肛门直肠常见疾病之一。当息肉并发溃疡及感染,或息肉同时有直肠炎性病变时,便后不但出血,且常有脓血及黏液性分泌物流出。

【治疗】

(一)结、直肠癌的外科治疗

外科治疗在结、直肠癌治疗中占据着最显著的地位,是最根本而有效的治疗方法。结、直肠癌的外科治疗目的:一是治愈肿瘤或最大限度地延长患者的生命;二是最大限度地提高患者的生活质量。现代外科治疗结、直肠癌的 5 年生存率已达 50% 以上,其中结肠癌为 70% 以上,直肠癌为 50% ~ 80%。临床病例中 60% ~ 75% 可行根治性切除,其中约 25% 将术后复发,说明结、直肠癌的外科治疗仍有待改进或需配合其他综合治疗,才能取得满意效果。

1. 手术前处理 结、直肠癌手术属大手术或较大手术,要求术前全面了解心、肝、肺、肾等重要器官的功能,了解有无出血倾向。对并发高血压、心脏病、糖尿病等的患者需控制并发症后再手术治疗。术前应检查并纠正贫血、低蛋白血症。结、直肠癌是全身性消耗性疾病,几乎所有患者都有不同程度的营养不良,故术前应改善患者的营养状况、纠正可能存在的水和电解质紊乱。手术前应尽量取得病理学诊断,尤其是直肠癌行 Miles 手术前。

2. 手术方式

(1)结肠癌手术

①右半结肠切除术:适用于治疗阑尾、盲肠和升结肠及肝曲的恶性肿瘤。应切除回肠末端 10 ~ 15cm,盲肠、升结肠、横结肠右半部和部分大网膜及胃网膜血管;切除回盲动脉、右结肠动脉、中结肠动脉右支及其伴随的淋巴结。

②横结肠切除术:适用于横结肠中部癌,切除范围应将大网膜、横结肠及其系膜全部切除,清除结肠中动脉周围淋巴结。再游离升结肠及降结肠,做结肠端端吻合。

③左半结肠切除术:适用于左侧结肠癌。手术切除范围包括脾曲、降结肠、乙状结肠及其淋巴引流,包括切除肠系膜下动脉的所属区和腹主动脉旁及髂动脉处的淋巴结。

④全结肠切除术:适用于直肠内无癌变或仅有散在腺瘤的家族性腺瘤病。按结肠切除术分离结肠及游离回肠。切除全结肠,做回肠、直肠吻合术。

⑤全结肠、直肠切除术：适用于全结肠切除术的疾病，同时直肠内有密集的多发性腺瘤或直肠癌。

（2）直肠癌手术

①腹部会阴直肠癌切除术（Miles术）：适用于直肠下段及肛管癌侵犯齿状线近端和某些无条件做保留肛门的直肠中段癌患者。

②经腹会阴直肠、子宫附件及阴道后壁整块切除术（后盆腔切除术）：适用于女性腹膜返折平面以下直肠前壁癌肿。

③乙状结肠、直肠切除术和乙状结肠造口术（Hartmann术）：适用于直肠、乙状结肠、直肠上段癌，因技术条件限制或患者情况太差不能立即施行肠吻合术者或远处转移者，为解除梗阻可进行原发灶切除的姑息性手术。

④经腹部直肠切除吻合术（前切除术）：适用于乙状结肠下段、腹膜返折平面以上的直肠癌。

⑤经腹肛管直肠拉出切除术：适用于直肠中、下段交界处癌或吻合技术有困难者。

⑥经腹直肠切除、结肠肛管吻合术：适用于直肠中、下段交界癌。

⑦保留自主神经的直肠癌切除术：直肠癌根治术，尤其是扩大根治术后，由于术中神经损伤，术后膀胱功能和性功能障碍的发生率明显增加，一般排尿障碍者为45%，不能勃起者为60%～66%，射精障碍者为90%～95%。故近年来应用保留自主神经的直肠癌切除术者逐渐增多。这种手术适用于保存神经而不影响根治效果者。

⑧扩大的腹盆腔淋巴结清扫术：直肠癌的局部复发、转移灶的发生、生存率降低，至少部分原因与直肠周围引流淋巴结的残留癌有关，完全切除潜在的淋巴转移可提高对直肠癌的局部控制率。由于手术范围广、创伤大，扩大的清扫术仅适用于直肠癌浸润至肌层、有较高的淋巴结转移危险、局部无严重周

围器官受侵、能耐受手术创伤者。

⑨局部切除术:直肠癌的局部切除是指将肿瘤及其周围1cm的肠壁全层切除。分根治性局部切除术和姑息性局部切除术两种。根治性局部切除术原则上仅适用于病灶直径在3cm以内、侵犯肠壁周径少于40%、未浸润至固有肌层、细胞分化较好、无淋巴结转移者。姑息性局部切除术适用于高龄、手术危险性大的患者。

(二)放射治疗

1. 放射治疗种类 按其目的分为根治性放射治疗、姑息性放射治疗、放射治疗、手术综合治疗。

(1)根治性放射治疗:通过放射治疗彻底杀灭肿瘤细胞。仅适用于少数早期患者及细胞类型特别敏感的患者。

(2)姑息性放射治疗:以减轻症状为目的。适用于止痛、止血、减少分泌物、缩小肿瘤等姑息性治疗。

(3)放射治疗、手术综合治疗:有计划地综合应用手术与放射治疗两种治疗手段。按进行的先后顺序,可分为术前、术中、术后3种。

①术前放射治疗:术前照射能使肿瘤体积缩小,使已经转移的淋巴结缩小或消失,减轻癌性粘连,降低肿瘤细胞活力及闭合脉管,故适用于为控制原发灶及改变Dukes分期,并有利于提高手术切除率、减少复发率和医源性播散。手术一般在放射治疗后4~6周时进行。

②术中放射治疗:适用于局部晚期不能切除的直肠癌和乙状结肠癌患者已做过术前放射治疗者;手术探查时肿瘤与附近器官如骶骨、骨盆侧壁、前列腺或膀胱有粘连或固定,姑息切除肿瘤后局部肿瘤有高度复发危险的区域;切缘阳性或切缘小于5mm者;肿瘤无法彻底切除,肿瘤残留腹腔或盆腔。

③术后放射治疗:适用于已做根治手术,但肿瘤侵及肠壁、浆膜或累及周围组织或器官者;在病变附近和供应血管及肠系

膜附近淋巴结有转移者;存有残留病灶者。术后放射治疗开始于术后1个月左右。

2. 放射治疗方法

(1)照野设计:主要用于直肠癌。照射范围应包括直肠及直肠周围组织和盆腔淋巴引流区。常设以下照野。

①会阴野:取胸膝卧位,照射野的宽度以髂骨弓状线外侧1cm的间距为宽度,照射野中心为肛门后上方,长度取决于体厚,面积一般为(8~11)cm×(12~14)cm。病灶在离肛缘5cm以内者以会阴野为主野。

②盆腔前(后)野:上界在腰骶关节水平,两侧界为髂骨弓状线外侧1cm。下界视病灶部位而定,上段直肠癌在闭孔下缘,中、下段直肠癌至肛门下缘水平。面积一般为12cm×12cm。病灶在离肛缘5cm以上者,以盆腔前(后)野为主野。

(2)放射剂量:常规分割放射治疗,每次1.8~2.0Gy,总计量如下。

①根治性放射治疗:每6~7周60~65Gy。

②对症性放射治疗:每2~3周20~30Gy(以症状消失或减轻为标准),每5~6周50~60Gy(抑制肿瘤生长)。

③术前放射治疗:每2~5周20~45Gy,放射治疗后4~6周手术。

④术中放射治疗:一次照射15~17Gy。

⑤术后放射治疗:伤口愈合后,每4~5周照射45~50Gy,残留部位可缩小照射野补充10~15Gy。

3. 放射治疗的急性并发症和后期并发症 放射治疗的急性反应主要有急性肠黏膜炎,临床表现为大便次数增加、腹痛、腹泻,严重者有血便。照射直肠癌时会发生膀胱刺激征,如尿频、尿急。后期的放射并发症有肠的纤维化、肠粘连、肠营养吸收不良,较严重的会出现肠穿孔。因为肠的放射耐受性较差,仅能耐受常规分割照射50Gy的剂量,而根治性放射治疗的剂量已超过肠的放射耐受剂量。所以,在设计放射治疗计划时要十分谨慎,保持肠的放射剂量在安全的范围内。

(三)化学治疗

手术是治疗结、直肠癌疗效最好的治疗手段。但当前就诊的患者中约 1/3 是晚期患者,并且约 1/4 的患者在行根治术后出现转移复发。因此,在争取早期诊断、改进手术水平的同时,应加强包括化学治疗在内的综合治疗的研究。

1. 适应证

(1)术前、术中的辅助化学治疗。

(2)Dukes B 期、Dukes C 期患者的术后辅助化学治疗。

(3)晚期肿瘤不能手术或放射治疗的患者。

(4)术后、放射治疗后局部复发或远处转移者。

(5)一般情况能耐受化学治疗者(卡氏评分 >60)。

(6)预期生存时间 >2 个月者。

2. 单药化学治疗 治疗结、直肠癌有效的药物不多。公认有确切疗效的传统药物是氟尿嘧啶(5-Fu),其他传统药物有丝裂霉素(MMC)、亚硝基脲类,但后者有效率为 10% ~18%,不良反应较大,目前已较少用于临床。近年来,治疗结、直肠癌有肯定疗效的药物有铂类、拓扑异构酶 I 抑制药和口服氟尿嘧啶类。

亚叶酸钙(CF)是 5-Fu 的生化调节剂,通过加强三联复合体使 5-Fu 的细胞毒作用明显加强。根据荟萃分析 1381 例结果,CF 加 5-Fu 的疗效比单用 5-Fu 增加 1 倍,分别为 23% 和 11%。目前 CF 加 5-Fu 是晚期结、直肠癌的标准治疗方案。

伊立替康(CPT-11)是拓扑异构酶 I 抑制药,初治结、直肠癌单药的疗效为 15% ~32%,与 CF、5-Fu 联合,有效率 50% 左右,主要不良反应是骨髓抑制和延迟性腹泻。

奥沙利铂(L-OHP)是第三代铂类药物,单药治疗初治的结、直肠癌的有效率是 20% ~24%,二线有效约 10%。L-OHP 与 5-Fu 有协同作用。CF + 5-Fu + 奥沙利铂治疗初治的结、直肠癌有效率50%左右。对 CF + 5-Fu 耐药的患者,奥沙利铂 + 伊立替康有效率为28% ~44%。奥沙利铂的主要不良反应是蓄积性的外周感觉神经异常。停药后13周可恢复。

目前较常用的口服氟尿嘧啶类药有优福定(UFT)和希罗达。优福定 + CF 口服,初治结、直肠癌有效率为40%左右。希罗达是5-Fu 前体,经三重酶代谢成5-Fu 起细胞毒作用,这些酶在肿瘤和肝中含量高,因此,疗效高而不良反应低。大规模的临床随机Ⅱ期试验结果表明,希罗达的疗效较 CF + 5-Fu 高,分别为25.7%和16.7%。希罗达的主要不良反应是手足综合征。

3. 常用化学治疗方案

(1)CF + 5-Fu

CF 200mg/m^2,第 1 ~ 5 日;5-Fu 375mg/m^2,第 1 ~ 5 日。每3 ~4 周重复1次。

CF 100mg/m^2,第 1 ~ 5 日;5-Fu 425mg/m^2,第 1 ~ 5 日。每3 ~4 周重复1次。

CF 400mg/m^2,静脉滴注,2 小时内滴完,第 1 日;5-Fu 400mg/m^2,静脉注射,第 1 日;5-Fu 2.4 ~3.6g/m^2,静脉注射,持续46 小时。每 2 周重复1次。

(2)奥沙利铂 + CF + 5-Fu:奥沙利铂 135mg/m^2,第 1 日;CF 100mg/m^2,第 1 ~5 日;5-Fu 425mg/m^2,第 1 ~ 5 日。每 3 ~4 周重复1次。

(3)伊立替康 + CF + 5-Fu:伊立替康 180mg/m^2,静脉滴注,30 ~90 分钟滴完,第 1 日。CF 200mg/m^2,静脉滴注,2 小时滴完,第 1 ~2 日,5-Fu 400mg/m^2,静脉注射,第 1 ~ 2 日,5-Fu 600mg/m^2,静脉滴注,22 小时滴完,第 1 ~2 日。每 3 ~4 周重复1次。

(4)伊立替康单药:伊立替康 350mg/m^2,静脉滴注,30 ~90 分钟滴完,每 3 周 1 次。

(5)希罗达:每日 2510mg/m^2,第 1 ~15 日,休息 7 日后重

复。加用维生素 B_6 可减少不良反应。

4. 化学治疗注意事项

（1）化学治疗药物可引起骨髓造血功能低下、器官功能损害，故在化学治疗期间要定期检查血常规、肝功能、肾功能等，以便及时发现问题，及时处理。

（2）化学治疗期间出现严重口炎、腹泻或出现肝、肾功能损害时，要及时停用化学治疗药物，并对症处理。

（3）治疗 2~3 个周期后病情无改善或有恶化者，应停药或更换化学治疗药物。

第七章

泌尿及男性生殖系统肿瘤 ❮❮❮

第一节 肾 癌

肾癌又称肾细胞癌变或肾腺癌，目前认为透明细胞癌起源于近曲小管，而颗粒细胞癌起源于远曲小管。根据肾癌症状，本病与中医学"血尿""腰痛"以及"癥积"有关。

【诊断】

(一) 临床表现

血尿、疼痛、肿块为肾癌三联征，但同时出现而就诊者并不多。本病癌肿已侵及肾盂或肾盏，难以治愈，所以早期诊断十分重要。由于肾癌组织多种多样，症状的出现多变，容易误诊，当确诊时不少患者已有远处转移或患者以远处转移的症状而就诊。

1. 血尿 间断性无痛性全程肉眼血尿为典型症状，血尿常规不治而消，往往使人麻痹，失去及时治疗的机会，部分患者为镜下血尿。

2. 疼痛 因肿瘤增大扩膨肾包膜而引起以局限的腹部钝痛为主，肿瘤侵犯肾周围脏器时疼痛加重。血块通过输尿管引起的绞痛需与尿路结石相鉴别。

3. 肿块 患者就诊时触及肿大的肾，肿块未侵犯周围脏器前，包块质硬，可随呼吸移动，一旦侵犯周围脏器和肌肉，则肿块固定。

4. 全身症状和体征

（1）发热：最为多见，肾癌内坏死组织有致热原，持续发作或间歇发作，一般多低热，极少超过39℃。

（2）高血压：因肾的压迫缺血，肿瘤内动静脉瘘的出现或肿瘤组织本身产生肾素所致。

（3）贫血：多为中、晚期伴随症状。

（4）红细胞沉降率快：红细胞沉降率加快，可能与贫血有关，为判断预后的重要指标。

（5）肝功能异常和消化道症状：可能与肿瘤的压迫，直接的浸润和高血钙有关，同时发现肝、脾增大，磺溴肽钠试验异常，低凝血酶原血症，碱性磷酸酶、球蛋白升高，并随着肿瘤的切除而转为正常。

（二）辅助检查

1. 尿常规检测　血尿包括肉眼血尿和镜下血尿，约占全部病例的50%。无血尿者确诊慢，预后亦差，中年人持续镜下血尿者应反复寻找原因。

2. 血液检测

（1）血常规检测：早期可能有血红蛋白升高，血细胞比容 >50%，血红蛋白 >155g/L。多数患者就诊时表现为贫血，术后仍不恢复，预示着有残留肿物存在，预后不良。有的患者表现为白细胞计数增多，特别是肿瘤扩散时，表现为白血病反应，幼稚型细胞的出现。红细胞沉降率大多数增块，提示预后不良。

（2）血生化检测：肝功能异常、碱性磷酸酶升高等。

（3）血液特殊检查：C反应蛋白阳性、癌胚抗原（CEA）升高等。

3. B超检测　可作为普查和筛选手段，直径1cm以上的肿物即可发现，可作为判定肿瘤浸润程度和有无转移，特别是肾静脉、下腔静脉转移的检查方法而广泛使用，肾癌 B 超下为低回声、不均匀、边界不清的肿物。

4. X 线检查

（1）腹部 X 线片（KUB）：可见患侧肾影不规则增大，形态失常，腰大肌阴影模糊。偶有肿瘤钙化，表现为肿瘤内局部或广泛的絮状影，亦可在肿瘤周围成为钙化线或呈壳状。

（2）静脉尿路造影（IVU）：本法是诊断肾肿瘤的基本方法。肿瘤在 IVU 片上显示轮廓改变，局限性隆起，输尿管移位，肾盏或肾盂受压延长变形、拉长或扭转，可使肾盏之间的距离扩大，呈新月形或蜘蛛足样等改变，有时肾盂和（或）肾盏充盈不全，一个或一组肾盏不显影。

5. CT 检测　CT 对肾肿瘤的定位诊断、定性诊断具有至关重要的作用。CT 诊断肾癌的主要依据：①软组织肿块，直径≥5cm 者，多呈分叶状，浸润生长，边界不清，有短毛刺，此征象是诊断肾细胞癌的主要指征之一；②肿瘤平扫密度多不均匀，增强后呈"快进快退"，具有定性诊断的意义；③肿块钙化是诊断肾细胞癌的佐证；④对小肾癌采用薄层 CT 扫描或螺旋 CT 扫描可提供更准确的诊断。

6. MRI 检测　本法可十分清楚地显示肾实质肿瘤，对肾癌的诊断准确率约为 90%。但对 <3cm 的肿瘤敏感性不如 CT，并且对判断肾囊性占位性病变没有明显的优势。

7. 血管造影　B 超、IVU 等检查发现肿物后，为了进一步判断肿瘤的性质，就需要肾动脉造影。动脉造影可以显示供应肿瘤的动脉、引流静脉，使肿瘤染色。有报道指出，与 CT 和超声相比，动脉造影对肾肿瘤定位准确率无显著性差异，而定性准确率则高于 CT 和超声。目前，本法对判断肿块的来源和性质及相应的介入治疗或指导外科手术仍有其应用价值。

8. 放射性核素检查　^{99m}Tc-DMSA 闪烁扫描，可很好地显现肾的血管像，并描出肿物的热点与冷区，但用处更多的是对有无骨转移的诊断。

（三）鉴别诊断

1. 肾腺瘤 为良性肿物，一般均在 1cm 以内，肾动脉造影无肾癌典型改变。

2. 肾血管平滑肌脂肪瘤 为遗传性家族性疾病，系常染色体显性基因表现。约 80% 的患者合并有面部蝴蝶状皮脂腺瘤、鼻咽部、脑、眼、心、骨、肺部病变，易出血导致死亡。肾动脉造影可见多个小动脉瘤，无动静脉瘘、血池改变。

3. 肾肉瘤 本病罕见，占肾恶性肿瘤的 2% ~ 3%，女性较男性多发，肿物生长快，巨大，易转移到肝、肺，肾动脉造影肿物部血管少为其特点。

【治疗】

（一）手术治疗

以根治性手术为理想治疗方法，肿物大且已经腹膜达肾蒂者，首先处理血管为佳，防止术中出血和肿瘤组织的播散。淋巴结清扫范围，包括动、静脉间淋巴结；右侧者，下腔静脉旁淋巴结；左侧者，主动脉旁淋巴结，从肾门直到主动脉的肠系膜下动脉起始处下方水平。目前，也可采用腹腔镜下肾癌根治术。

（二）对有转移的病例

1. 化学治疗 全身给药或经动脉给药，单独使用效果不理想。例如，患者可在行肾癌根治术后 1 ~ 2 周后，开始应用白细胞介素-2（IL-2）10 万 U，皮下注射，每周 3 次，300 万 U 为 1 个疗程；α-干扰素（TFN-α）300 万 U，皮下注射，每周 3 次，7200 万 U 为 1 个疗程；氟尿嘧啶 750ml 加入 5% 葡萄糖溶液 750ml 中缓慢静脉滴注，每个疗程 5 日，连续应用 1 ~ 3 个疗程。

2. 放射治疗 适应证：①外科治疗的辅助；②针对转移

灶的治疗；③不能手术的老年人或危险组的患者，为减轻血尿和疼痛亦可应用本法。

第二节　膀 胱 癌

膀胱肿瘤为常见的肿瘤之一，占全部恶性肿瘤的 1.5% ~ 3%。在泌尿外科患者中，约有 54% 的血尿由膀胱肿瘤所致。仅次于阴茎癌。据统计，在染料工人中膀胱肿瘤发病率较一般居民高 15 ~ 32 倍。

膀胱肿瘤，男、女均可患病，但男多于女，约为 5:1。一般多见于 54 岁以上的老年人。膀胱肿瘤大多数为单发，约有 16.25% 为多发性。

膀胱肿瘤分为上皮细胞性肿瘤及非上皮细胞性肿瘤两类。上皮细胞性肿瘤包括乳头状瘤、乳头状癌、鳞状上皮细胞瘤及腺瘤。其中乳头状瘤和乳头状癌占 89.5%，鳞状上皮癌占 10%，腺癌仅为 0.5%。非上皮细胞性肿瘤比较少见。

【诊断】

（一）临床表现

1. 血尿　膀胱肿瘤最主要的症状是无痛性血尿，约占 90%，而且多数大量肉眼血尿，持续或间歇性，时轻时重。一般来说，血尿的量与肿瘤的位置和大小有关，而和肿瘤的恶性程度无关，据克雷莫报道的 860 例血尿，其中 28% 是由于膀胱肿瘤引起，有的学者报道高达 50%，因此在临床工作中对于 50 岁以上的血尿患者，要想到肿瘤的可能，以免误诊。

2. 膀胱刺激征　据统计，70% 病例合并排尿不畅和尿系感染。因而临床上往往有尿频、尿急、尿痛等膀胱刺激症状，这就易与一般慢性膀胱炎相混淆。所以，必须与非特异性膀胱炎和结核性膀胱炎相鉴别。

3. 并发结石症　并发结石多见于鳞状上皮细胞癌的病例。

结石多附着在肿瘤表面，呈片状，亦有不断排出小片状结石者。因此，应与单纯膀胱结石病例区别。如果结石为圆形活动性，可出现尿流中断和排尿困难。

4. 排尿困难 多见于大量出血，因血块阻塞尿道所致，亦可见肿瘤位于膀胱颈部，每当排尿时肿瘤阻塞于膀胱出口处，致使排尿困难和尿流中断。

5. 贫血及恶病质 见于晚期病例，因长期出血，造成肿瘤阻塞输尿管口，致使上尿路积水感染引起肾功能损害而出现尿毒症及肿瘤转移等所致。

（二）辅助检查

膀胱肿瘤的诊断一般并不困难，对于膀胱肿瘤的诊断，不仅要诊断膀胱肿瘤的存在，同时应做出分期诊断，并对肿瘤的生物学特性做出预测。

1. 血尿 是诊断膀胱肿瘤的重要线索。有 30% ~ 50% 的血尿是由膀胱肿瘤所致。特别对年老而无痛性血尿的患者，应提高警惕，以免漏诊。

2. 膀胱尿道镜检查 是确诊膀胱肿瘤必不可少的手段。只要没有检查禁忌证，就应设法通过此项检查达到 4 个目的：①确定膀胱及后尿道内有无肿物或其他病变；②确定肿瘤的部位、形态、大小、数目、生长方式及周围情况等；③了解肿瘤与输尿管口、前列腺和膀胱颈口的关系；④取活体组织送病理检查明确病变性质、恶性程度等生物学特性。

原位癌可见黏膜发红区域似天鹅绒样突起，与黏膜充血和增生相似，当检查时出现膀胱激惹或痉挛现象，应考虑有广泛原位癌之可能，即时取活检证实。

乳头状癌呈单发或多发，局限在黏膜或黏膜固有层，呈淡红色，有细长的蒂，表面有细绒毛状分支，肿瘤乳头可随注水飘动。

表浅乳头状癌呈桑葚状，蒂短而粗，限于固有膜或浅肌层，表面深红色或褐色，活动性差；浸润性乳头状癌呈菜花状，暗褐色，间有坏死组织，无蒂、不活动，周围黏膜有充血、水肿、增厚等浸润表现。

浸润癌界限不清，局部隆起，呈团块、结节状，表面污秽，覆有脓苔或磷酸盐类沉淀，有出血、坏死、溃疡形成。周围膀胱壁增厚、质硬，或有卫星瘤；可见"腐肉"样脱落组织。

对于膀胱顶部、前壁及憩室内的癌肿，在视野清晰、麻醉满意时，反复、仔细观察，亦多能发现、确诊。可屈性膀胱尿道镜的镜体细而柔软，并能在各个方向屈曲180°，可弥补普通膀胱镜视角受限的不足。

对癌肿取活检时须分别在癌肿顶部和根部取材，还应同时在癌肿周围、可疑部位及膀胱各区随机取材，以确定有无原位癌及上皮变异、增生等情况。特别注意膀胱原位癌常呈慢性炎症表现，在膀胱尚未完全充盈时仔细观察，对可疑及黏膜突起处应多取活检。

输尿管口及其周围的癌肿，应注意观察输尿管口的活动情况及排出尿液的性状。输尿管口僵硬，为癌肿浸润较深；肿瘤由管口长出者为输尿管下段癌肿；癌肿位于输尿管周围并有血性尿液排出，则为输尿管以上部位肿瘤种植，应立即行输尿管逆行插管，收集该侧尿液进行细胞学检查，并逆行肾盂输尿管造影，以明确上尿路病变情况。

3. 超声检查　B超对膀胱肿瘤的检查途径有3种：经腹部、经直肠和经尿道（膀胱内）。经腹部途径对膀胱断层扫描，可获得肿瘤的大小、数目、位置及基底部宽窄的基本图像，对A期和C期肿瘤的鉴别提供依据。经直肠途径对膀胱超声横断扫描，可以显示膀胱前壁、两侧壁和基底部的癌肿，但对膀胱顶部和颈部显示不满意。经尿道（膀胱内）检查，可清楚显示膀胱肿瘤的位置、大小，准确地判断癌肿浸润膀胱壁的深度层次，还可同时显示双侧输尿管下段、输尿管壁内段、双侧精囊和前列腺图像，膀胱癌术前临床分期与术后病理学结果的符合率高达 90% ~94%。但对癌肿浸润较深及膀胱周围盆腔器官的情况显示不清。而 CT 对膀胱周围情况显示较好。

三维超声成像技术能以立体方式显示脏器及内部形态结构、方位走向和空间关系，由于膀胱内充满液体，透声极佳，尤其适用三维超声成像。三维超声图像除能获得与两维超声相似的肿瘤结构断面，还能显示两维超声所无法看到的肿瘤全貌，为临床医师提供膀胱及内部肿瘤的立体结构及其与相邻结构的立体关系，为制订手术方案提供可靠依据。王连生报道 27 例膀胱肿瘤，经三维超声成像进行定位诊断，结果与术中所见肿瘤位置基本一致。对于膀胱颈部、三角区及前壁的肿瘤，经腹壁二维超声检查，往往容易漏诊，而三维超声成像均能准确地做出诊断。但三维超声的图像处理和重建时间较长，且对细微结构的分辨力尚不够理想。

彩色超声检查，在膀胱乳头状癌的基底部中央可见到有彩色血流进入肿瘤，小肿瘤仅显示基底部点状彩色，中等以上的肿瘤，除基部，在瘤内也有彩色血流。而膀胱内血块则不显示彩色血流。

4. X 线检查 X 线检查的主要目的是对膀胱癌进行分期、了解上尿路有无癌肿存在、有无输尿管梗阻，以及双侧肾的功能情况，对确定治疗方案及判断预后具有重要意义。

（1）排泄性尿路造影：排泄性尿路造影是诊断膀胱肿瘤必不可少的检查，不仅可以显示膀胱的大小、部位等，而且可了解肾功能，肾盂、肾盏和输尿管有无占位及其他病变存在，若有癌肿存在，则膀胱癌多为种植或多中心发生，因为移行上皮细胞癌有种植及多源性的生物特性。若肾盂和输尿管积水、扩张或显影不良，则表示膀胱癌位于输尿管口附近并可能浸润至深肌层，或肿瘤位于膀胱颈、三角区影响排尿。

（2）膀胱造影：膀胱造影主要用于一些不能行膀胱尿道镜检查，或肿瘤太大，膀胱镜检查不能窥视其全貌者，或各种原因所致的镜检窥视不清者。膀胱造影对于膀胱内憩室癌可以清楚显示出来；对于大的带蒂肿瘤，膀胱造影片可以看到癌肿和与膀胱壁之间有一间隙，判断瘤蒂的粗细。若无间隙或膀胱壁变硬、增厚，表面毛糙不齐，则应考虑为浸润癌。

（3）CT扫描：CT检查对于显示膀胱的形态、膀胱壁的厚度、膀胱与毗邻脏器的界限较其他影像学检查更为优越。它可查出直径0.5～1cm大的肿瘤，并能清楚显示肿瘤浸润膀胱壁的深度、周围组织情况及盆腔肿大的淋巴结。因此，CT扫描对膀胱癌的诊断和临床分期是一种准确性较高且无创伤的检查。一般认为CT对膀胱癌诊断的符合率可达90%。对膀胱憩室癌及膀胱壁内癌的诊断有特殊意义。CT诊断淋巴结转移的主要根据是淋巴结肿大，但肿大的淋巴结是否属于癌转移要配合穿刺细胞学检查才能确定。当癌转移而淋巴结无肿大时，CT下则难以显示。故CT诊断盆腔癌转移淋巴结的敏感性为85%。

（4）MRI扫描：MRI有较高的组织分辨力，较好的软组织对比度以及多向断层扫描功能，对膀胱肿瘤部位、大小显示得更清楚，分期也更准确，明显优于CT。盆腔MRI，T_1加权像显示盆腔的正常解剖关系，同时由于肿瘤信号介于尿液与脂肪之间，有利于显示肿瘤的壁外浸润，表现为膀胱周围高信号脂肪中出现低信号区，对比明显。并能明确前列腺病变及其与周围关系，判断淋巴结转移情况。T_2加权像尿液信号增强，与高信号的盆腔脂肪可共同衬托出低信号的膀胱壁。正常膀胱壁在T_2加权像上表现为完整的低信号环，当此环中断就提示病变进入T_3a期。MRI判断淋巴结受累的准确性可达82%～98%，这是由于MRI特有的血管流空效应，不用造影剂就能区分淋巴结和血管。

5. DNA 分析 因细胞核 DNA 的变化可直接反映肿瘤细胞的增殖能力,客观评价膀胱癌的恶性程度。目前主要有流式细胞计数术和 AgNOR 两种方法。

(1) 流式细胞计数术(flow cytometry, FCM):1978 年 Collste 首次应用 FCM 诊断膀胱肿瘤。它是通过测定癌细胞的 DNA 含量,进行细胞倍体类型和细胞动力学分析,对膀胱癌进行诊断;也可对细胞的形态和其他异常成分进行分析。正常尿内应没有非整倍体干细胞系,超二倍体细胞应少于 10%,非整倍体细胞超过 15% 即可诊断为癌。倍体的数及含量与癌肿的生物学特性有关。一般认为,二倍体癌肿恶性程度低,属于早期,预后较好;三倍体至四倍体间的癌肿恶性程度高,预后较差;四倍体或多倍体癌肿,比二倍体癌肿预后差,但比三倍体至四倍体间的癌肿预后要好。在膀胱肿瘤复发的监测方面,FCM 亦有重要价值,对复发癌的诊断,它较膀胱镜检查早 3～12 个月。但 FCM 不能代替膀胱镜检查,特别是对于某些早发的小肿瘤或原位癌不随机多处取样很难发现,此类病例尿中脱落的多为正常膀胱黏膜的二倍体细胞,故 FCM 仍有一定的假阴性。

(2) AgNOR 法:近年来核仁组成相关嗜银蛋白(Ag-NOR)是肿瘤研究的一项技术,国内外病理学将 AgNOR 技术广泛应用于肿瘤病例诊断和研究发现,AgNOR 颗粒及数量与肿瘤的分级预后有关,随着膀胱癌 TNM 分期的增加 AgNOR 技术增加。

6. 肿瘤标记物及免疫学检查

(1) 膀胱肿瘤抗原(bladder tumor antigen, BTA):检查 BTA 是通过快速乳胶凝集试验,检测膀胱肿瘤患者尿液中,因癌肿细胞破坏基底膜而产生的一种分子量为 16～16.5kD 的基底膜复合物,从而为膀胱癌的早期诊断提供了客观依据。

(2) 尿纤维连接蛋白(fibronection, Fn):Fn 是一种高分

子非胶原糖蛋白，以可溶和不可溶两种形式存在于体液及细胞外基质中。Fn 具有多种生物活性，如参与细胞之间、细胞与基质底物的黏附、细胞的游走，还能与大分子结合。据 Malmstrom（1993）报道，膀胱癌患者急性期 Fn 可达 50 ~ 1936μg/L，显著高于泌尿系良性疾病（1 ~ 48μg/L，平均为 13μg/L），若以 Fn > 125μg/L 为阳性，按 UICC 的分期标准 T_{isl}、T_2、$T_{3~4}$ 期的阳性率分别为 76.5%、100%、100%。表明 Fn 可作为膀胱癌的早期诊断指标。但不足的是，Fn 在泌尿生殖系统的其他肿瘤中阳性率可达 59%，因此它对膀胱癌的诊断缺乏特异性。

（3）β-绒毛膜促性腺激素（β-hCG）：β-hCG 是胎盘合体滋养层细胞产生的一种糖蛋白，分子量 30 ~ 35kD，由 α 链和 β 链共价结合而成，其 N 端的 α 链与促黄体素（LH）和促卵泡素（FSH）相同，梭基端的 β 链是特异的，表达完整的激素分子活性，临床上首先应用的是其在妊娠诊断中的意义，后来其在某些滋养层疾病和某些肿瘤诊断中的价值逐渐为人们所认识。近年来，国内外学者对膀胱癌异位分泌 β-hCG 的研究日益增多，认为它是揭示肿瘤生物学行为的一个颇有潜力的指标。

【治疗】

膀胱肿瘤的生物学特性差异很大，治疗比较复杂，但基本治疗方法仍以手术为主，放射治疗、化学治疗及免疫治疗等为辅。

手术治疗

手术治疗是膀胱肿瘤最主要的治疗手段，对于移行上皮细胞癌应根据病理分期和肿瘤大小来选择肿瘤局部切除、电灼、膀胱部分切除或全膀胱切除。在制订膀胱移行上皮细胞肿瘤的治疗方案时，肿瘤的浸润深度（分期）是一个较重要的因素。而对于原位癌，在发生浸润前治疗效果良好，一旦发生浸润，则预后较差。当病灶局限、边界清楚时，常采用经尿道电切，术后辅以膀胱腔内化学治疗。化学治疗以卡介苗（BCG）的效果最好，当膀胱内病灶呈多发性或弥漫性或累及前列腺部尿道时，应做根治性全膀胱切除术。对于膀胱鳞状上皮细胞癌和腺癌，其恶性程度远比移行上皮细胞癌要高，肿瘤均为广基，对放射治疗和化学治疗都不敏感，除极少数位于膀胱顶部的原发肿瘤行膀胱部分切除外，大多数病例，包括复发者都应行全膀胱切除术，预后不理想。

1. 经尿道膀胱肿瘤电切术（TURBT）

（1）适应证：TURBT 主要适用于分化好或比较好（G_1、G_2）的表浅性肿瘤（T_a、T_1、T_2）。分化不好（G_3）或浸润膀胱深肌层以外（T_3 以上）的移行上皮癌以及鳞癌、腺癌均较易发生膀胱壁内血管、淋巴管浸润或转移，局部电切不易彻底，故不宜行 TURBT 治疗。非上皮性肿瘤发生于膀胱壁内，对较小的良性瘤虽可行 TURBT 治疗，但大多数，特别是肿瘤较大或属恶性时不宜应用 TURBT 治疗。

（2）麻醉与体位：一般采用蛛网膜下隙阻滞（腰麻）或硬膜外麻醉，个别单发小肿瘤也可使用尿道黏膜麻醉。取截石位，并妥善固定好下肢，以免发生闭孔神经反射时下肢突然坠落。

（3）手术方法

①经尿道插入电切镜。冲洗液可用等渗的非电解质溶液。TURBT 与 TURP 相比，手术时间较短，出血较少，冲洗液吸收不多，故通常选用蒸馏水进行冲洗。并且蒸馏水对癌细胞有一定的破坏作用。

②小肿瘤（直径 <2cm）基底部容易暴露，切除时应从基底部开始。一般采用顺行切除法（回拉式），即将电切环越过肿瘤，从远处向近处切割。可将肿瘤连同其下方的一部分肌肉组织同时切除，然后再对肿瘤基底部进行补充切除。

③对较大肿瘤（直径>2cm），因不能充分暴露其基底部，这时只能从肿瘤表面开始切除。一般应用顺行切除法，分块将肿瘤切除。

④多发性浅表肿瘤，应先切除不易到达的、远处的前壁和侧壁肿瘤，距离近的三角区肿瘤留待最后切除。如先切除较近的肿瘤则可能因创面渗血使视野不清而增加手术难度和危险性，甚至遗漏远处肿瘤。

⑤基底部紧靠输尿管口或肿瘤冠部覆盖输尿管口的膀胱肿瘤，要尽量保留输尿管口。若不能保留，为了彻底切除肿瘤，应将肿瘤连同输尿管口一起切除。切除时应使用电切，尽量不用电凝，术后一般不引起输尿管口狭窄，无须放置输尿管导管。

⑥膀胱肿瘤合并前列腺增生时，若膀胱肿瘤是单发或是极少数的浅表肿瘤，可先切除浅表肿瘤，彻底冲洗后再做前列腺电切术；若膀胱肿瘤是浸润型或较大者，因切除浸润性肿瘤需要足够深度，且行前列腺电切时需不断灌注液体，此时切除较深的膀胱壁薄弱，易发生灌注液外渗或膀胱破裂。因此，对后者宜行分期手术，即先行TURBT，留置尿管3~4周，然后再行TURP。

⑦切除肿瘤时要保证一定的切除深度和范围，一般至少应切至浅肌层，甚至深肌层，并切除肿瘤基底部周围2cm以内的膀胱组织。

⑧行TURBT时，应缓慢灌注液体，一般灌注100~150 ml液体即可。液体注入过少，膀胱未充盈，无法仔细观察和彻底切除肿瘤；注入过多，膀胱过分膨胀，膀胱壁变薄，切除时容易穿孔。

⑨术毕，用Ellik灌洗器将肿瘤碎片全部冲洗出，再用电切镜仔细检查一遍，并彻底止血。留置三腔气囊导尿管，并注入丝裂霉素120mg（溶于60ml蒸馏水中），保留30~40分

钟后放出。

（4）并发症防治

①出血：切除大的、浸润较深的宽蒂肿瘤，由于其血供丰富，可能出血较多。遇到大量静脉出血或动脉喷血，需立即电凝止血。但不可盲目追求肿瘤表面止血，若频频出血，应加快切割速度，肿瘤彻底切除后出血就会减少。

②穿孔：膀胱内灌注液体过多，膀胱壁变薄，由于切除过多或突然发生闭孔神经反射等原因，均可导致膀胱穿孔。发生腹膜内穿孔时，灌注液进入腹腔，引起强烈的腹膜刺激征，并且肿瘤细胞随灌注液进入腹腔有种植转移的可能，因此，应尽快改做开放手术，冲洗腹腔，缝合裂孔；若为腹膜外穿孔且肿瘤已切除干净，术毕留置尿管持续引流即可。盆腔内溢出液较多时，可行髂骨后引流。

③经尿道电切综合征（TUBS）：发生率远较 TURF 少。切除浸润较深、体积较大的肿瘤时，应使用等渗非电解质溶液（如 5% 甘露醇）冲洗。一旦发生 TUBS，应及时给予高渗盐水及利尿药，并注意保护心功能。

④闭孔神经反射：在切除侧壁肿瘤时，有时会发生闭孔神经反射。表现为切除侧下肢急剧内收、内旋，是造成膀胱穿孔的主要原因。蛛网膜下隙阻滞及硬膜外麻醉不能防止闭孔神经反射的发生。可通过点踩电切足踏开关及减少膀胱灌注液量来预防和减轻闭孔神经反射；亦可行局部阻滞麻醉。方法为在髂骨结节外侧 2cm、向下 2cm 处，使用长针向内上方向穿刺，穿入闭孔后注入 1%～2% 利多卡因 10～15ml。

2. 部分膀胱切除术

（1）适应证：适用于范围较局限的浸润至肌层的 B_1 和 B_2 期乳头状癌，肿瘤部位以远离膀胱三角区及颈部区域为宜。

手术一般在硬脊膜外麻醉下做下腹部正中切口或弧形切口，于腹膜外显露膀胱，在靠近肿瘤的一侧切开膀胱，并将切口延伸至肿瘤附近，仔细分离肿瘤部位的膀胱壁，在离肿瘤 1cm 处将肿瘤连同周围 20cm 的正常膀胱壁全层一并切除。手术时应避免挤压肿瘤，以防肿瘤组织的扩散。余下的正常膀胱壁用 0 号肠线做全层连续或间断缝合，关闭膀胱的缺损。如果肿瘤离一侧输尿管口接近，为防止手术时误伤，可在切除膀胱前先置入输尿管导管作为支架。如果膀胱被切除的范围包括一侧的输尿管膀胱连接部，则应做输尿管膀胱吻合术。

（2）疗效评价：国外报道膀胱部分切除术的 5 年生存率 T_{is}、T_1 和 T_2 期为 50%～70%，T_3 期为 10%～25%。复发与肿瘤细胞的分化程度有关，低级分化者复发率为 30%，高级分化者复发率为 80%～100%。

3. 全膀胱切除术 根治性膀胱切除术的含义是整块切除膀胱，男性含前列腺和精囊，有时需切除尿道；女性包括子宫和阴道前壁及全部尿道；并清除盆腔淋巴结。传统的根治性膀胱切除术后，几乎所有的男性患者均发生阳痿，其主要原因是手术中损伤了盆丛神经的海绵体分支或海绵体的动脉血供。目前对根治性膀胱切除术的改进要点是彻底切除肿瘤的同时保留患者手术后的性功能，提高患者的生存率和生活质量。

（1）适应证：对于肿瘤范围较大，分散的多发性浸润性肿瘤（B_1、B_2 或 C 期），不宜做局部切除或肿瘤位于膀胱三角区附近，以及位于膀胱颈部的浸润性肿瘤，均应采用全膀胱切除术。

（2）术前准备

①心血管系统，肝、肾功能，血糖、血浆蛋白及水、电解质检查。

②纠正心血管、内分泌系统及其他异常。

③胸部 X 线正、侧位片，腹腔 B 超检查以排除远处转移。

④肠道准备：术前 3 日开始进少渣流质饮食；口服抗菌药物如甲硝唑 0.4g，每日 3 次。庆大霉素 8 万 U，每日 3 次；手

术前晚及术晨清洁灌肠。

⑤入手术室前，留置胃管和肛管。

（3）麻醉：一般采用全身麻醉。

（4）体位：平卧位，垫高臀部，下腹部正中绕脐直切口。

（5）手术步骤

根治性膀胱切除术（radical cystectomy）

①切口：下腹部正中向下绕脐切口，脐上部分约5cm，直达腹腔。

②探查腹腔后，用牵开器显露盆腔，在右侧有肠下方髂血管分叉上方切开盆腹膜，切口向盆腔延长，分离、解剖右输尿管，于靠近膀胱处将其切断，远端结扎，近端插入8F导尿管暂时引流尿液。左侧，在乙状结肠外侧切开后腹膜，显露髂血管和输尿管，以同样方法处理左侧输尿管。

③环行切开覆盖膀胱顶部的腹膜，底部达膀胱直肠窝。不必考虑保留盆腹膜。

④分离出两侧的输精管，切断、结扎，远端缝线作为向下分离寻找精囊的标志，分开膀胱底部和直肠之间的间隙，术者右手插入分离平面之间，绷紧膀胱侧蒂。

⑤切断、结扎膀胱外侧韧带后，向前牵拉膀胱，顺输精管向下分离到精囊。于精囊远侧，前列腺底部后方提起狄氏筋膜（Denonvillier fascia）后层并切开，以预先留的肛管为导引，继续分离膀胱、前列腺和直肠之间的平面，直至前列腺尖部和尿道膜部。

⑥分离、钳夹、切断耻骨前列腺韧带。向上牵引膀胱，在膀胱和前列腺的两侧用剪刀或手术刀切开白色的盆筋膜到达耻骨下方。

⑦显露前列腺侧壁，用手指找出前列腺尖部后方的分离平面：分离膀胱和前列腺与侧盆壁的粘连。

⑧切断尿道，向上牵拉膀胱，切断膀胱与直肠壁之间的

组织粘连。整块切除膀胱、前列腺和精囊，用丝线缝合尿道残端；或经尿道插入 F 20 两腔气囊导尿管，气囊注水 30ml，向阴茎方向牵引导尿管，压迫止血，并用于手术后引流。

根治性全膀胱切除术是将盆腔淋巴结与整个膀胱、精囊和前列腺一起切除。其手术指征与全膀胱切除术相同。在膀胱癌做全膀胱切除术时是否同时进行盆腔淋巴结清扫术，国内外都有不同的意见。大多数学者认为，淋巴结清扫术起到明确膀胱癌的分期以推测其预后的作用，对提高治愈率的作用不大。也有些学者认为，有少数淋巴结转移轻微的患者经这种手术后可以提高存活率。盆腔淋巴结转移的发生率随着肿瘤浸润深度的增加而上升。淋巴结清扫术后，盆腔淋巴结阳性患者的 5 年存活率达 4% ~ 35%。

第三节 前列腺癌

前列腺癌是老年男性泌尿系最常见的恶性肿瘤之一，我国前列腺癌的发病率有逐年增高的趋势。95% 以上得到确诊的病例年龄在 45 ~ 89 岁。前列腺癌分为潜伏癌、偶发癌、隐匿癌和临床癌。前列腺潜伏癌，指临床上无症状而尸检或其他原因检查前列腺时发现；前列腺偶发癌多在良性前列腺增生手术标本中偶然发现；前列腺潜伏癌或隐匿癌属于组织学类型的前列腺癌范畴；前列腺隐匿癌多因淋巴结活检或骨穿刺标本证实前列腺癌。临床前列腺癌是通过临床检查诊断为前列腺癌，并经穿刺活检证实。前列腺癌确诊后应根据分期，进行针对性治疗。

【诊断】

（一）临床表现

1. 病史 多发于 50 岁以上的老年人，早期可无症状。随着肿瘤的发展，可出现会阴肿胀不适，排尿困难或尿潴留等与前列腺增生相似的症状。伴感染者可有尿频、尿急或尿血，全身症状可有食欲缺乏、消瘦、乏力、贫血等。

2. 症状 早期前列腺癌一般无症状，症状的发生随肿瘤逐渐增大压迫膀胱颈及尿道而出现，主要为排尿梗阻症状，如排尿困难、排尿踌躇、尿流变细、尿流缓慢及夜尿增多等，极少发生血尿。若肿瘤较大，可出现尿潴留现象。早期前列腺癌就可发生转移，有约5%的患者因转移症状而就诊。常见转移症状为腰骶部疼痛，并向髋部、腰部放射。骨转移引起局部骨骼疼痛，肝转移可摸到右上腹部肿块；淋巴结转移常在锁骨上触及肿块；肺转移则可出现咳嗽、胸痛、胸腔积液等。淋巴结转移最常见，其次是骨转移，但骨转移在诊断上尤具重要性。前列腺癌后期，出现全身症状，如乏力、消瘦、贫血等，以及由于肿瘤造成尿路梗阻致肾功能损害，严重者出现血尿。

3. 体格检查 直肠指检是诊断前列腺癌的首要步骤，可发现前列腺的大小、硬度、双侧是否对称、有无不规则硬结等。早期因肿块很小，可无发现或触及局部性硬结节，病变发展到一定程度，可触摸到多个大小不等的结节，如鸡蛋大或更大，质地坚硬如石，高低不平，十分牢固。有时亦可触及变大变硬的精囊。

（二）辅助检查

1. 血清酸性磷酸酶（ACP）测定 前列腺酸性磷酸酶（PAP）是由前列腺上皮细胞分泌的一种磷酸水解酶，前列腺癌细胞亦能分泌。由于癌肿阻塞腺管及向远处转移，致使PAP无法排出而直接渗入血液，因此ACP升高。多见于前列腺癌骨转移患者，但亦有20%～25%的前列腺癌骨转移患者ACP正常，若ACP显著升高，则可明确诊断为前列腺癌。值得注意的是，前列腺按摩术后，由于PAP因按摩进入血液，可使ACP一时性升高，因此在测定ACP前24小时内，禁止前列按摩。

2. 骨髓酸性磷酸酶测定　前列腺癌骨转移患者，骨髓内酸性磷酸酶含量会上升，尤对晚期前列腺癌患者有诊断价值。

3. 血浆锌水平测定　血浆锌水平测定有助于前列腺癌与前列腺增生、前列腺炎的鉴别。前列腺癌时血浆锌水平明显下降，而前列腺增生与前列腺炎则增高。血浆锌水平 > $18.4\mu mol/L$，可排除前列腺癌的存在。

4. 尿内多胺物质测定　前列腺癌细胞由于代谢旺盛，导致一些多胺物质在尿中含量增加，如腐胺、精胺、精素等。

5. 前列腺液同族乳酸脱氢酶（LDH）谱分析　正常前列腺液中 LDH-I 型占主要地位；而前列腺癌时，前列腺液中 LDH-V 型占优势，且 LDH-V/LDH-I >3。前列腺液同族 LDH 谱分析可用于前列腺癌与前列腺增生的鉴别。

6. 前列腺液或精液细胞学检查　癌细胞的发现，有助于前列腺癌的诊断，但前列腺癌一般不主张前列腺按摩。

7. B 超检查　B 超检查有助于早期发现前列腺癌。前列腺包膜反射不连续、不光滑，内部回声不均匀，左右对比多不对称。前列腺癌的回声表现可分为以下 4 种：①低回声，肿瘤比周围正常组织回声低；②等回声，肿瘤不易与周围正常组织区别；③强回声，肿瘤比周围组织回声增强；④混合回声，肿瘤内回声强弱不一，不均匀，常为较大的前列腺癌。一般认为，局限性肿瘤，多呈低回声表现，而晚期浸润性癌，边缘轮廓常不清晰，呈较强回声或混合回声。另外，也可见到与肿瘤有关的继发表现，如前列腺左右侧形态不对称，外周区位置抬高，包膜局限性断裂，邻近组织结构的移位。任何一种被怀疑为前列腺癌的局限性病变，都应考虑在直肠内超声引导下做组织学活检或针吸细胞学检查。MRI、CT、经直肠 B 超（TRUS）、静脉肾盂造影（IVU）等均曾作为前列腺癌的分期检查手段，前列腺癌的分期必须能区别肿瘤是否局限于前列腺内或已向外转移，现常用的影像学检查均难以达到。一般 CT 不能显示前列腺的周边带、中央带及移行带，故诊断率明显低于 MRI，但对肿瘤邻近组织和器官的侵犯及盆腔淋巴结，其敏感度与 MRI 近似。CT 检查的目的是对肿瘤进行分期，而非对肿瘤的诊断。MRI 有很好的组织分辨率，有三维成像的特点，对前列腺的检查优于其他影像学检查。前列腺检查主要选用 T_2 加权序列，但良性前列腺增生（BPH）中央带与移行带的 MRI 信号与前列腺癌近似，而在周边带 T_2 加权像出现的低信号亦非前列腺癌的特异表现，所以 CT 及 MRI 均缺乏诊断早期前列腺癌的作用，只对分期有帮助。当肿瘤压迫输尿管引起梗阻、肾功能有损害时，磁共振尿路造影可使尿路清晰显影，不受肾功能损害的限制，优于 IVU。CT 诊断率不如 B 超，亦不能识别早期前列腺癌。

8. X 线检查　诊断淋巴结转移可行淋巴系造影术；骨转移在 X 线片上有成骨性、溶骨性或混合性 3 种病变，以成骨性病变多见；尿路造影可以早期发现膀胱颈部及尿路转移。

9. 放射性核素扫描　^{87}Sr、^{99m}Tc 等放射性核素骨骼扫描，能早期正确地发现骨转移病灶。

10. CT 检查　早期前列腺包膜内的结节，在密度上无特异性表现；当肿瘤生长超过包膜时，前列腺呈结节状、不规则的边缘或呈分叶状。CT 可发现前列腺癌对周围血管的侵犯及肿大的淋巴结转移。

11. 磁共振成像（MRI）检查　显示前列腺局限性或多结节状增大，T_1 加权像见周边区略为增宽且呈低信号。T_2 加权像为正常高信号，周围区出现低信号、高信号或断裂。亦可发现精囊、膀胱受累，盆腔淋巴结肿大。

12. 前列腺活组织检查　经直肠或会阴穿刺获取活体组织检查，对患者影响小，操作简便，诊断率高。

（三）鉴别诊断

1. 前列腺增生　病程较长，直肠指检多只扪及增大的前列腺，腺体光滑，无坚硬如石之感。如扪及硬结应活检。酸性磷酸酶、PAP、PSA 等实验室检查有助于鉴别前列腺癌。

2. 前列腺结核　年轻人多见，有结核病史，膀胱刺激症状明显，可伴终末血尿。尿中可找到抗酸杆菌，抗结核治疗有效。

3. 前列腺结石　多无症状，当伴前列腺增生、感染，排尿受阻时，才有相应的表现，直肠指检可扪及硬结，同一部位多粒结石时可有捻发感，境界清楚。X 线检查显示多个结石围绕透光的尿道呈蹄状或环状。

4. 肉芽肿前列腺炎　特异性肉芽肿前列腺炎可出现在经尿道卡介苗灌注之后近期内，亦可出现在治疗后 1 年左右。非特异性肉芽肿前列腺炎发病年龄在 55 岁左右，患者有明显的膀胱或尿道症状，尿道梗阻症状进展很快。前列腺质地硬，表面可以不完整。PSA 可见轻度升高。前列腺细针穿刺活检可以明确诊断。

【治疗】

（一）药物治疗

1. 内分泌治疗　前列腺癌细胞代谢大多数依赖雄激素，内分泌治疗可直接去除雄激素而抑制其生长，临床上主要应用雌激素和抗雄激素药物。雌激素有己烯雌酚、雌二醇等，但长期应用易发生心血管疾病；抗雄激素药物有氯地孕酮，目前临床运用的还有非类固醇口服抗雄性激素制剂氟他胺，每次 250mg，每日 3 次。另外，促性腺释放激素（LHRH）类似物由于其生物活性比 LHRH 强约 100 倍，不仅不会引起促性腺激素分泌过多，反而抑制垂体释放促性腺激素，如亮丙瑞林（抑那通），每 4 周皮下注射 1 次，可使血清睾酮维持在去睾水平。

2. 化学治疗　化学治疗常在内分泌治疗、放射治疗失败后采用，常用的药物有多柔比星、雌莫司汀、环磷酰胺、氟尿嘧啶等。同大多数癌肿一样，前列腺癌在化学治疗初期很敏感，但很快产生耐药，耐药的主要原因是细胞内含有一种蛋白（P170），能将药物迅速排出细胞，是药物排出的一个泵。目前已发现某些药物可抑制 P170 作用，常用药物为维拉帕米，可与 P170 结合而降低其排药作用。

（二）手术治疗

1. 前列腺癌根治术　对局限性前列腺癌的治疗，目前临床上仍以前列腺癌根治术为主，其疗效虽非十分满意，但仍较其他治疗方法为好。根治性前列腺切除术的治疗原则是切除所有的肿瘤细胞，使患者能够长期无癌生存。

2. 睾丸切除术　双睾切除使血清睾酮浓度明显下降，抑制依赖雄激素的前列腺癌细胞代谢，使前列腺癌消退。该手术简便，不良反应少，但可出现性欲减退、阳痿、潮热感、出汗、恶心、呕吐、乏力等症状，患者心理上不易接受。对肾上腺分泌的雄激素不起作用，但该部分雄激素对前列腺癌细胞代谢的影响极小。

第八章

乳腺癌及女性生殖系统肿瘤 ◄●●

第一节 乳 腺 癌

乳腺癌是世界上女性最常见的恶性肿瘤之一，在美国其发生率约占所有女性恶性肿瘤的30%，近年来在发展中国家乳腺癌的发病率持续增加。了解和掌握乳腺癌的流行病学对乳腺癌的防治具有重要意义。

乳腺癌的流行病学有以下几个特点：①近30年来，乳腺癌的发病率在世界各国均呈上升趋势；②乳腺癌发病率虽上升，但死亡率基本无变化，呈现较稳定状态；③欧美诸国和大洋洲发达地区国家是乳腺癌的高发区，而亚洲、非洲、南美洲大多数发展中国家是低发区；④我国是乳腺癌的低发区，但发病率也呈逐年上升趋势；⑤我国发病率一般是城市高于农村，沿海地区高于内陆，北方高于南方。

【诊断】

（一）临床表现

乳腺癌的症状可多种多样，常见的有乳腺肿块、皮肤改变、乳头改变、乳头溢液、乳腺疼痛、腋下淋巴结肿大等。了解这些症状有助于我们临床的正确诊断和鉴别诊断。但是必须指出的是，乳腺癌从开始发生到临床出现症状需要 2~3

年的时间，大多数的乳腺原位癌、早期浸润癌以及一部分的浸润性癌则无任何症状和体征，而是通过乳腺 X 线普查发现的。

1. 乳房肿块 90% 以上的患者是无意中发现乳房内肿块而就诊的。典型的乳腺癌多表现为无痛性的肿块，质地硬，表面不光滑，与周围分界不清。此外，由于肿瘤在进展过程中沿组织间隙、淋巴管、筋膜、肌肉、皮肤蔓延，因而可出现一系列具有特征性的表现。如累及乳腺的悬韧带（Cooper's 韧带），使其缩短而造成肿瘤表面皮肤凹陷，则在肿块表面皮肤形成所谓的"酒窝征"；若肿块累及乳头或乳晕可使乳头牵向肿瘤侧，引起乳头变平、凹陷、回缩；如果肿瘤继续增大，皮下淋巴管受累可导致淋巴回流障碍，出现真皮水肿，皮肤呈"橘皮样"改变；当肿瘤向深部浸润侵及胸筋膜、胸肌时，患侧乳房会随着胸肌收缩而上抬、活动受限；当前锯肌及肋间肌受累时，肿瘤就完全固定于胸壁而无法推动；肿瘤还可经皮下淋巴管内播散，在皮肤表面出现卫星结节，有时皮肤溃破形成溃疡。

2. 皮肤改变 乳腺癌的皮肤改变除上述的"酒窝征""橘皮样变"、溃疡和卫星结节外，还有一种特殊类型的高度侵袭性的乳腺癌，表现为乳腺皮肤的红、肿，皮肤增厚，皮温升高等类似炎症的改变，称为"炎性乳腺癌"。这是由于乳腺皮下淋巴管为癌栓所占引起的癌性淋巴管炎。炎性乳腺癌的皮肤红肿可以比较局限，也可以较弥漫，伴或不伴乳腺肿块。

3. 乳头改变

（1）乳头糜烂：是乳头 Paget 病（又称湿疹样癌）的典型症状，常伴乳头瘙痒。早期时可见乳头增厚、变红、粗糙，或仅表现为结痂、脱屑，伴有少量分泌物，揭去痂皮可见鲜红的糜烂面，经久不愈，因此易被误诊为乳头皮肤的湿疹。

进一步发展下去可逐步侵犯乳晕，形成大片糜烂，整个乳头可被浸润而消失。约 2/3 患者可伴有乳晕或乳房其他部位的肿块。

（2）乳头回缩：当肿瘤侵及乳头或乳晕下区时，乳腺的纤维组织和导管系统可因此而缩短，牵拉乳头，使其凹陷、偏向，甚至完全缩入乳晕后方。乳头回缩、凹陷并非均是恶性病变，部分可因先天发育不良造成或慢性炎症引起，它们与乳腺癌的区别是乳头可用手指牵出而非固定。

4. 乳头溢液 50% ~ 10% 的乳腺癌患者同时伴有乳头溢液，而以乳头溢液为唯一征象者约占所有乳腺癌患者的 1%。乳腺癌的乳头溢液多为血性溢液，也可出现浆液性或水样的乳头溢液。乳头溢液常是起源于大导管的乳腺癌的一种早期的临床征象。

5. 乳房疼痛 乳腺癌不常引起疼痛，大都是无痛性肿块。但少数患者可出现乳房牵拉感或轻微的疼痛。晚期病例肿瘤直接侵犯胸壁神经可引起明显的疼痛。

6. 区域淋巴结肿大 大多数乳腺癌细胞可沿小叶周围细小淋巴管引流到乳头部进入乳晕下淋巴管丛，再向腋下淋巴结引流，并可能同时向内乳淋巴结引流。其中，最常见的淋巴转移部位是同侧腋下淋巴结。淋巴结常由小逐步增大，淋巴结数目由少逐步增多。起初，肿大的淋巴结可以推动，最后相互融合，固定。肿大的淋巴结如果侵犯、压迫腋静脉常可使同侧上肢水肿；如侵及臂丛神经时引起肩部酸痛。临床上首诊时就出现内乳淋巴结肿大者较为少见，一般表现为胸骨旁隆起性的软组织肿块。以腋下淋巴结肿大作为第一症状，而临床体格检查或乳腺影像学检查均未发现乳房内可疑病灶的乳腺癌被称为隐匿性乳腺癌，占所有乳腺癌的 0.5% ~ 1.0%。值得注意的是，40% ~ 50% 的隐匿性乳腺癌患者在病理检查中也无法找到原发病灶，因此诊断时应慎重，只有在腋下淋巴结证实为转移性腺癌且排除了全身其他可能的原发部位，如肺、上肢恶性肿瘤等之后方可视作乳腺癌来处理。

7. 远处转移的临床表现 乳腺癌的远处转移包括远处淋巴结转移和血行转移。前者主要表现为锁骨上淋巴结、对侧腋下淋巴结及纵隔淋巴结的肿大。乳腺癌沿血行播散引起的远处转移以骨、肺、肝、胸膜、肾上腺、脑等部位转移较为常见，40%~60%的治疗失败病例有骨转移及肺转移，其他少见的转移部位有卵巢、腹膜、头皮、眼、心包、脾等。转移可以出现相应部位的症状，如骨转移时有局部的疼痛，肺转移可引起干咳，脑转移可表现为类似脑血管意外的症状等。

（二）辅助检查

1. 影像学检查

（1）乳腺 X 线摄影：钼靶 X 线摄影对乳腺癌的诊断符合率可达90%左右，临床上不能触及的肿块而摄 X 线片发现癌瘤者占30%。干板摄影以其边缘效应等独到之处，与钼靶摄影联合使用可互补长短。X 线摄影的不足是对某些致密型乳房显影不满意，对于隐藏在其中的小肿瘤，可能出现假阴性结果，对触不到肿块而又有乳头溢液者，乳腺导管 X 线造影摄片可了解病变的位置、大小、形态，对乳房新生物有早期诊断价值。X 线乳房摄影有较高的诊断率，但对小乳房技术操作困难，X 线不能反复检查，再加之读片水平关系，该项检查误诊率为12%，应引起注意。

（2）超声波检查：B 超是一种无损伤的组织扫描检查。由于乳房位置表浅，病变距皮肤近，深度一般不超过5cm，故应选用穿透力差、分辨率强的 7.5MHz 以上的高频探头进行扫描。10MHz 探头常能显示临床扪不清的小病灶，在临床上已越来越普及，如结合彩色多普勒血流图，在良、恶性肿瘤鉴别方面效果更佳，对早期发现乳腺癌有较好的效果。

（3）热图诊断：是根据乳腺恶性肿瘤表面皮肤温度常高于周围正常皮肤温度的原理，进行诊断的一种方法。有红外线热图、液晶热图、微波热图、数字处理热图、综合冷却红外线热图等。其中液晶热图在国内较多用于临床。液晶是一种有机化合物，既有液体的又有晶体的化学性能，它对于温度变化有较高的敏感性。由于乳腺癌组织增殖快、代谢旺盛，乳房表面温差变化有利于液晶测出乳房表面温度差别，从而产生光，在黑色衬托下，显示由红到紫等颜色组成的色带，红色代表低温，紫色代表高温，根据局限性热区的出现，提供诊断依据。据研究表明，对肿块直径 <1.0cm 的早期癌确诊率为 76.3%，可疑癌为 11.3%，假阴性为 12.4%，可见该检查对乳腺癌的早期诊断有较高的特异性和敏感性。

（4）近红外线影像（infrared light scan，ILS）诊断：是 20 世纪 80 年代末期发展并应用于乳腺检查的新技术，由于这种方法安全、无损害、速度快、敏感度高，从而受到人们的欢迎。对早期乳腺癌肿块图像呈深色，边缘不规则、毛糙，血管改变较轻，晚期乳腺癌由于肿块大，血流增多，红外光不易穿透，肿块边缘为浅色，其余部位为黑色团块。此种检查方法对乳腺癌的诊断符合率在 70% 左右。

（5）冷光透照仪诊断：冷光透照法是根据生物组织密度不同，对光子的吸收程度也不同，血红蛋白对光子有明显的吸收作用，癌组织细胞与间质的多少也影响光的通透性，所以当冷光透照乳腺组织时，便显示出不同的透光度与乳房血管的分布情况。根据乳房透光度和血管纹理的变化，来判断乳腺疾病的性质。冷光透照诊断乳腺疾病的符合率差距很大，一般不超过 80%，故仅作为乳房疾病的普查，对判断良性或恶性有一定的参考价值。乳腺癌透照图像多存在有程度不等的暗区，境界不清，中央暗或呈不均匀改变，部分较小的黏液腺癌，髓样癌暗区不明显，若癌瘤如蚕豆大小时，则呈现一片漆黑，大小与包块相近，病灶区血管增多且紊乱，四周血管向暗区集中，或迂曲、牵拉成角，或血管在病灶区突然中断，推动包块血管与暗区同步移位。

（6）CT 检查：Chang 等（1977）首次报道应用 CT 检查乳腺疾病。应用 CT 平扫和增强扫描，乳腺癌的正确诊断率可达 97%，一般可以检查到直径 6～8mm 的肿块。有报道 CT 诊断 1 例 2mm×2mm 的隐性乳腺癌。如果 CT 平扫到高密度肿块，增强后肿块明显强化，边界光整，呈分叶状，可见长短不一的毛刺征，患者年龄在 40 岁以上，结合临床症状和体征可做出乳腺癌的诊断。

（7）磁共振检查：磁共振仪是当前人体物理诊断仪器中的佼佼者，尤其是对肿瘤的诊断更有其独到之处，不仅可以准确、快速地发现很小的肿瘤，而且可以确定肿瘤的性质。乳腺癌在磁共振荧屏上表现为境界不清、边缘不整齐的肿块。在 T_1 加权像上肿块的信号强度比正常乳腺组织的信号低。而在 T_2 加权像上病变处的信号强度可见明显增高。若肿瘤内的胶原成分多时，则在 T_2 加权像上信号强度增高不明显，钙化表现为极低的信号强度区，一些细小的钙化不易发现，乳腺癌肿块呈现出外形不规则的低信号强度的肿块，也可见肿瘤的信号强度呈不均匀的增高。

2. 病理学检查

（1）针吸细胞学检查：针吸细胞学检查是目前各大医院对乳房肿块的常规检查方法。此法简单、方便、安全、准确。国内外大多病例报道诊断符合率达 80%～90%。多项研究表明，针吸活检不会造成肿瘤的针道播散而影响患者的预后。

（2）切取活检：对于肿瘤性病灶应尽量避免行切取活检。本方法仅适用于肿瘤巨大或已有周围广泛粘连，甚至破溃者，可切取或咬取部分肿瘤组织送病理检查，以明确诊断。

(3) 切除活检：乳腺内肿块凡考虑为肿瘤性病变或不能排除肿瘤可能性者均应行切除活检。研究表明，活检后 2 周内手术并不影响预后，手术应完整切除肿块，尤其是恶性病变。应一并切除病灶周围的部分正常乳腺，而不应切入肿瘤组织。若肿瘤与皮肤有粘连者，还应同时将部分皮肤切除。若疑为恶性病变者则应限时手术，必须在有冷冻切片设备及做好根治性手术准备的情况下进行。

(4) 术中冷冻切片检查：在有条件的医院，如肿块可疑癌的成分大或决定要行肿块切除时，可在手术台上进行冷冻病理快速检查，如系良性病变则肿块切除已达治疗目的；如系恶性，则可直接按检查结果行根治性处理。此法的优点是避免过多的检查，缩短活检与手术之间的时间，减少再次手术的痛苦和费用。缺点是手术者及患者需在手术台上等待，冷冻病理检查有一定的误差。

根据以上各种检查方法，除病理检查外，目前公认损伤小、简便、确诊率高的首推针吸细胞学检查。有学者报道其正确率可达 80% ~98%。但它要求有较高的病理诊断技术水平和相关设备，也是基层医院不能普及的原因。钼靶照相是乳腺癌普查安全有效的检查手段，尤其对有钙化的乳房肿块准确率高。B 超扫描为较理想的无损伤检查方法，对乳房囊实性肿块有较高的分辨率。MRI 作为近几年开展的新技术以其准确率与特异性高而越来越受到人们的推崇，逐渐成为诊断早期乳腺癌的重要手段。

(三) 诊断要点与分期

1. 诊断要点 触及乳腺肿块，质硬，表面不光滑，应高度怀疑乳腺癌。如同时触及同侧腋下肿大的淋巴结，则临床可诊断为乳腺癌。要确诊乳腺癌还必须进行细胞学检查或病理学检查，只有细胞学检查或病理学检查证实者才能确诊为乳腺癌。同时，有必要知道雌激素受体（ER）、孕激素受体（PR）及 Her-2 的情况，这对指导治疗、判断预后有非常重要的意义。

2. 分期

（1）乳腺癌的 TNM 分期

T　原发肿瘤。

T_x　对原发肿瘤不能做出估计。

T_0　未发现原发肿瘤。

T_{is}　原位癌：导管内癌、小叶原位癌或无肿块的乳头 Paget 病（注：Paget 病有肿块者则按肿块大小来分期）。

T_1　肿瘤的最大径≤2cm。

T_{1a}　肿瘤的最大径≤0.5cm。

T_{1b}　肿瘤的最大径为 0.6～1.0cm。

T_{1c}　肿瘤的最大径为 1.1～2.0cm。

T_2　肿瘤的最大径为 2.1～5.0cm。

T_3　肿瘤的最大径≥5.1cm。

T_4　任何体积的肿瘤直接侵犯胸壁或皮肤。

T_{4a}　侵犯胸壁（注：胸壁包括肋骨、肋间肌和前锯肌，但不包括胸肌）。

T_{4b}　乳房皮肤水肿，溃疡或限于同侧乳房皮肤的卫星结节。

T_{4c}　T_{4a}、T_{4b} 上两者同时存在。

T_{4d}　炎性乳腺癌。

N　局部淋巴结。

N_x　对局部淋巴结不能做出估计。

N_0　同侧腋下未触及淋巴结。

N_1　同侧腋下触及活动的淋巴结。

pN_1　1～3 个腋下淋巴结转移，伴或不伴临床检查阴性但经前哨淋巴结检查发现内乳淋巴结镜下转移。

pN$_{is}$　腋下淋巴结镜下转移（0.2~2mm）。

pN$_{1a}$　1~3个腋下淋巴结转移。

pN$_{1b}$　临床检查阴性但经前哨淋巴结检查发现内乳淋巴结镜下转移。

pN$_{1c}$　1~3个腋下淋巴结转移，伴或不伴临床检查阴性但经前哨淋巴结检查发现内乳淋巴结镜下转移。

N$_2$　同侧腋下转移淋巴结互相融合或与其他组织粘连，或同侧内乳淋巴结阳性而腋下淋巴结阴性。

N$_{2a}$　同侧腋下淋巴结互相融合或与其他组织粘连。

N$_{2b}$　同侧内乳淋巴结阳性而腋下淋巴结阴性。

pN$_2$　4~9个腋下淋巴结转移，或临床及影像学检查阳性的内乳淋巴结转移。

pN$_{2a}$　1~3个腋下淋巴结转移（至少1个>2mm）。

pN$_{2b}$　临床及影像学检查阳性的内乳淋巴结转移，无腋下淋巴结转移。

N$_3$　同侧锁骨下淋巴结转移伴或不伴腋下淋巴结转移，或同侧内乳淋巴结转移和腋下淋巴结转移，或同侧锁骨上淋巴结转移伴或不伴内乳淋巴结转移。

N$_{3a}$　同侧锁骨下淋巴结转移。

N$_{3b}$　同侧内乳淋巴结和腋下淋巴结转移。

N$_{3c}$　同侧锁骨上淋巴结转移。

pN$_3$　≥10个腋下淋巴结转移，或锁骨下淋巴结转移，或临床发现的同侧内乳淋巴结转移伴≥1个腋下淋巴结转移，或≥3个腋下淋巴结转移伴临床检查阴性但镜下检查阳性的内乳淋巴结转移，或同侧锁骨上淋巴结转移。

pN$_{3a}$　≥10个腋下淋巴结转移（至少1个>2mm），或锁骨下淋巴结转移。

pN$_{3b}$　临床发现的同侧内乳淋巴结转移伴≥1个腋下淋巴结转移，或≥3个腋下淋巴结转移伴临床检查阴性，但镜下检查阳性的内乳淋巴结转移。

pN_{3c}　同侧锁骨上淋巴结转移。

M　远处转移。

M_x　对远处转移不能做出估计。

M_0　无远处转移。

M_1　有远处转移。

（2）乳腺癌的临床分期（UICC，AJCC 2003）

0 期　　　T_{is}，N_0，M_0

Ⅰ期　　　T_1，N_0，M_0

Ⅱa 期　　T_0，N_1，M_0；T_1，N_1，M_0；T_2，N_0，M_0

Ⅱb 期　　T_2，N_1，M_0；T_3，N_0，M_0

Ⅲa 期　　T_0，N_2，M_0；T_1，N_2，M_0；T_2，N_2，M_0；T_3，N_1，M_0，T_3，N_2，M_0

Ⅲb 期　　T_4，N_0，M_0；T_4，N_1，M_0；T_4，N_2，M_0

Ⅲc 期　　任何 T，N_3，M_0

Ⅳ期　　　任何 T，任何 N_1，M_1

（四）鉴别诊断

临床上容易与乳腺癌相混淆的情况包括乳腺生理性增生、良性肿瘤、其他恶性肿瘤以及炎症。

1. 乳腺增生症　主要症状为乳房胀痛、肿胀，疼痛与月经周期有关，月经来潮前明显，来潮后减轻或消失。体格检查发现一侧或双侧乳房有弥漫性增厚，呈颗粒状、结节状或片状，与周围组织分界不清，少数患者可有乳头浆液性溢液。乳腺 X 线下常表现为斑片状、密度均匀增加、致密，可以有光滑、粗大的钙化点。B 超检查可见腺体内有弥漫性均匀型较大回声，有时在增大、增厚的腺体内可见多个大小不等的低回声结节，在囊性增生时腺体内可伴有大小不等的暗区。某些情况下，乳腺的增生会掩盖乳腺癌的一些典型的征象，如妊娠期乳腺癌、哺乳期乳腺癌。由于妊娠期、哺乳期内女性乳房生理性的增生使该阶段内发生的乳腺癌不易被临床体格检查或 X 线检查所发现，从而造成治疗的延误。因此，妊娠期、哺乳期妇女乳腺内出现任何的异常，包括腺体不规则增厚、双侧乳房不对称、甚至肿块，都应加以重视，必要时需考虑细针吸取细胞学检查或活检。男性乳腺癌容易与男性乳腺增生相混淆。后者系由于体内雌激素过剩所致，有时继发于某些疾病，如慢性肝病。男性乳腺增生表现为双侧或单侧乳房增大似女性乳房；有时则表现为乳晕区硬结，有触痛。与男性乳腺癌的鉴别，可根据发病年龄（男性乳腺癌多发生于 50 岁以上的老年男性，而男性乳房发育症见于各年龄层）、肿块特征，必要时可进行病理学检查。

2. 乳腺纤维腺瘤　常见于年轻妇女，以 20～25 岁较多见。有时在小叶增生的基础上发生。纤维腺瘤大多为单发，有20%～30%的病例可能为多发性，表现为乳房内无痛性肿块，边界清，质实如橡皮样，光滑、活动，有包膜感。临床检查时有滑动感。月经周期对肿块并无影响。纤维腺瘤的 X 线表现为圆形或卵圆形、密度均匀、边界清楚的结节形肿块，周围正常组织被推压移位，有时被推压的脂肪组织形成病灶周围有一薄层的透亮晕或线条光滑的包膜感。肿瘤内有时因有坏死、钙盐沉积可出现成堆的粗糙钙化灶。B 超下纤维腺瘤表现为边缘清楚光滑的肿块，少数可呈分叶状、不规则，肿块内部有均匀的弱回声区，后方回声增强有时可伴有钙化斑点。值得重视的是，某些早期的乳腺癌也可有类似于纤维腺瘤的临床表现及影像学表现。因此，对于 35 岁以上和有乳腺癌高危因素的妇女不要轻易诊断为纤维腺瘤，有时病理诊断仍是不可或缺的。

3. 乳腺单纯囊肿　可以由乳腺导管扩张导致，也可因乳汁在乳管内积聚而成。后者与哺乳有关。大多数患者是在无意中发现的，少数患者有胀痛感。体格检查时可扪及球形肿块，边界清楚、有包膜感，当囊内压力高、囊壁厚时甚至有实性感，但与皮肤无粘连，亦无腋下淋巴结肿大。根据病史及临床症状，诊断较容易，但当囊壁周围曾有慢性炎症时不易与乳腺癌鉴别。超声检查对鉴别诊断有肯定的帮助，如超声检查证实肿块为囊性，可以做穿刺抽液检查以明确诊断。

4. 乳腺导管内乳头状瘤　多见于中年妇女，75% 的病灶位于乳腺大导管的壶腹部，25% 发生于中、小导管内，后者往往为多发性。临床常无自觉症状，常因乳头溢液污染内衣而引起注意，溢液性质常为血性或浆液性。有时可在乳晕部扪及小结节，或按顺时针方向在乳晕周围仔细检查，在扪及某一点时可有乳头溢液。X 线检查及 B 超检查大多无特殊征象。乳管内镜下可见乳腺导管内带蒂的乳头样新生物，而乳管壁多无异常，以此与乳腺导管内癌相鉴别。乳头溢液涂片细胞学检查可见大量成堆的导管上皮细胞。

5. 分叶状囊肉瘤　分叶状囊肉瘤是乳腺纤维上皮来源的恶性肿瘤。大都生长缓慢，有时短期内突然增大，疼痛少见，与皮肤无粘连，皮下静脉有时有明显扩张，肿瘤增大表面的皮肤可受压而呈现苍白、菲薄或溃破，肿瘤体积最小 2 ~ 3cm，但有报道平均直径为 15cm，最重可达 20kg，肿瘤质硬如橡皮状，部分区域呈囊感，凹凸不平，结节分叶状。分叶状囊肉瘤腋下淋巴结转移少见，转移率在 5% 以下。病理形态上可根据间质细胞的不典型程度及核分裂象而分为分化好、中度分化及分化差三类。

6. 乳腺炎

（1）急性乳腺炎：大多发生在产后哺乳期的最初 3 ~ 4 周，以初产妇为多见。起病时有高热、寒战等全身中毒症状，患乳迅速增大，局部变硬，皮肤红肿，有压痛及搏动性疼痛，如短期内变软，常说明已有脓肿形成，需要切开引流，患侧腋下淋巴结常肿大，白细胞计数常增高。脓肿的症状与其位置深浅有关，位置浅时常早期有红肿、隆起，而深部脓肿局部症状常不明显，以疼痛及全身症状为主。脓肿可以单个或多个，可同时或先后形成，可自行破溃排出，也可侵入乳腺后间隙的疏松组织中，形成乳腺后脓肿。炎性乳腺癌有时与急性乳腺炎难以鉴别，此时可采取穿刺吸取细胞学检查，若阴性但临床仍怀疑时还可进一步行皮肤活检，同时可给予抗生素进行诊断性治疗。

（2）浆细胞性乳腺炎：常是由于乳腺导管阻塞导致乳管内脂性物质溢出，进入管周组织而引起的无菌性炎症，其中主要有浆细胞的浸润。临床上，病情初期表现为局部红、肿、热、痛等急性炎症症状，皮肤可呈水肿样。但部分病例开始时表现为乳晕旁结节、乳头牵拉感，有时还伴有腋下淋巴结肿大，因此与乳腺癌很难鉴别。有些肿块可以逐步软化、溃破，形成瘘管，经久不愈。B超下浆细胞性乳腺炎常为边界模糊不清，局限性增厚，内部回声不均，形成囊肿时可见有液性暗区，因此具有一定的鉴别诊断价值。

其他可能需要鉴别的还有乳腺结核、乳腺淋巴瘤等，但都十分罕见。

【治疗】

1894 年，Halsted 创立了乳腺癌根治术，从此揭开了现代乳腺癌治疗的序幕。经过一个多世纪的发展，在乳腺癌的治疗观念上已经发生了根本性的改变。而乳腺癌的治疗模式也已从过去的单一手术治疗，发展到如今以手术治疗为主的多学科综合治疗模式。随着乳腺癌放射治疗、化学治疗、内分泌治疗和生物治疗等综合治疗手段的不断发展，未来手术将不断趋向保守。手术治疗的地位也可能受到挑战，尤其是在高危复发的乳腺癌的治疗中手术可能转而成为协助全身治疗以获得肿瘤治愈的辅助治疗措施。乳腺癌治疗的另一个发展趋势是越来越多地应用一些分子病理学的预后和预测指标来指导治疗，从而实现为每一位患者设计个体化的最佳方案。

（一）治疗原则和疗效

1. 乳腺原位癌

（1）导管内癌（DCIS）：是临床上最常见的一种乳腺原位癌类型。由于导管内癌实属一种局限性的疾病，因此主要采取局部治疗措施。局部切除＋全乳放射治疗是目前 DCIS 最常用的治疗方案，但在局部切除术中应强调切缘阴性，否则应扩大切除范围，如仍不能达到切缘阴性则应考虑单纯乳房切除术。乳房切除术目前仍是多中心或较大的粉刺型 DICS 的首选治疗，或作为局部切除术治疗失败后的补救措施。单纯局部切除术应当谨慎地用于那些病灶小且病理形态为非粉刺型、分化良好的患者。在选择治疗方式时还可以采用 van Nays 预后指数（VNPI）（表8-1）。VNPI 8～9 分者需行乳房切除手术，VNPI 3～4 分者可仅行局部切除，而 VNPI 5～7 分者建议行局部切除＋放射治疗或根据患者的意愿决定治疗方式。由于 DCIS 的腋下淋巴结转移率为 0～2%，因此不必要常规行腋下淋巴结清扫术。对于病灶 >3cm 或有微小浸润灶的 DCIS 可以行 I 群腋下淋巴结清扫术。对于临床或术中发现可疑有转移的淋巴结者必须行腋下淋巴结清扫术。

表8-1　Van Nays 预后指数（VNPI）

分值	A = 肿瘤大小	B = 切缘情况	C = 核分级
1	≤15mm	≥10mm	低级
2	16～40mm	1～9mm	中级
3	≥41mm	<1mm	高级

注：VNPI = A + B + C

DCIS 无须化学治疗，无他莫昔芬禁忌者可服用此药 5 年，以减少复发和第二原发乳腺癌的危险性。

经局部切除加放射治疗后，DCIS 的治愈率可达到 96%，对局部复发者再行补救性全乳切除术，治愈率仍可达到 98%。极个别发生远处转移的原因可能是存在隐匿的浸润灶。

（2）小叶原位癌（LCIS）：临床上较少见，通常在良性手术活检标本中被偶然发现。小叶原位癌病灶不一定会转变成浸润性癌，但它是发生各类浸润性乳腺癌的高危因素，相对危险性为 6.9~12.0，且双侧乳腺发病概率均等。对 LCIS 可以采取局部切除，同时对患者进行严密的随访。而双侧乳腺预防性切除加同期乳房再造术也不失为一种选择。

2. Ⅰ、Ⅱ期乳腺癌 临床Ⅰ、Ⅱ期乳腺癌占目前新诊断乳腺癌病例的 60% 以上，目前手术治疗仍是该类患者主要的治疗方法，同时应根据具体情况采用辅助性的全身治疗和放射治疗。

目前Ⅰ、Ⅱ期乳腺癌的手术治疗一般采用乳腺癌改良根治术，此外还可选择保留乳房手术，而乳腺癌根治术和扩大根治术的应用将越来越少。在选择乳腺切除还是保留乳房的术式时应尊重患者本人的意愿，但又要充分考虑保留乳房的指征和进行全乳放射治疗的设备及技术条件。而实施保留乳房手术时应兼顾美观和手术切缘阴性两大原则。

手术后应根据患者的区域淋巴结评估的结果、激素受体状态等一些预后及预测指标来决定是否采用辅助性全身治疗，以及采用何种辅助治疗方案（表 8-2）。当化学治疗与他莫昔芬联合应用时，应当先化学治疗后他莫昔芬治疗。对于行保留乳房手术的患者，术后必须行全乳放射治疗；而对于淋巴结转移较多（一般为 3 个以上或 1/3 以上）者应给予预防性照射非手术野内的区域淋巴结。术后放射治疗一般在化学治疗结束之后进行，也可与化学治疗同时进行。

表 8-2　乳腺癌辅助全身治疗的选择

ER 和 PR (−)	ER 和 (或) PR (+)		
	淋巴结 (−)		淋巴结 (+)
	低危*	中/高危**	
化疗	TAM△ 或随访	绝经前： 化疗 + TAM OA△△ + TAM TAM/OA 绝经后： TAM TAM + 化疗	绝经前： 化疗 + TAM OA + TAM 绝经后： TAM + 化疗 TAM

＊须符合下列所有各项：①pT≤2cm；②组织学 I 级；③年龄≥35 岁
＊＊符合下列任意一项：①pT>2cm；②组织学 II ~ III级；③年龄<35 岁。
△TAM·他莫昔芬；△△OA·卵巢去势；ER. 雌激素受体；PR. 孕激素受体

I 、II期乳腺癌经手术及术后辅助治疗后 10 年生存率分别可达到88% ~ 92% 和70% ~ 80% 。

3. III期乳腺癌　III 期乳腺癌是局部晚期乳腺癌 (LABC)，是指原发病灶或区域淋巴结的病变较广泛，但尚无远处转移的临床表现的病例。此类乳腺癌绝大多数属于全身性的疾病，立即手术效果不理想。因此，应尽早开展全身性的治疗以杀灭微小隐匿的远处转移灶，同时可使乳腺癌原发病灶缩小，提高手术切除率。通常先采取 2 ~ 4 个疗程标准剂量的新辅助化学治疗（又称诱导化学治疗或术前化学治疗），方案多采用晚期乳腺癌一线化学治疗方案，如含蒽环类的方案或含紫杉醇类的方案等。随后的局部治疗根据肿瘤的反应情况可采取先手术后放射治疗或先放射治疗再手术，或单纯根治性放射治疗。手术的方式一般采用乳腺癌根治术，术后继续给予 2 ~ 4 个疗程的辅助化学治疗，化学治疗之后再根据激素受体状况或肿瘤的其他生物学指标给予辅助性内分泌治疗和（或）生物治疗，同时给予局部放射治疗。局部晚期乳腺癌各种综合治疗方式治疗后 3 年生存率为 35% ~73%，5 年生存率为 20% ~47%。

4. IV 期乳腺癌 IV 期乳腺癌患者为已出现转移或复发的病例。该类乳腺癌已经发生了全身的血行播散，而目前的治疗手段多不可能达到根治，因此，治疗往往是姑息性的。然而，不同的转移性乳腺癌患者，治疗的目的和原则也各不相同。一般来说，对于年轻、疾病进展较快或内脏转移，且一般情况良好的患者，治疗的目的是减缓疾病进展和延长生命。治疗应首选化学治疗，第一线化学药物治疗失败后可继续用第二、第三线药物治疗；若疾病相对较稳定后，激素受体阳性的患者可以改用内分泌治疗，如卵巢去势等。对于年龄较大、疾病进展相对缓慢的患者，治疗的目的是延长疾病进展时间并提高生活质量，因此可首选内分泌治疗。对于那些经全身治疗后远处转移灶完全缓解而原发灶仍残留的患者，或存在稳定孤立的转移性病灶（如胸壁单个复发结节或肺内孤立转移灶）的患者，还可以借助手术或放射治疗等局部治疗手段来加强对疾病的控制。而对于多个器官转移、全身症状明显且一般情况较差的患者，治疗的目的是快速减轻症状和减少患者的痛苦，可选择中、低剂量的姑息性化学治疗，并结合对症处理。

5. 特殊类型的乳腺癌

（1）Paget 病：治疗可根据乳腺内有无肿块及腋下淋巴结情况而定。乳腺内有肿块者的治疗方案与一般乳腺癌相似。乳腺内未发现肿块者如病变仅限于乳头者只需行单纯乳房切除；如果乳晕亦有累及时可考虑同时清扫腋下淋巴结。

（2）男性乳腺癌：可手术病例的治疗原则与女性乳腺癌相似，但因其淋巴结转移率高，故总体疗效较差。如按同样的病期比较，则两者的预后相似。晚期或复发病例中对年龄较大或激素受体阳性的患者应首选双侧睾丸切除或其他内分泌治疗，而激素受体阴性者以化学治疗为宜。

（3）妊娠期乳腺癌、哺乳期乳腺癌：治疗方法应根据肿瘤的病期及妊娠的时期而定。一般除非在妊娠后期，均应考虑终止妊娠，之后按乳腺癌的治疗原则给予积极治疗。而在妊娠后期时，可考虑先处理肿瘤再等待自然分娩。哺乳期乳腺癌应立即终止哺乳，然后再治疗乳腺癌。妊娠期乳腺癌、哺乳期乳腺癌的局部治疗与一般乳腺癌相似，手术前后辅以必要的综合治疗。妊娠期乳腺癌、哺乳期乳腺癌一般预后较差，这主要是因为肿瘤发展快，同时不易早期发现。然而，按病期分析其预后与一般乳腺癌相似。若按妊娠时间比较，早、中期妊娠者较好，后期妊娠者预后较差。

（二）手术治疗

手术治疗是对可手术治疗的病例，亦即临床 0 期、Ⅰ期、Ⅱ期及部分Ⅲ期病例的主要治疗方法。早期乳腺癌患者可通过外科手术得到根治。手术治疗的基本原则是尽可能彻底地清除乳腺癌原发病灶和相应引流区域的淋巴结，同时近年来越来越注重保留正常乳腺组织的保守的手术方式以减少失去乳房对女性身心的影响，提高生活质量。大多数乳腺癌患者除外科手术治疗之外，还需要结合放射治疗、化学治疗、内分泌治疗及生物治疗等综合治疗。

1. 乳腺癌手术适应证和禁忌证　乳腺癌手术治疗的适应证包括临床 0 期、Ⅰ期、Ⅱ期、Ⅲa 期的病例，通常这部分病例又被称作可手术乳腺癌。

手术治疗的禁忌证包括全身性的禁忌证和局部病灶的禁忌证。全身性的禁忌证为：①肿瘤已有远处转移者；②一般情况差，有恶病质者；③重要器官有严重疾病，不能耐受手术者；④年老体弱者。局部病灶的手术禁忌证为：①有以下情况之一的Ⅲ期患者：皮肤橘皮样水肿，超出全乳面积的

50%以上；皮肤有卫星结节；肿瘤直接侵犯胸壁；临床上胸骨旁淋巴结肿大证实为转移者；锁骨上淋巴结肿大证实为转移者；患侧上肢水肿；炎性乳腺癌。②有以下5种情况中任何两项以上者：肿瘤溃破；皮肤橘皮样水肿占全乳面积1/3以上；肿瘤与胸大肌固定；腋下淋巴结最大径超过2.5cm；淋巴结彼此粘连或与皮肤和深部组织粘连。

然而，手术治疗的禁忌证也不是绝对的。随着乳腺癌综合治疗的开展，部分Ⅲb或Ⅳ期（仅限锁骨上淋巴结转移）的病例经术前的治疗后也可以考虑手术，但此种情况下，手术是作为配合全身性治疗的一部分。

2. 手术方式 根据对乳腺癌原发病灶及区域淋巴结的处理方式，目前乳腺癌的手术方式有乳腺癌根治术、乳腺癌改良根治术、乳腺癌扩大根治术、保留乳房手术、单纯乳房切除术等。

（1）乳腺癌根治术：1891－1894年Halsted和Meyer创立了乳腺癌根治术。标准的乳腺癌根治术的原则为①原发灶及区域淋巴结应整块切除；②切除全部乳腺组织，同时广泛切除其表面覆盖的皮肤，游离皮瓣应尽可能薄；③切除胸大肌、胸小肌；④腋下淋巴结做彻底的清扫。乳腺癌根治术及其基本原则统治了大半个世纪，并一度成为评价其他术式和治疗方法优劣的基本对照，但近年来应用得越来越少，主要适用于腋下有明显肿大的淋巴结或肿瘤累及胸大肌的病例。

（2）乳腺癌改良根治术：乳腺癌改良根治术是目前最常用的手术治疗方式之一，主要应用于临床Ⅰ及Ⅱ期的早期乳腺癌患者。乳腺癌改良根治术的手术范围较乳腺癌根治术有明显的缩小，术中保留胸大肌而将胸大肌筋膜切除，同时清扫中、下群腋下淋巴结。乳腺癌改良根治术又分为两种，即改良根治Ⅰ式（保留胸大肌，切除胸小肌）以及改良根治Ⅱ

式（同时保留胸大肌、胸小肌）。后者目前更为常用。由于乳腺癌改良根治术，尤其是乳腺癌改良根治术Ⅱ式，淋巴结的切除仅限于中、下群，因此，如果术中发现明确的淋巴结肿大而证实为癌转移者，宜改为乳腺癌根治术或术后补充放射治疗。

（3）乳腺癌扩大根治术：乳腺癌扩大根治术即在乳腺癌根治术（或乳腺癌改良根治术）的同时进行内乳区淋巴结的清扫。内乳淋巴结亦是乳腺癌的第一站转移淋巴结，但在腋下淋巴结证实有转移、肿瘤位于内侧的患者中发生转移的概率较高。内乳淋巴结转移往往提示患者预后较差。因此，乳腺癌扩大根治术主要适用于Ⅱ及Ⅲ期、病灶位于内侧及中央的患者。由于目前可以在手术后应用化学治疗及放射治疗来代替内乳淋巴结的清扫，并可达到相同的生存率，因此，乳腺癌扩大根治术在临床上的应用正逐步减少。

（4）保留乳房手术：近20年来，通过对乳腺癌生物学理论的研究，认识到乳腺癌是一种全身性的疾病，手术方式仅影响少数患者的预后；同时，由于放射治疗的设备及条件的改善以及患者要求术后外形的完美和生活质量的提高，因此，保留乳房手术目前在欧美一些国家日益普及，国内报道的亦逐步增多。保留乳房手术的一般适应人群为临床 T_1 及 T_2 的病灶，具体应根据临床肿瘤与乳房大小的比例而定；位于乳房周围的肿瘤；单个病灶。保留乳房手术的原则为①尽可能地切除原发灶，手术方式可以为肿块切除、区段切除和象限切除；②保证手术切缘阴性，要求肿瘤边界离切缘 1～2cm；③对浸润性乳腺癌患者常规行腋下淋巴结清扫，乳腺导管内癌无须腋下淋巴结清扫；④术后常规行全乳放射治疗。

近年来对Ⅰ及Ⅱ期乳腺癌，临床未扪及腋下淋巴结肿大者还可采用更为保守的手术治疗方式，即保留乳房手术加前哨淋巴结活检。后者对预测腋下淋巴结有无转移的正确率达97.5%。前哨淋巴结的活检可以免除淋巴结阴性患者不必要的腋下淋巴结清扫，进一步减少腋下淋巴结清扫术的并发症和上肢功能的障碍。

（5）单纯乳房切除术：该手术方式适用于乳腺原位癌（包括导管原位癌和小叶原位癌）、原位癌有微小浸润以及Paget病仅限于乳头者；年老体弱、不适合做乳腺癌根治术的患者也可选用单纯乳房切除术加术后辅助治疗；也可作为乳腺癌保留乳房手术后局部复发的补救性术式。单纯乳房切除术时必须将全部乳腺组织，包括腋尾部及胸大肌筋膜一并切除。

3. 乳腺癌手术的并发症 乳腺肿瘤手术治疗属于体表手术，但由于手术范围较广泛、创伤较大，故术后亦可以出现多种并发症。与乳腺肿瘤有关的手术并发症常见的有下述几种。

（1）出血：在行肿块切除或根治性切除术后均有可能出现此种并发症。乳腺癌根治术常见的出血部位为胸肌的胸骨缘处的乳内血管穿支；其次是侧胸壁前锯肌表面的肋间血管穿支。

以下措施有助于预防术后出血：①彻底止血，尤其是胸骨旁的乳内血管穿支应予以结扎；②对肌肉残端及剖面的出血点应予以结扎或电凝；③术毕冲洗创面并仔细检查有无活动性出血；④注意引流管放置的位置，适当加压包扎。此外，术后要注意负压引流管的通畅及引流量、引流液的性质，对有凝血机制不良的患者应针对病因及时对症处理。一旦出现引流管内引流量过多、颜色鲜红或出现凝血块，应立即打开敷料检查伤口。若皮瓣紧贴胸壁，可尝试先局部加压包扎止血，并全身应用止血药物；若皮瓣隆起，患者出现血压下降、出冷汗等休克症状时则提示有活动性出血，应考虑手术止血。

（2）腋下积液及皮下积液：一般在乳腺癌术后有 10% ～ 20% 的患者可出现皮下积液。形成积液的原因可能是由于皮下积血未能彻底引流或由于皮下淋巴管的开放而使淋巴液渗出。此外，皮瓣张力过大与皮下积液也有一定的关系。

术后保持负压引流通畅，适当加压包扎有利于减少皮下积液的发生。如出现积液，若量较少时可以反复用空针抽吸；若量较大或多次抽吸无效时，宜重置负压吸引或皮片引流以及加压包扎。

（3）皮瓣坏死：是乳腺癌术后常见的并发症，由于皮瓣坏死所致的伤口愈合延迟可能影响后续的局部放射治疗。皮瓣缝合时张力过大，术后伤口积液易引起皮瓣的缺血、坏死；皮瓣坏死一般术后 24 小时即见缺血的皮肤变苍白，逐步呈青紫色水肿，表面有小水疱，3 ～ 7 日后坏死区域的界限逐步清楚，皮肤逐渐呈黑色硬痂状。

手术前合理设计切口，避免一侧皮瓣过长；注意皮瓣分离的层面，减少皮瓣张力，必要时予以植皮，避免积液，适当的包扎等措施将有助于减少皮瓣的坏死。一旦发生皮瓣坏死，如为切口边缘性坏死，距离 <2cm，可予以湿敷、换药，常可自行愈合；坏死面积较大者应予以植皮；若坏死面积大而患者又不愿接受植皮时，常使伤口愈合延迟，且以后生长的表皮常呈白色菲薄，摩擦后易破损。

（4）上肢水肿：乳腺癌根治术后，由于上肢的淋巴及血液回流障碍易引起上肢水肿，据报道上肢水肿的发生率为 5% ～40%。近年来，严重上肢水肿的发生率已明显下降，不超过 5%。造成上肢严重回流障碍的原因有：①腋下淋巴结清扫范围不当，破坏了局部的侧支循环；②腋窝有积液或感染，造成局部充血、纤维化、瘢痕形成，妨碍了侧支循环的建立；③术后锁骨上、下区及腋区的放射治疗，引起局部水肿，结缔组织增生，局部纤维化继而引起水肿。

上肢水肿可在术后数日以至数年后出现，肿胀部位往往在上臂，亦可在前臂或手背。术后经常锻炼上肢功能，避免上肢进行过重的体力劳动以及避免上肢的感染，可以减少上肢水肿的发生。一旦上肢出现水肿，仅能应用对症治疗以减轻水肿。

（5）胸膜穿破：在行乳腺癌扩大根治术清扫内乳淋巴结时可能会穿破胸膜，从而造成气胸等并发症。处理方法是用面罩给患者加压呼吸，必要时可将破损口适当地扩大，使胸腔内的气体容易排出，以防发生张力性气胸。破损口不必硬做修补，术后由于创面放置负压吸引，因此可不必放置胸腔引流管。但创面止血必须彻底，切口缝合完善以避免漏气，术后鼓励患者咳嗽，以利肺部膨胀。在拔除引流管前须做肺部 X 线检查。

（6）臂丛神经损伤：手术时如将臂丛神经表面的鞘膜或将神经分支损伤，则术后引起上肢相应部位的麻木或肌肉萎缩。一般较多见于尺神经的损伤，引起上臂尺侧的麻木和小鱼际肌的萎缩。

（三）化学治疗

化学治疗是乳腺癌的重要治疗手段之一，随着对乳腺癌生物学行为的进一步认识，化学治疗在乳腺癌综合治疗中的地位不断提高。根据治疗目的和时间的不同，通常将乳腺癌的化学治疗分为辅助化学治疗、新辅助化学治疗和晚期乳腺癌的化学治疗 3 种方式。

1. 可手术乳腺癌的术后辅助化学治疗　此时化学治疗作为手术治疗的一种辅助措施，旨在消灭亚临床的微小转移灶或推迟它们出现的时间，以延长生存期。辅助化学治疗应在患者从手术中恢复后尽早开始，一般在术后第 7 日至 1 个月内开始。至少 6 个疗程，但超过 12 个疗程似无必要。化学治疗方案多选用多药联合，常用的辅助化学治疗方案有下述几种。

(1) 含蒽环类的方案：主要包括 CEF 方案和 CAF 方案，为目前乳腺癌首选的辅助化学治疗方案。

具体方案如下：多柔比星（ADM）$50mg/m^2$ 或表柔比星（epirubicin）$60 \sim 90mg/m^2$，静脉注射，第 1 日；氟尿嘧啶 $500mg/m^2$，静脉滴注，第 1 日；环磷酰胺 $500mg/m^2$，静脉注射，第 1 日。每 21 日为 1 个疗程，共用 6 个疗程。

(2) CMF 方案：主要适用于有心脏疾患而不适于用含蒽环类化疗方案的患者以及年老体弱的患者。

具体方案如下：环磷酰胺 $100mg/m^2$，口服，第 1～14 日或 $600mg/m^2$ 静脉注射，第 1 日、第 8 日；甲氨蝶呤 $40mg/m^2$，静脉注射，第 1 日、第 8 日；氟尿嘧啶 $600mg/m^2$，静脉滴注，第 1 日、第 8 日。每 28 日为 1 个疗程，共用 6 个疗程。

(3) 探索中的辅助化学治疗方案：对紫杉醇类药物（紫杉醇和多西紫杉醇）与含蒽环类药物联合的化学治疗方案（同时或序贯应用）的评价不一，但在部分病例中显示有更好的临床疗效。目前这类方案正在进行大规模的临床研究。

2. 乳腺癌的新辅助化学治疗　新辅助化学治疗又称术前化学治疗或诱导化学治疗，其机制是术前就给予全身性的治疗，以杀灭全身微小转移灶，并抑制肿瘤在手术切除后的快速增殖期。同时，术前化学治疗也可作为体内测定肿瘤对化学治疗敏感性的方法。新辅助化学治疗可使原发病灶缩小，达到降期和提高手术切除率的目的，所以，新辅助化学治疗主要适用于局部晚期乳腺癌患者。而对可手术乳腺癌，新辅助化学治疗与术后辅助化学治疗相比是否能够提高生存率目前还有待于进一步的临床研究证实，不过在术前化学治疗达到病理完全缓解的患者中已经发现了生存率的优势，因此未来新辅助化学治疗的发展趋势是找寻更有效的联合化学治疗方案和预测疗效的病理学指标，以期获得更高的病理完全缓解率。新辅助化学治疗一般应用 2 ~ 4 个疗程后再手术，常用的方案为含蒽环类的联合化学治疗方案，包括 CEF 方案和 CAF 方案。另外，还可选用以下两种方案。

（1）TE 方案：多西紫杉醇 $80mg/m^2$，静脉滴注，1 ~ 1.5 小时滴注完毕，第 1 日；表柔比星 $60mg/m^2$，静脉注射，第 1 日。每 21 日为 1 个疗程。

（2）NE 方案：长春瑞滨 $30mg/m^2$，静脉注射，第 1 日、第 8 日；表柔比星 $60mg/m^2$，静脉注射，第 1 日。每 21 日为 1 个疗程。

3. 晚期乳腺癌的化学治疗 主要适用于绝经前，病情发展较快，肺、肝等内脏部位转移以及雌激素受体阴性的晚期患者。

（1）一线化学治疗方案：目前推崇紫杉醇类联合蒽环类的化学治疗方案。对于既往未用过蒽环类或仅用过少量蒽环类药物作为辅助治疗的患者也可首选含蒽环类的化学治疗方案，但应用时必须注意蒽环类药物的累积剂量，以防心脏毒性的发生。晚期乳腺癌一线化学治疗有效后一般巩固 3 ~ 4 个疗程，若治疗失败则应换用二线化学治疗方案。

（2）二、三线化学治疗方案：采用含蒽环类药物化学治疗失败后，应首选紫杉醇类药物单药或联合化学治疗；而对于紫杉醇类和蒽环类药物化学治疗均失败的患者可选用的化学治疗方案有①长春瑞滨（诺维本）＋氟尿嘧啶或顺铂；②氟嘧啶氨甲酸酯（即希罗达）；③吉西他滨＋顺铂等。

（四）内分泌治疗

乳腺癌是一种激素依赖性的肿瘤，内分泌治疗通过改变乳腺癌生长所依赖的内分泌环境，使肿瘤生长受到抑制，从而达到临床缓解，因此是一种重要的全身治疗手段。内分泌治疗的作用机制与化学治疗不同，因而具有不同的特点：①毒性和不良反应较小；②起效慢，但疗效维持时间长；

③适用于肿瘤的 ER 或者 PR 阳性的患者。

1. 内分泌治疗分类 目前临床上常用的内分泌治疗方法主要有以下 3 种：①卵巢去势，包括手术切除卵巢、用放射线照射卵巢、药物（戈舍瑞林）抑制卵巢功能，主要适用于绝经前和围绝经期乳腺癌患者。由于药物抑制卵巢功能在停药后大部分患者的卵巢功能可得到恢复，由此近年来已为越来越多的患者所接受。②抗雌激素类，包括他莫昔芬、托瑞米芬、Fasoladex 等，适用于各年龄层患者。他莫昔芬是目前应用最多、疗效肯定的抗雌激素药物。尽管他莫昔芬存在一定的不良反应，如面部潮红、阴道分泌物增多、月经失调、脂肪肝等，极少数患者还会继发子宫内膜癌，但其临床治疗乳腺癌的作用远远超过不良反应，因此，该药目前仍是早期乳腺癌患者首选的辅助内分泌治疗药物。③芳香化酶抑制药，包括瑞宁得、依西美坦、来曲唑等。它们均为第三代芳香化酶抑制药，高效、低毒、高选择性，主要适用于绝经后的患者和绝经前双侧卵巢去势的患者。目前第三代芳香化酶抑制药已取代他莫昔芬作为绝经后复发和转移性乳腺癌一线内分泌治疗药物。

2. 内分泌治疗的指征

（1）可手术乳腺癌的辅助内分泌治疗：对手术后的乳腺癌患者，肿瘤组织免疫组织化学检测发现 ER 和（或）PR 阳性，应服用他莫昔芬（每日 20mg），治疗时间为 5 年。对于部分绝经前、高危复发的乳腺癌患者还可考虑卵巢去势。

（2）复发和转移性乳腺癌的内分泌治疗：原发肿瘤组织免疫组织化学检测 ER 和（或）PR 阳性，如果是绝经前的患者，可选择卵巢去势加他莫昔芬。如果是绝经后的患者，应首选芳香化酶抑制药。

（五）放射治疗

乳腺癌的放射治疗亦属于一种局部治疗措施，随着保留乳房手术的兴起，放射治疗在乳腺癌综合治疗中的地位被提高，并在加强局部控制、减少局部复发中发挥着不可替代的作用。

1. 保乳术后的放射治疗 保乳手术后加用全乳房放射治疗可以显著降低局部复发率，但是否对生存率有影响目前还有不同意见。目前，尚无法从保乳手术病例中筛选出低危复发而无须放射治疗的患者。因此，放射治疗是保乳治疗中不可缺少的部分。

2. 乳腺切除术后的放射治疗 乳腺癌行乳腺切除术后是否需要放射治疗是乳腺癌治疗中有争议的问题。目前的意见已趋向一致，即对于高危复发的病例，放射治疗可减少局部复发，提高无瘤生存率。

乳腺癌行乳腺切除术后放射治疗的指征为：①单纯乳房切除后应做全胸壁及淋巴引流区照射。②根治术后病理检查腋下淋巴结转移超过 1/3 以上或有 4 个以上的淋巴结转移，或腋中、上群淋巴结有转移者主张锁骨上区及内乳区照射。③乳腺癌扩大根治术或内乳淋巴结探查后病理证实内乳淋巴结有转移者应行锁骨上淋巴结和（或）内乳淋巴结区照射。④术前病灶位于中央或内侧者经根治术后，尤其腋下淋巴结有转移的病例可考虑补充锁骨上淋巴结及内乳淋巴结区照射。

3. 术前放射治疗 对于局部晚期或炎性乳腺癌，过去曾采用术前放射治疗以缩小病灶来提高手术切除率，但目前多已被术前化学治疗所取代。但部分病例可先采用新辅助化学治疗后，再应用术前放射治疗使病灶进一步缓解，之后再根据病情考虑是否需做局部姑息性手术切除。

4. 晚期乳腺癌的姑息性放射治疗 对晚期或复发病例应用放射治疗仅能减轻症状。放射治疗配合化学治疗及内分泌治疗可以使部分病灶得到缓解，延长患者的生存期。放射治疗常应用于下列病例：①骨转移，放射治疗可以起止痛的作用；②局部复发病例，局部胸壁复发结节可采用全胸壁放射治疗结合热疗来控制局部病灶；③脑转移，如脑部单发或多发病灶有颅内压增高时可应用全脑放射治疗配合降低颅内压的药物治疗，从而缓解症状。

（六）生物治疗

生物治疗是在手术、放射治疗、化学治疗和内分泌治疗之后的第 5 种乳腺癌治疗手段，它将治疗直接指向肿瘤的某些相关基因，利用生物免疫反应等原理，来阻断癌细胞赖以生长的生物机制。目前乳腺癌的生物治疗最成功的例子就是曲妥珠单抗（herceptin）。它是一类被称作 Her-2/Neu 的人类表皮生长因子受体的单克隆抗体，研究显示，其可显著抑制有这种蛋白高度表达的人类乳腺癌细胞的生长。目前，大量临床研究已证实曲妥珠单抗具有良好的安全性，当它与化学治疗联合应用治疗转移性乳腺癌时可以明显延长患者的生存时间，因而具有良好的应用前景。

（七）乳腺癌的预后及疗效预测指标

乳腺癌的预后及疗效预测指标包括目前已确立的指标、一般公认的指标以及研究中的具有预后及预测价值的因子。

1. 已确立的预后指标 肿瘤的大小及其组织病理学性质（类型和分级）、淋巴结转移情况迄今为止仍是乳腺癌的 3 个最重要的预后指标。肿瘤体积较大、淋巴结转移数目多、非特殊类型乳腺癌和炎性乳腺癌，以及组织学分级高者预后较差。另外，已经确立的提示预后的生物学指标还包括 DNA 倍体和细胞增殖分数，异倍体比例和增殖分数高者提示预后不良。

2. 已确立的疗效预测指标 激素受体水平是目前为止预测乳腺癌患者对内分泌治疗反应性的唯一指标，因此应列入常规的检测项目之中。

3. 一般公认的预后及预测指标 一般公认的预后及预测

指标包括年龄和表皮生长因子受体状况。一般认为年轻患者的预后较年老患者差，而年龄＜35岁的患者保留乳房手术后的复发率较高。表皮生长因子受体家族是近年来受到普遍关注的分子生物学指标，其中Her-2蛋白的高表达不仅提示预后不良，同时也提示对蒽环类药物敏感，而对CMF方案和他莫昔芬耐药。此外，ER和PR阴性也被认为是预后不良的指标之一，但其提示预后的价值不及其对内分泌治疗的预测价值。

4. 研究中的预后及预测因子　肿瘤的脉管浸润、淋巴结外浸润、淋巴结和骨髓微转移、组织蛋白酶D、p53、血管生成因子、微管相关蛋白等均是目前正在研究中的预后及疗效预测因子，其临床应用价值有待进一步确定。

第二节　宫　颈　癌

宫颈癌（cervical cancer）是最常见的妇科恶性肿瘤。患者年龄分布呈双峰状，35～39岁和60～64岁，平均年龄为52岁。宫颈癌的发病率在世界各地差异很大，我国是宫颈癌的高发地区，1985年杨大望报道为138.74/10万，且存在着农村高于城市、山区高于平原的特点。

【诊断】

（一）临床表现

1. 病史　宫颈癌的发病年龄相差较大，20～80岁均有发病，高峰年龄在50岁左右。患者可有慢性宫颈炎、早婚早育、多产密产、性生活紊乱、丈夫为高危男子等病史，家族中可有相同疾病史。

2. 症状　宫颈癌前病变（CIN）一般无明显症状，部分患者可有白带增多、白带带血、接触性出血等临床表现。有的患者癌灶位于宫颈管内，宫颈阴道部外观正常，易被忽略而漏诊和误诊。随着病情的发展症状逐渐明显，主要为不规则阴道流血、阴道分泌物增多和疼痛。

(1) 阴道流血：不规则阴道流血是宫颈癌患者的主要症状。年轻患者常表现为接触性出血，发生在性生活后或妇科检查后出血。阴道流血量可多可少，根据病灶大小、侵及间质内血管的情况而定，早期出血量少，晚期病灶较大，表现为多量流血，一旦肿瘤侵及较大血管可能引起致命的大出血。年轻患者也可表现为经期延长、周期缩短、经量增多；老年患者常主诉绝经后不规则阴道流血。一般外生型癌出血较早，血量也多；内生型癌则出血较晚。

(2) 阴道分泌物增多：此亦是宫颈癌的主要症状，多发生在阴道出血之前。患者常诉阴道排液增多，白色或血性，稀薄如水样或米泔水状。早期阴道分泌物可没有任何气味，随着癌瘤的生长，癌组织继发感染、坏死，可有腥臭。肿瘤向上蔓延累及子宫内膜时，分泌物被颈管癌瘤阻塞，不能排出，可形成宫腔积液或积脓，患者出现下腹不适、小腹疼痛、腰酸、腰痛及发热等症状。

(3) 疼痛：这是晚期宫颈癌的症状。癌瘤沿宫旁组织延伸，侵犯骨盆壁，压迫周围神经，临床表现为坐骨神经痛或一侧骶髂部的持续性痛。

(4) 其他症状：肿瘤向前扩散可以侵犯到膀胱，患者出现尿频、尿急、尿痛和血尿，常被误诊为泌尿系统感染而延误诊断，严重的形成膀胱阴道瘘。肿瘤压迫输尿管，可引起输尿管阻塞，导致肾盂积水，引起腰痛。癌瘤向后蔓延可侵犯直肠，而有里急后重感、排便困难、便血等症状，进一步发展可形成直肠阴道瘘。患者长期消耗可伴有恶病质，患者明显消瘦。如发生远处转移，根据转移的部位不同可有不同的临床表现。

3. 体格检查

(1) 全身检查：晚期患者可有消瘦、贫血甚至恶病质，腹股沟淋巴结和锁骨上淋巴结可有肿大，如腹腔内转移可触及腹部包块，腹水征可阳性。

（2）盆腔检查：CIN、镜下早期浸润癌与极早期浸润癌，局部无明显病灶，可仅有宫颈肥大、充血、糜烂、息肉等慢性宫颈炎的表现。随着宫颈浸润癌的生长发展，根据不同的类型，局部体征也不同。外生型宫颈癌见宫颈赘生物向外生长，呈息肉状或乳头状突起，继而向阴道内突起形成菜花样赘生物，表面不规则，合并感染时表面覆有灰白色渗出物，触之易出血。内生型则见宫颈肥大、质硬，宫颈管膨大如桶状，宫颈表面光滑或有浅表溃疡。晚期由于癌组织坏死脱落，形成凹陷性溃疡，整个宫颈有时被空洞替代，并覆有灰褐色坏死组织。癌灶浸润阴道壁时可见阴道壁有赘生物，向两侧宫旁组织浸润时，妇科检查扪及两侧增厚，结节状，质地与癌组织相似，有时浸润达盆壁，形成冰冻骨盆。

（二）辅助检查

由于 CIN 常缺乏典型的临床表现，根据临床检查难以诊断 CIN，目前趋于借助多种辅助诊断方法的联合使用，但最后确诊须靠病理检查。

1. 细胞学检查　宫颈刮片细胞学检查普遍用于宫颈癌的筛查。常规在宫颈外口的鳞、柱状上皮交界处交界处取材，但因有一定比例的宫颈癌起源于宫颈管，特别是腺癌及绝经前、后妇女或宫颈局部治疗后鳞、柱状上皮交界上移，故应重视宫颈管部位的取材。光镜下读片需认真仔细，以免漏诊及误诊。涂片用巴氏染色，结果分 5 级：Ⅰ级正常，Ⅱ级炎症引起，Ⅲ级可疑，Ⅳ级可疑阳性，Ⅴ级阳性。Ⅲ、Ⅳ、Ⅴ级涂片者应重复刮片检查并行宫颈活检。现多将Ⅱ级再分为Ⅱa级和Ⅱb级，Ⅱa级细胞为炎性变化，Ⅱb级细胞有核异质的不典型改变。对Ⅱ级特别是Ⅱb级应先给予抗感染治疗 4~6 周后行涂片检查追访。

2. 电脑细胞扫描检查（CCT） 电脑细胞扫描仪是利用先进的人脑神经网络系统与计算机技术相结合模拟出的早期发现宫颈细胞改变及微生物感染的诊断仪器，也称 PEPNET 装置。标本的取材与宫颈刮片巴氏细胞染色检查方法相同，但其他可评价标本取材的质量。该方法可达 97% 的敏感性及 96% 的阳性预测值，较一般细胞涂片、巴氏染色的漏诊率低且能进行微生物学方面的诊断。

3. 碘试验 碘试验是将碘溶液涂在宫颈和阴道壁上，观察其着色情况。正常宫颈阴道部和阴道鳞状上皮含丰富的糖原，被碘溶液染为棕色或赤褐色。若不染色，为阳性，说明鳞状上皮不含糖原。瘢痕、囊肿、宫颈炎或宫颈癌等鳞状上皮不含糖原，均不染色，故本试验无特异性。然而，碘试验用于检测 CIN 主要是识别宫颈病变的危险区，以便确定活检取材部位，提高诊断率。

4. 氮激光肿瘤固有荧光诊断法 根据荧光素与肿瘤的亲和作用，利用人体内原有荧光（即固有荧光），通过光导纤维传送激光（常用氮激光）激发病变部位，目测病灶组织与正常组织发出的不同颜色加以诊断：见宫颈表面呈紫色或紫红色为阳性，提示有恶性病变；出现蓝白色为阴性，提示无恶性病变。

5. 阴道镜检查 这是 CIN 和早期宫颈癌重要的辅助诊断方法之一，如果宫颈刮片细胞学检查巴氏Ⅲ级或Ⅲ级以上，或肿瘤固有荧光检测阳性患者，应在阴道镜检查下，观察宫颈表面有无异型上皮或早期癌变，并选择病变部位进行活组织检查，以提高诊断正确率，但阴道镜检难以鉴别宫颈间质有无浸润。CIN 的阴道镜表现随其级别增高其图像复杂而多样化。CINⅠ级的异常阴道镜图像中，以薄的、扁平的醋白上皮居多，边界不清楚，伴有或无细小而规则的血管，毛细血管间距小，细小的点状血管或镶嵌极少见，无异型血管。阴道镜下与正常化生及亚临床湿疣较难鉴别。CIN Ⅱ级的图像中扁平醋白上皮常见，边界清楚，点状血管或镶嵌的比例增多，血管形态仍较规则，血管间距增加，无异型血管。CIN Ⅲ级图像中的醋白上皮较厚，边界清楚，较粗大的点状血管和（或）镶嵌多见，血管形态不规则，间距增加不等，可见螺旋状或逗点状等异型血管。宫颈早期浸润癌的阴道镜图与 CIN Ⅲ级相似，且更显异常，醋白上皮较厚，边界清晰，表面稍隆起或不规则，点状血管和（或）镶嵌粗大而不规则，血管扩张、间距增加，可见异型血管如螺旋状、发夹状或逗点状等。

6. 宫颈和宫颈管活组织检查 这是确诊宫颈癌及其癌前病变最可靠和不可缺少的方法。宫颈活检时需注意以下几点：①宜在碘染或阴道镜下进行多处活检；②取材包括病灶及周围组织，既要有上皮组织又要有间质组织；③临床或细胞学可疑时应重复取活检或切取活检。

7. 颈管刮术 刮取颈管内膜组织送病理检查，有助于明确颈管内有无病变和 CIN 或癌是否累及颈管，但就是否作为常规检查目前尚无一致意见。颈管刮术的指征为：①细胞学异常或临床可疑的绝经前后妇女，特别是怀疑腺癌者；②阴道镜检查见病变累及颈管；③细胞学检查结果多次阳性或可疑，阴道镜检查结果呈阴性或不满意或阴道镜下活检阴性者。

8. 宫颈锥形切除 这是宫颈癌传统、可靠的诊断方法。当宫颈刮片多次阳性，而宫颈活检为阴性；或活检为原位癌，但不能排除浸润癌时，应做宫颈锥切术。由于阴道镜的广泛开展，诊断性锥切术明显下降。近年来，国外有几组报道认为阴道镜下活检和宫颈锥切术在诊断 CIN 和宫颈浸润癌时的作用相当。

9. 宫颈环状电挖术及转化区大的环形切除术 这是一种新的 CIN 和早期浸润癌的诊断和治疗方法。其指征为：①不满意阴道检查；②颈管刮术阳性；③细胞学和宫颈活检结果不一致；④病变严重如重度不典型增生或细胞学提示浸润性变化。但该诊断方法具有明显热损伤效应，是否适用于宫颈癌的早期诊断尚需进一步研究。

10. 病理检查

（1）宫颈上皮内瘤变（CIN）：这是一组与宫颈浸润癌密切相关的癌前期病变的统称，它包括宫颈不典型增生和宫颈原位癌。

①宫颈不典型增生：镜下特点为细胞核增大，深染，大小形态不一；染色质增多，粗大；细胞核分裂增多，细胞极性紊乱甚至消失。根据细胞异型程度及上皮累及范围，宫颈不典型增生又分轻、中、重三度。轻度不典型增生指细胞异型性轻，异常增生的细胞仅限于上皮层的下1/3，细胞排列稍微紊乱，中、表层细胞正常。中度不典型增生指细胞异型性明显，异常增生的细胞限于上皮层的下2/3，细胞排列紊乱，未累及表层细胞。重度不典型增生指细胞异型性显著，异常增生的细胞占据上皮层的2/3以上或达全层，细胞极性几乎消失。

②宫颈原位癌：又称上皮内癌，上皮全层极性消失，细胞显著异型，核大、深染、染色质分布不均，有核分裂象。但病变仅限于上皮层内，基底膜未穿破，间质无浸润。异型细胞可沿腺腔开口进入移行带区的宫颈腺体，致使腺体原有的柱状细胞为多层异型鳞状细胞替代，但腺体基底膜保持完整，称宫颈原位癌累及腺体。

③CIN分级：CIN根据细胞异型程度分为3个级别。CINⅠ级，相当于极轻度和轻度不典型增生；CINⅡ级，相当于中度不典型增生；CINⅢ级，相当于重度不典型增生和原位癌。

（2）宫颈浸润癌

①鳞状细胞癌：占90%～95%。

巨检：宫颈上皮内瘤变、镜下早期浸润癌及极早期浸润癌，肉眼观察无明显异常或类似宫颈糜烂，随病变发展可出现外生型、内生型、溃疡型及颈管型4型。

镜检：镜下早期浸润癌是指在原位癌的基础上，在镜下发现癌细胞小团，似泪滴状、锯齿状穿破基底膜，或进而出现膨胀性间质（镜下早期浸润癌的诊断标准参见临床分期）。宫颈浸润癌是指癌灶浸润间质的范围已超出镜下早期浸润癌，呈网状或团块状融合浸润间质。

根据细胞分化的程度分为3级：Ⅰ级，角化性大细胞型。分化较好，癌巢中有多数角化现象，可见癌珠，核分裂象<2个/高倍视野。Ⅱ级，非角化性大细胞型。中度分化，达宫颈上皮中层细胞的分化程度，细胞大小不一，癌巢中无明显角化现象，核分裂象2~4个/高倍视野。Ⅲ级，小细胞型，多为未分化的小细胞（相当于宫颈上皮底层的未分化细胞），核分裂象>4个/高倍视野。

②腺癌：占5%~10%。

巨检：来自宫颈管，并浸润宫颈管壁，当癌灶长到一定程度即突向宫颈外口，常侵犯宫旁组织。癌灶呈乳头状、牙齿状、溃疡或浸润型。病灶向宫颈管内生长可使颈管膨大如桶状，而宫颈外观可完全正常。

镜检：组织学上可分为以下3型，即Ⅰ型为黏液腺癌，最常见，来源于宫颈黏膜柱状黏液细胞，可见腺体结构，腺腔内有乳头状突起，腺上皮增生为多层，细胞低矮，异型性明显，见核分裂象，细胞内含黏液；Ⅱ型为宫颈恶性腺瘤，又称偏差极小的腺癌，肿瘤细胞貌似良性，腺体由柱状上皮覆盖，细胞无异型性，表皮为正常宫颈管黏膜腺体，腺体多，大小不一，形态多变，常含点状突起，浸润宫颈深层，并有间质反应包绕；Ⅲ型为鳞腺癌，来源于宫颈黏膜柱状细胞，较少见，癌细胞幼稚，同时向腺癌和鳞癌方向发展，故名。

该类型癌是储备细胞同时向腺癌和不典型鳞状上皮化生

发展而成，两种上皮性癌在同一部位紧密结合，有时可见从一种上皮癌过渡到另一种癌。

(三) 诊断要点及分期

1. 诊断要点 由于特殊的解剖部位和易于暴露的特点，晚期宫颈浸润癌的诊断并不困难，但早期宫颈癌（包括宫颈原位癌、镜下早期浸润癌和极早期浸润癌）常无症状，也无明显体征，诊断较为困难，需仔细询问病史、详细体格检查及必要的辅助检查才能明确诊断。

（1）详细询问患者的现病史、既往史、月经史、婚产史及个人家族史：如患者存在患宫颈癌的高危因素，则应做重点检查，并随访。年轻患者有接触性出血或老年患者有绝经后阴道不规则出血是宫颈癌最重要的早期症状，应引起高度警惕。

（2）做好防癌普查工作：凡已婚妇女妇科检查时都常规进行阴道脱落细胞检查，如细胞学在巴氏Ⅱ级以上或临床检查可疑者应重复涂片或阴道镜检查。如涂片发现癌细胞，均应在阴道镜下行多点活检，送病理检查。

2. 分期 采用国际妇产科联盟（FICO，1985 年）修订的临床分期（表 8-3）。

表 8-3 宫颈癌临床分期（FICO，1995）

期别	肿瘤范围
Ⅰ期	癌灶局限在宫颈
Ⅰa	肉眼未见癌灶，仅在显微镜下可见浸润癌。间质浸润深度最深为 5mm，宽度 <7mm
Ⅰa1	间质浸润深度 <3mm，宽度 <7mm
Ⅰa2	间质浸润深度 3~5mm，宽度 <7mm
Ⅰb	临床可见癌灶局限于宫颈，肉眼可见浅表的浸润癌，临床前病灶范围超过Ⅰa 期
Ⅰb1	临床灶体积 <4cm³
Ⅰb2	临床灶体积 >4cm³
Ⅱ期	癌灶已超出宫颈，但未达盆壁。癌累及阴道，但未达阴道下1/3

期别	肿瘤范围
Ⅱa	癌累及阴道为主，无明显宫旁浸润
Ⅱb	癌累及宫旁为主，无明显阴道浸润
Ⅲ期	癌超越宫颈，阴道浸润已达下 1/3，宫旁浸润已达盆壁，有肾盂积水或肾无功能者（非癌所致的肾盂积水或肾无功能者除外）
Ⅲa	癌累及阴道为主，已达阴道下 1/3
Ⅲb	癌浸润宫旁为主，已达盆壁，或有肾盂积水或肾无功能者
Ⅳ期	癌播散超出真骨盆或癌浸润膀胱黏膜及直肠黏膜
Ⅳa	癌浸润膀胱黏膜及直肠黏膜
Ⅳb	癌浸润超出真骨盆，有远处转移

（四）鉴别诊断

1. 尖锐湿疣　尖锐湿疣是由病毒引起，常为多发，并累及阴道和外阴，基底较宽，表面呈疣状。显微镜下可见细胞呈空泡，有时见凹空细胞。电镜检查可找到病毒颗粒。

2. 宫颈息肉　宫颈息肉是最常见的子宫颈良性病变，是小的宫颈赘生物，有蒂或无蒂，常见于育龄妇女。绝大多数息肉来源于子宫颈管，来源于宫颈阴道部的为少数。病理检查可见息肉间质由结缔组织组成，其中心有丰富的小血管，息肉的上皮为柱状上皮及复层鳞状上皮。

3. 宫颈糜烂　可出现接触性出血和白带增多，外观有时与子宫颈癌难以鉴别。应做宫颈涂片或取活体组织进行病理检查。

4. 子宫黏膜下肌瘤　子宫黏膜下肌瘤常突出宫颈外口，可有接触性出血，表面如有感染、坏死则白带增多，伴有臭味，易误诊为宫颈癌。但肌瘤多为球形，来自宫腔或颈管，常有蒂，质硬，且可见正常的宫颈包绕肌瘤或肌瘤的蒂部。

5. 其他宫颈的一些少见病变　如宫颈结核、宫颈乳头状瘤等也易误诊为宫颈癌，需宫颈活检病理检查进行鉴别。

【治疗】

(一) 治疗原则

根据临床分期、患者年龄、全身情况、设备条件和医疗技术水平决定治疗措施。主要方法有手术、放射治疗及化学治疗。

1. 根据临床分期决定治疗方案

(1) Ⅰ期：病灶局限于宫颈。

(2) Ⅱa期：病灶超出宫颈，累及阴道，但未达阴道下1/3，无明显宫旁浸润。

(3) Ⅱb期：病灶超出宫颈，累及宫旁，但未达盆壁，无明显阴道浸润。

(4) Ⅲa期：病灶累及阴道达下1/3。

(5) Ⅲb期：病灶浸润宫旁达盆壁，或有肾盂积水或肾无功能。

(6) Ⅳ期：病灶播散超出真骨盆或浸润膀胱黏膜及直肠黏膜。

2. 宫颈上皮内瘤样病变

(1) CIN Ⅰ级：按炎症处理，3~6个后月随访刮片及活检。

(2) CIN Ⅱ级：电熨、冷冻、激光或宫颈锥切，术后3~6个月随访一次。

(3) CIN Ⅲ级：全子宫切除术，要求生育者，可行宫颈锥切术，术后定期随访。

3. 宫颈浸润癌

(1) 手术治疗（Ⅰa~Ⅱa期患者）：①Ⅰa1期，经腹全子宫切除术，可保留卵巢；②Ⅰa2期，子宫根治术，可保留卵巢；③Ⅰb~Ⅱa期，子宫根治术及盆腔淋巴结清扫术，可保留卵巢。

(2) 放射治疗：对各期浸润癌均有效，早期病例以腔内放射治疗为主，体外照射为辅。晚期则以体外照射为主，腔内放射治疗为辅。腔内放射治疗用于控制局部病灶，体外照射用以治疗盆腔淋巴结及宫旁组织的病灶。

（3）手术及放射综合治疗。

（4）化学治疗：主要用于晚期或复发转移的患者。

（二）手术治疗

手术治疗是早期子宫颈癌的主要治疗方法之一，尤其对无放射治疗条件者更为适用，疗效较好。大多数学者认为，应根据病变的程度、范围和临床期别以及患者的全身状况，选择适当的术式，在力求较理想疗效的同时，尽量减少手术创伤及术时、术后并发症，做到既不盲目扩大也不无原则地缩小手术范围。手术的适应证原则上限于 0 ~ Ⅱa 期，对宫颈旁有明显癌瘤侵蚀者以放射治疗为宜。年轻患者可考虑保留卵巢，65 岁以上的老年患者，体质衰弱或伴有心、肝、肾等脏器疾病者不宜施行手术治疗。

1. 手术适应证

（1）已有病理学检查确诊为宫颈癌、限于 0 ~ Ⅱa 期的患者。

（2）患者全身情况能够耐受手术。

（3）患者年龄超过 70 岁者，不是手术禁忌证，但需根据患者全身具体情况是否能耐受手术而决定。

（4）手术也适用于合并妊娠的患者。以往曾认为妊娠者不宜做子宫广泛切除术，但通过实践，国内外学者都认为妊娠不是禁忌证，在妊娠早、中期的患者，行子宫广泛切除术并不会增加手术并发症。

（5）宫颈残端癌、阴道狭窄的宫颈癌患者及不宜放射治疗的宫颈癌患者。

2. 手术禁忌证

（1）Ⅲ ~ Ⅳ期患者，有邻近或远处器官转移者。

（2）体弱或伴有较严重的心、肝、肾等器官疾病者。

3. 手术类型 根据国内外文献报道，宫颈癌手术类型大约可分为3大类，实际上其主要的区别在于子宫主韧带、子宫骶韧带及阴道上段切除的范围。另外，这些手术可经腹或经阴道进行。手术类型如下。

（1）扩大的筋膜外全子宫切除术：是指接近宫颈分离侧平面但不包括宫颈间质，在宫颈附着处切断子宫骶韧带，切除的阴道壁为1cm左右。一般良性妇科病所行的全子宫切除术，是在外侧平面分离，进入宫颈间质恰好在主韧带附着的内侧切断，一些表面的宫颈间质并未切除；而扩大的筋膜外全子宫切除术时，是在靠近宫颈处切断宫颈骶韧带，在宫颈附着处切断阴道壁。筋膜外全子宫切除术适用于子宫颈原位癌或 I a1 期癌。

（2）改良的子宫广泛切除术或子宫次广泛切除术：本手术是在子宫颈及盆壁之间靠近子宫颈外侧1/3 ~ 1/2（2 ~3cm）的距离处分离及切除子宫主韧带。在输尿管的内侧及在附着处的前方游离输尿管，但外侧仍附着于主韧带，这样保存了输尿管的血供，大大减少了术后输尿管瘘的可能性。子宫骶韧带在其中部分离，保存了膀胱的神经支配，手术后不需要长期留置尿管。本手术适用于宫颈癌 I a 2 期肉眼未见明显病灶或病灶极小的浸润癌。

（3）子宫广泛切除术：是指全子宫切除，将子宫主韧带在盆壁及肛提处切除，子宫骶韧带在靠近骶骨处切除，也有专家提出保留1cm的主韧带及骶韧带以利排尿功能的迅速恢复。阴道必须切除上段的1/3 ~ 1/2。宫旁组织应根据病灶范围切除4cm以上，必要时可达盆壁。并且需同时做盆腔淋巴结清扫术。本手术适用于 I b ~ II a 期宫颈癌的患者。

4. 不同分期子宫颈癌的手术治疗

（1）原位癌的手术治疗：手术方式有锥切和全子宫切除

术。虽然，少数宫颈原位癌可以局限于宫颈，锥切复发率高，全子宫切除虽也有复发，但远较锥切为好，尤其有其他指征需切除子宫者。宫颈原位癌有些系多处生长，即便实行扩大全子宫切除手术，也不能完全切除这些病灶，所以没有必要实行。假若术前发现病灶生长在阴道内范围较广泛，可考虑手术加放射治疗。比较适宜的治疗仍为全子宫切除术，锥切只能用于个别病例需要保留生育能力者。不论哪种治疗，患者都应做长期随访。除手术切除外，尚可实行电烙、冷冻和激光疗法。

（2）早期浸润癌手术：手术范围意见尚不一致。过去不少学者倾向于做广泛子宫切除和盆腔淋巴结清扫，使并发症及手术死亡率增高，经过长期临床实践，发现盆腔淋巴结很少转移。根据国内外 118 例 Ia 期宫颈癌的资料统计，淋巴结转移率为 0.8%，因此主张适当缩小手术范围。应按其浸润的深度、病变的范围、血管间隙和淋巴浸润、细胞分化程度以及患者具体情况，采取适当的术式。Creasman 等主张间质浸润 3mm 以下行单纯全子宫切除术；浸润 3～5mm、癌灶融合者，行子宫根治术和盆腔淋巴结切除术；当出现脉管浸润时，则不论浸润深浅，均行根治术。

北京协和医院对早期浸润癌的处理：①可疑浸润，开始浸润和浸润 <1mm 者，行单纯全子宫切除，并切除阴道壁 0.5～1cm；②浸润深度 1.1～3mm 者行次广泛全子宫切除（游离输尿管，宫旁切除 2～3cm，阴道壁切除 2cm），不做淋巴结切除；③浸润深度 3.1～5mm 者，如病灶散在，无脉管浸润，亦行次广泛子宫切除术，如癌灶融合，脉管有瘤栓，细胞分化不良，则行子宫根治术和盆腔淋巴结切除或放射治疗。

国内外文献报道，手术治疗早期浸润癌 5 年生存率为 95%～100%。说明只要能够及时做出诊断，采取适当的手术方式，可取得满意的效果。

（3）浸润癌手术：对Ⅰb、Ⅱa期宫颈癌，国内外都主张行广泛性子宫切除和盆腔淋巴结清扫术。其具体范围包括①髂总下部、髂内外、闭孔及腹股沟深部淋巴组织。②全子宫及宫旁组织、子宫骶骨韧带、主韧带、膀胱宫颈韧带及阴道旁组织至少切除3cm。③部分阴道壁，长达穹窿下或距离癌瘤下3cm。④双侧附件。40岁以下的较早期宫颈癌患者，可保留一侧卵巢。

山东医科大学附属医院自1963年以来，对Ⅰb、Ⅱa期及一部分Ⅱb期宫颈癌患者，常规行腹膜外盆腔淋巴结清扫术及腹膜内广泛子宫切除术，暴露手术野良好，操作较方便、彻底，减少了术后并发症的发生。

上海各医院通过分析1417例经手术治疗的颈浸润癌的临床资料后认为，手术范围应根据病灶大小、病情早晚和患者具体情况来决定，并将手术切除范围大致分成以下四类：①一类手术指一般腹部全子宫切除术，包括切除阴道穹窿1～2cm.适用于原位癌及微灶型早浸者。②二类手术指一般经腹全子宫切除术，包括切除宫颈旁组织2cm，不做盆腔淋巴结清扫术。适用于肉眼看不见的癌灶，但活检证实为早期浸润癌者。③三类手术指一般经腹全子宫切除术，包括切除宫颈旁组织2cm以上及阴道穹窿2～3cm，同时做盆腔淋巴结清扫术，适用于Ⅰ2期及Ⅰ3期（国际分期均为Ⅰb期）。④四类手术指一般腹部全子宫切除，包括沿骨盆侧壁切除宫颈旁组织及阴道穹窿3cm以上，必须同时做淋巴结清扫术。适用于Ⅰ4期及Ⅱ早期，即国际分期的Ⅰb期和Ⅱa期。

（三）放射治疗

子宫颈癌对放射治疗属中度敏感，放射治疗适用于各期患者，更是晚期患者的主要治疗手段。随着放射技术不断改进和治疗经验的积累，治愈率逐渐提高。

放射治疗的原则是应用适当的放射剂量，通过合理的布局，以达到最大限度地消灭肿瘤，尽可能地保护正常组织和器官。具体的治疗方案应根据患者体质、临床期别、局部病变大小和有无阴道狭窄等精心设计。一般来说，早期病例以腔内镭疗为主，晚期患者重点放在体外照射。

子宫颈癌的放射治疗主要包括腔内放射治疗（^{60}Co 或 ^{137}Cs）和体外照射两个部分。前者照射的有效范围包括宫颈、宫体、阴道及宫旁组织（"A"点）。后者主要是针对宫旁、盆壁组织及盆腔淋巴区域（"B"点）。两者互相配合可以达到根治癌瘤的目的。近年来，国外应用后装放射源腔内放射治疗技术，国内少数医院亦已开始试用，但对治疗效果及放射并发症等问题有待不断总结。目前体外照射多以高能射线取代X线治疗，除远距离γ射线治疗机（^{60}Co 治疗机）已普遍应用于临床外，还有电子感应加速器、直线加速器亦开始应用。中子束及其他高直线能量传递射线（质子等），正在研究试用之中。

放射的敏感性与宫颈癌组织病理类型有一定关系。一般认为腺癌对放射敏感性比鳞状细胞癌略差，如病情许可，主张对腺癌尽量采用手术治疗。

（四）化学治疗

目前，化学治疗主要作为综合治疗的一种手段，疗效较差，多用于晚期子宫颈癌的姑息治疗或手术后辅助治疗。亦可配合放射治疗，以增加放射敏感性，提高疗效。

常用的化学治疗药物有数十种，但以环磷酰胺、氟尿嘧啶的临床效果较肯定。博来霉素、多柔比星和硝卡芥的缓解率亦较高。此外，丝裂霉素（MMC）、甲氨蝶呤、长春新碱、羟基脲、噻替哌、苯丁酸氮芥、梅法兰（melphalan）等，均有不同程度的疗效。给药的方法有全身用药、局部用药和区域性化疗3种。由于宫颈癌的病变多局限于盆腔，有些学者设计向供应肿瘤局部的主要血管灌注化疗药物，以提高局部药物浓度，增强疗效。

（五）中医中药治疗

中药治疗能够改善患者的全身状况，增强机体的免疫功能，减轻症状，延长寿命，为综合治疗的措施之一。

【预后与展望】

通常宫颈癌的发展较慢，如能早期发现、早期诊断、早期治疗，手术和放射治疗的效果比较肯定，其预后较其他系统癌症为好。

公认影响宫颈癌预后的重要因素包括肿瘤分级、盆腔淋巴结转移、浸润深度和淋巴血管间隙的侵犯。一般来说，越是晚期患者预后越差。累积资料表明，Ⅰ期患者5年存活率为75%～90%，Ⅱ期为50%～70%，Ⅲ期为30%～35%，Ⅳ期为10%～15%。

经过数十年的研究，虽然我国在宫颈癌的防治方面取得了显著成绩，但回顾过去，展望未来，还有许多工作要做。

1. 探索最佳普查方案　普查是国际上公认的可以降低宫颈癌发病率的措施之一，但我国人口众多，进行一次普查将花费巨大的人力、物力和财力，为此，研究适合我国国情的最佳普查方案是迫切需要解决的问题。

2. 病因学研究　宫颈癌的病因尚不清楚，虽然近年来各国都致力于研究3种病毒即HSV-2型、HPV及HCMV与宫颈癌发生的关系，并取得了一定的成果，但尚未得出最后的结论，尚不能证实哪一种病毒是宫颈癌的病因。除病毒以外，还有其他因素如吸烟、性传播疾病等与宫颈癌发生的关系，都是需要进一步研究的问题。

3. 探索新的辅助诊断方法及肿瘤标记　常用的宫颈癌辅助诊断方法有多种，效果较肯定。但在极早期病例尚无明显症状及体征者应用这些诊断方法，有时仍可发生漏诊或误诊。为了进一步提高早期诊断率，有必要研究新的、更简单、有效的辅助诊断方法及宫颈癌特异且敏感的肿瘤标志物。

此外，应恰当应用手术和放射治疗，适当加用化学治疗，以进一步提高治疗效果和降低并发症。同时应做好预防工作，普及防癌知识，提高妇女的自我保健意识，定期开展妇女病普查，从而降低宫颈癌的发病率。

第三节　卵巢癌

卵巢癌是妇科常见的恶性肿瘤，可发生于任何年龄。在女性生殖系统肿瘤中卵巢癌发病率约占27%，但病死率却位居首位。据统计，近20年来卵巢癌发病率以每年0.1%的速度增长，并随年龄增加而升高。由于卵巢深居腹腔两侧，早期症状不明显，70%的病例就诊时已属晚期。因此，卵巢癌已经成为严重威胁妇女健康的恶性肿瘤。掌握和了解卵巢癌的发病率以及发病的高危因素，已成为妇科肿瘤医师筛查和诊治卵巢癌的一个重要方面。

【诊断】

（一）临床表现

卵巢癌多发生于围绝经期妇女，35岁以上者多发生卵巢上皮性癌，而35岁以下者多发生生殖细胞类恶性肿瘤。

1. 症状

（1）下腹不适或盆腔下坠：可伴食欲缺乏、恶心、胃部不适等胃肠道症状。

（2）腹部膨胀感：卵巢癌即使临床早期也可以出现腹水，或肿瘤生长超出盆腔，在腹部可以摸到肿块。

（3）压迫症状：肿块伴腹水者，除有腹胀外还可引起压迫症状，如横膈抬高可引起呼吸困难、不能平卧、心悸；由于腹内压增加，影响下肢静脉回流，可引起腹壁及下肢水肿；肿瘤压迫膀胱、直肠，可有排尿困难、肛门坠胀及大便改变等。

（4）疼痛：与良性肿瘤发生蒂扭转、破裂、嵌顿、感染等所引起的突发性腹痛不同。恶性卵巢瘤可能由于瘤内的变化，如出血、坏死、迅速增长而引起相当程度的持续性胀痛。在检查时可发现其局部有压痛。

（5）由于肿瘤的迅速生长，患者营养不良及体力的消耗，患者可呈贫血、消瘦及形成恶病质的体征，此常是卵巢恶性肿瘤的晚期症状。

（6）因转移所产生的相应症状：如肺转移而产生干咳、咯血、胸腔积液及呼吸困难；骨转移可产生转移灶局部的剧烈疼痛，局部有明显压痛点；肠道转移者可有大便变形、便血，严重者因发生不可逆的肠梗阻而死亡。

2. 体征　早期卵巢癌患者只有在肿块体积超出盆腔后才能偶然发现，尤其在膀胱充盈时在耻骨联合上方可扪及肿块或在妇科检查时发现盆腔肿块。若在直肠子宫陷凹部位检查到不规则结节，提示为恶性肿瘤种植病灶。并发腹水者腹部可扪到移动性浊音，应与卵巢良性肿瘤的胸腔积液、腹水相鉴别，恶性肿瘤腹水多为血性；有时在锁骨上、腹股沟部位可扪及肿大的淋巴结，绝经后妇女即使扪到一个与绝经前妇女相同的正常大小卵巢时，也应高度怀疑肿瘤生长，需做进一步检查。

（1）腹内肿块：为中等大以下的腹内肿块。如无并发症或恶变，其最大特点为可动性，往往能自盆腔推移至腹腔。肿块一般无触痛，但如有并发症或恶变，则不仅肿块本身有压痛，甚至出现腹膜刺激症状。

（2）腹水征：腹水存在常为恶性肿瘤的特征，但良性囊肿，如卵巢纤维瘤及乳头状囊腺瘤亦可产生腹水。

（3）内分泌症状：如多毛、声音变粗、阴蒂肥大等为男性化囊肿。

（4）恶病质：其特征是腹部极度膨大、显著消瘦、痛苦的面部表情及严重衰竭。

3. 常见并发症　卵巢癌常见并发症有肿瘤破裂、出血、继发感染、贫血、肿瘤侵犯肠壁所致癌性肠梗塞绞痛等。

（二）辅助检查

1. 超声诊断　卵巢位于盆腔的深部，常规的妇科检查不能发现正常卵巢或较小的卵巢肿瘤。超声诊断技术为卵巢癌的诊断提供了重要的诊断依据。卵巢恶性肿瘤声像图具有以下特征：①均为实性或囊实性回声；②具体图像可呈多样性，表现为回声不规则，肿瘤壁薄厚不均，不规则；③表面粗糙，可有囊内或向壁外生长之实性团块；④卵巢恶性肿瘤常伴腹水回声。

（1）浆液性囊腺癌：声像图特征是囊性为主的囊实性结构。肿瘤早期形态规则，边界清晰。晚期当肿瘤发生周围浸润时，可以表现为形态不规则，边界部分区域不清，囊壁厚度不均匀。局部可见等回声或高回声突起实质性结构，一般向囊腔内突起，少数可以突向囊腔以外，实质部分往往内部回声不均匀、表面不规则、蒂基底部较宽，实质部分可以发生缺血坏死，从而局部形成小的不规则囊腔。彩超检查示实质性部分血管分布紊乱、扩张、阻力降低，晚期可伴腹水。

（2）黏液性囊腺癌：声像图特征是囊性为主的囊实性结构，形态不规则，同浆液性囊腺癌相似，囊壁厚度不均匀。局部可见等回声或高回声突起实质性结构，一般向囊腔内突起，少数可以突向囊腔以外，实质部分往往内部回声不均匀、表面不规则、蒂基底部较宽，实质部分可以发生缺血坏死，从而局部形成小的不规则囊腔，液体部分可有细小光点回声。彩超显示实质性部分血管分布紊乱、扩张、阻力降低。晚期可伴腹水。

（3）内胚窦瘤：超声特征为不规则的实性为主的囊实性

结构。囊性部分边缘不规则，内部有回声光点，呈细小密集状，其分布受体位影响。实质性部分呈现为细小的、分布均匀的等回声，内部可见小的不规则囊腔，一般肿瘤体积较大，经阴道超声可能仅观察肿瘤的一部分。彩超检查实质性部分内部血管扩张明显，阻力降低。

（4）无性细胞瘤：肿瘤一般为实质性结构，内部回声不均匀，呈花瓣状，可见高回声纤维分隔（小叶），叶间为恶性肿瘤组织，回声稍低。彩超显示内部血管扩张、阻力降低。肿瘤内可以发生缺血坏死，从而形成不规则的低回声区或无回声区。

（5）颗粒细胞瘤：肿瘤为圆形或卵圆形，形态规则或呈分叶状，肿瘤内部回声均匀，极少数瘤体内局部可发生出血坏死，并形成小囊腔结构。由于大剂量雌激素的扩张血管作用，瘤体内部血管扩张明显，阻力下降。子宫由于雌激素作用，表现为子宫体轻度增大、内膜增厚和子宫血流的增加。

（6）转移性卵巢肿瘤：转移性卵巢肿瘤声像图特征为双侧性实质性肿块，一般两侧肿瘤大小、形态基本相似，呈肾形；形态不规则，表面呈波浪状。剖面上为实质性回声，可见多个小囊腔分布在实质性部分中，局部出血、坏死可以形成相对较大的不规则的囊性结构。彩超检查示肿瘤内部血管分布较原发性卵巢恶性肿瘤明显减少，血管阻力降低不明显。

2. 计算机断层扫描（CT）及核磁共振（MRI）　计算机体层扫描自 1972 年发明以来，迅速应用于临床。因其具有极好的密度分辨率，并且是断层成像，避免了 X 线片像的重叠，所以广泛应用于各个系统。对于女性盆腔的检查也有其一定价值。但如果与超声和 MRI 相比，其价值较小，再加上 CT 扫描有辐射损害，故不是首选，特别是卵巢占位性病变。磁共振成像（MRI）因其极高的软组织分辨率，又没有辐射损害，极有助于女性生殖系统的检查，但其费用较贵是其缺点。MRI 还有多种成像参数，并且仍在不断的发展，对于卵巢占位的诊断具有一定优势，目前超声仍被多数人认为是首选的影像学检查方法。

CT 的特点是容易区分脂肪组织、钙化、骨化、液体和其他软组织。MRI 软组织分辨率更高，缺点是对钙化和骨化显示不佳。

（1）CT 表现：原发性卵巢癌与转移性卵巢癌可发生于单侧或双侧附件，多为囊实性肿块，肿块巨大时难以区分是否来自卵巢；肿块形态不规则，部分呈分叶状，增强时有明显变化。多房囊性肿块，囊腔内可有增厚的间隔，并且可见乳头状突起，增强后可见囊壁或间隔强化。

即使少量腹水 CT 也能发现，腹水 CT 值可高于普通液体。大网膜转移时常呈饼样软组织影，边界不清，密度不均，常位于横结肠和前腹壁间。腹腔内广泛播散时，呈不规则软组织肿块或结节，与肠襻不能区分，有时还可见到腹膜假性黏液瘤。对其他脏器的转移灶，CT 也能很好地显示，最常见的是肝转移，CT 表现为肝内单发或多发的低密度区，边界虽清楚但不锐利，增强后边缘更加清晰。一般转移灶强化程度较弱，密度比正常肝组织低很多，少数情况下也能见到钙化性转移。淋巴结转移主要位于主动脉周围和髂外淋巴结、髂总淋巴结，可见淋巴结增大，多发或单发均可，有时多发肿大的淋巴结融合成团块状。

（2）卵巢癌 MRI 表现：盆腔内或范围更大的软组织肿块与子宫分界不清。根据肿块内成分及有无坏死可表现为不同信号。恶性肿瘤侵犯盆腔可导致正常脂肪信号被软组织取代，也可显示有长 T_1、长 T_2 信号（液体信号）的腹水，有时可以明确显示转移灶。肝转移呈略长 T_1 和长 T_2 信号，增强扫描呈所谓"牛眼征"。CT 和 MRI 都能对卵巢癌的术前分期有帮助，MRI 由于其极高软组织分辨率和任意面成像，特别是近年来正在逐步推向临床的类 PET 技术，即全身弥散加权成像技术对恶性肿瘤盆腔淋巴结转移有较大价值。

3. 正电子发射断层扫描（PET） 由于卵巢癌的早期临床表现往往不明显，故多数患者在发现时已处于进展期。目前，妇科检查、B 超和血清 CA125 仍是早期发现卵巢癌的主要手段，而 CT、MRI 等检查多用于进一步评估肿瘤转移情况，但由于腹部结构复杂，病灶与正常结构对比度较差，对于种植转移灶的检出效果不佳。有研究发现，多数卵巢癌[18]F-FDG 摄取明显增高，只有少数恶性程度处于临界状态的肿瘤由于代谢较低而不易检出，<1cm 的病灶以及存在坏死和囊性变的病灶，由于组织较少，也不易检出。尽管如此，[18]F-FDG PET 确实可以无创地检测出许多 B 超、CT、MRI 等常规影像学检查不易发现的肿瘤转移病灶，在卵巢分期等方面具有一定优势。

^{18}F-FDG PET/CT 显像除在探测淋巴结转移和远端转移方面具有很高的临床价值，在评价肿瘤复发方面的应用也取得了较好的效果，在判断卵巢癌复发方面[18]F-FDG PET 显像具有较高的灵敏度和特异性，但在对缺损区的定位方面[18]F-FDG PET 显像易受肠道正常摄取和膀胱内放射性的干扰，PET/CT 显像可以很好地帮助定位及区分盆腔和腹部病理性或生理性摄取。

4. 肿瘤标记物检查 卵巢癌是当前死亡率最高的妇科恶性肿瘤，由于临床症状不明显，加之缺乏有效的早期诊断方法，致使 70% ~80% 的患者确诊时已属晚期。肿瘤标志物分为体液肿瘤标志物和细胞肿瘤标志物。肿瘤标志物在肿瘤筛查、诊断、判断预后和转归、评价治疗疗效和高危人群随访观察等方面都具有较大的实用价值。

（1）CA125：正常人血清 CA125（RIA）的阳性临界值为 35kU/L。20 多年来，CA125 作为上皮性卵巢癌标志物，在临床上得到广泛应用。已经证实，血清 CA125 水平的改变不仅与肿瘤分期、恶性程度、组织学类型以及细胞分化有关，而且和疾病的进展或消退密切相关。血清 CA125 水平下降后复升往往提示卵巢癌复发的危险，约 70% 的卵巢癌患者其血清 CA125 水平在复发的临床证据出现前 4~6 个月即可升高。因此，在卵巢癌的随诊中应连续监测血清 CA125 的动态变化。但 CA125 血清浓度上升还可见于 1% 健康妇女，3%~6% 的良性卵巢疾患或非肿瘤患者，其中包括孕早期（3 个月）、月经经期、子宫内膜异位、急性输卵管炎等良性疾病和其他恶性肿瘤，如浆液性子宫内膜样癌、透明细胞癌、输卵管癌等。总而言之，肿瘤标志物 CA125 特异性并不强，不能单独用于卵巢癌的早期筛查。

（2）CA19-9：该抗体能和一类与肿瘤相关的糖类抗原起反应，该单抗识别的抗原命名为糖类抗原 CA19-9。阳性临界值为血清 <37U/ml。在消化系统的恶性肿瘤中血清 CA19-9 水平明显升高。但它并非肿瘤细胞所特有，可存在于正常组织细胞上。

（3）CP 2（癌蛋白 2）：CP 2 为一种类似 CA125 的肿瘤标记物，与 CA125 抗原决定簇不同，但其生物学及临床特性与 CA125 极为相似。检测试剂盒由美国 Maxgene 公司生产，在卵巢上皮癌诊断中灵敏度高于 CA125，特异性略低于 CA125。有研究表明，对少数 CA125 不高的患者 CP 2 具有重要的补充作用。

（4）绒毛膜促性腺激素（hCG）：非妊娠妇女 <7mU/ml，是存在于胎盘中的糖蛋白激素，分子量为 45 000Da。血清 hCG 是诊断和监测滋养细胞肿瘤的重要指标。它是诊断早孕，监测先兆流产、异位妊娠的良好指标；早期绒毛膜上皮细胞癌、葡萄胎时，血中 hCG 明显高于早孕的水平，经过化学治疗或刮宫治疗后，如果 hCG 下降不明显，提示治疗效果不佳。治疗后 hCG 下降，以后又见升高，提示复发；在卵巢原发性绒

毛膜癌 hCG 也升高；由于 60% 以上的非精原细胞瘤患者体内 hCG 上升，免疫学方法可测定 hCG 的 β 亚单位，β-hCG 的测定可监测非精原细胞瘤的治疗及复发情况，甚至有些肿瘤复发可在临床体征出现前几周或几个月监测出；在部分畸胎瘤和胚胎性肿瘤中 hCG 也可升高。对于妇科恶性肿瘤，除了测定完整的 hCG、游离的 β 亚单位外，还可测定尿与血中的促性腺激素的片段，称为 β 核心（β-core）。联合测定尿中 β-core 与血中 CA125 可对临床卵巢癌的诊断提供有意义的信息。

（5）甲胎蛋白（AFP）：正常参考值为血清 0 ~ 25μg/L。AFP 是与卵巢恶性生殖细胞肿瘤相关的肿瘤标志物，由胚胎的卵黄囊及不成熟的肝细胞产生的一种特异性蛋白，胚胎血清中可测出高水平的 AFP，随着胚胎发育成熟，血清内 AFP 相应减少，至出生后数日或数周即不能测出，正常血清内亦不能测出 AFP。卵巢卵黄囊瘤的组织来源是胚外结构卵黄囊，可产生大量的 AFP，故卵黄囊瘤患者血清 AFP 浓度很高，其浓度与肿瘤消长有关，是诊断和治疗检测时的重要标记物。虽然血清 AFP 和 hCG 的检测对卵巢内胚窦瘤和卵巢绒毛膜癌有明确诊断的意义，但卵巢恶性生殖细胞肿瘤的最后确诊还是依靠组织病理学的诊断。

（6）神经细胞特异性烯醇化酶（NSE）：血清正常参考值 < 15μg/L。血清 NSE 是神经内分泌肿瘤的特异性标志物，如神经母细胞瘤、甲状腺髓质癌和小细胞肺癌（70% 的患者 NSE 升高）。NSE 已作为小细胞肺癌的重要标志物之一。卵巢未成熟畸胎瘤及无性细胞瘤也可使血清 NSE 值增高，其阳性率分别为 50% 及 83%。卵巢未成熟畸胎瘤所含的未分化组织成分中，以神经组织最为常见，故可产生 NSE。卵巢无性细胞瘤患者血清 NSE 升高的原因目前尚不清楚。

（7）性激素的测定：卵巢性索间质瘤中的各种不同组织类型的肿瘤，有一部分具有分泌性激素的功能。颗粒细胞瘤、卵泡膜细胞瘤及环管状性索间质瘤可分泌雌激素，浆液性瘤、黏液性瘤或纤维上皮瘤有时可分泌一定量的雌激素。近年来，不少研究还发现它们尚可同时分泌孕激素；卵巢支持 – 间质细胞瘤及卵巢硬化性间质瘤可分泌雄激素，血内睾酮浓度升高，有些肿瘤还可同时分泌雌激素。这些分泌性激素的肿瘤，在切除肿瘤以后，血内激素水平随之下降；当病情复发时，激素水平又上升，故可作为监测病情的肿瘤标记物。

5. 腹腔镜检查　随着腹腔镜技术的进步，其在卵巢肿瘤的诊治中亦得到了越来越广泛的应用。在内镜直视下能早期明确诊断，直接看到肿块大体情况，并可对整个盆、腹腔以及横膈部位进行观察，在可疑部位进行多点活检，抽吸腹腔液行细胞学检查，可用以判断肿瘤性质、浸润范围、协助分期及观察疗效。但巨大肿块或粘连性肿块禁忌行腹腔镜检查。腹腔镜检查无法观察腹膜后淋巴结。

（三）诊断要点

卵巢癌早期症状不明显，所以早期诊断有赖于定期普查。

1. 病史　应特别询问过去有无盆腔肿块史或近来肿物增长情况。40 岁以上的妇女有消化道症状而原因不明者，应行妇科检查。

2. 全身检查　可发现腹部肿块，腹水征阳性。

3. 妇科检查　宫旁肿块，实性或囊实性，不规则，活动度差，常为双侧性。三合诊发现后穹窿结节或肿块。

4. 辅助检查

（1）B 超检查：了解盆腔包块的大小、囊实性、良恶性及有无腹水。

（2）细胞学检查：通过腹腔穿刺取腹水查瘤细胞。

（3）免疫学诊断：癌胚抗原在卵巢上皮性癌尤其是黏液性癌中升高明显，有参考价值。甲胎蛋白升高有助于卵巢内胚窦瘤的诊断。卵巢上皮性癌的单克隆抗体及多克隆抗体如

CA125 应用有助于早期诊断。

（4）腹腔镜或剖腹探查：能在直视下观察盆腔的病变性质、范围，并做活检。

（四）鉴别诊断

1. 子宫内膜异位症 其形成的粘连性肿块及子宫直肠凹陷结节与卵巢肿瘤很难鉴别，前者常有进行性痛经、月经过多、经前不规则阴道出血等，试用激素治疗可有效辅助诊断，B 超检查、腹腔镜检查是有效的辅助诊断方法，有时需剖腹探查才能确诊。

2. 盆腔结缔组织炎 有流产或产褥感染病史，表现为发热、下腹痛，妇科检查附件区组织增厚、压痛、片状肿块达盆壁。用抗生素治疗症状缓解、肿块缩小。若治疗后症状、体征无改善，肿块反而增大应考虑为卵巢恶性肿瘤，B 超有助于鉴别。

3. 结核性腹膜炎 常合并腹水，盆、腹腔内粘连性肿块形成，多发生于年轻、不孕妇女。多有肺结核史，全身症状有消瘦、乏力、低热、盗汗、食欲缺乏、月经稀少或闭经。妇科检查肿块位置较高，形状不规则，界限不清，固定不动。叩诊时鼓音和浊音分界不清。B 超检查、X 线检查多可协助诊断，必要时行剖腹探查确诊。

4. 生殖道以外的肿瘤 需与腹膜后肿瘤、直肠癌、乙状结肠癌等鉴别。腹膜后肿瘤固定不动，位置低者使子宫或直肠移位，肠癌多有典型消化道症状，B 超、钡剂灌肠等有助于鉴别。

5. 转移性卵巢肿瘤 与原发性卵巢肿瘤不易鉴别。若在附件区扪及双侧性、中等肾形、活动的实性肿块，应疑为转移性卵巢肿瘤。若患者有消化道症状，有消化道癌、乳腺癌病史，诊断基本可成立，但多数病例无原发性肿瘤病史。

【治疗】

卵巢癌与盆、腹腔内其他恶性肿瘤如大肠癌、胃癌的治疗原则有根本的区别。肿瘤细胞减灭术和铂类为基础的联合化学治疗是卵巢癌治疗的基本原则。肿瘤盆、腹腔内广泛播散并不是手术禁忌证，而应该尽可能地切除原发肿瘤和转移病灶，满意的细胞减灭术是使单个的最大的残留病灶直径不超过1cm。手术不仅是最有效的治疗方法，而且是明确诊断、确定分期最可靠的手段。

（一）手术治疗

手术是卵巢癌的主要治疗手段，手术方式应根据组织类型、患者年龄和生育状况、病变范围等区别对待。现代妇科肿瘤学的观点认为，任何期别的卵巢癌患者都应接受一次手术机会，除非患者伴有严重的心肺功能异常难以耐受手术，或少数Ⅳ期不愿意接受手术者。首次手术的适应证：①剖腹探查术；②转移灶的活检；③原发灶及转移灶切除；④置腹腔化学治疗管；⑤肠道梗阻的解除及造口等。

卵巢癌的手术类型复杂，根据不同的情况可以选择不同的手术方式。手术类型根据时间前后，分为以下几种。

1. 初次肿瘤细胞减灭术 即通常意义上的肿瘤细胞减灭术。手术范围包括全子宫双侧附件大网膜阑尾以及肠转移灶的切除。为满意地切除肿瘤，子宫切除方法经常需要采用腹膜外途径，整块切除肿瘤和肿瘤累及的侧腹膜、子宫膀胱和子宫直肠腹膜反折。大网膜的切除应切至横结肠的根部，甚至连同肿瘤累及的小网膜一并切除，特别是要注意切除有肿瘤转移结肠肝曲和脾曲的大网膜，因该部位手术视野不易暴露而常常被遗漏。

2. 中间性肿瘤细胞减灭术（ICR） 指首次手术未能或不能做到满意的肿瘤细胞减灭术，通过短暂的化学治疗（一般为3个疗程），剔除肿瘤继续发展的病例后而进行的再次手术治疗。新辅助化学治疗后的首次肿瘤细胞减灭术与该手术有相似之处，但两者不能等同，因为 ICR 是不满意的首次肿瘤细胞减灭术的延续，手术程序更接近 2 次肿瘤细胞减灭术，而新辅助化学治疗后的手术程序还是属于严格意义上初次肿瘤细胞减灭术的范畴。

3. 二次剖腹探查（SLL） 是指经系统的首次治疗后，临床完全缓解，影像检测手段如 B 超、CT 等未发现肿瘤病灶，为了解确切的治疗效果和决定是否停止化学治疗而施行的第二次手术。SLL 是卵巢癌疗效评估最直接、最可靠的方法。时间一般选择在术后化学治疗完成 6 个疗程后。

4. 二次细胞减灭术 包括 ICR、复发性卵巢癌（持续缓解至少 6 个月）、SLL 术中以及进展性卵巢癌（持续缓解不到 6 个月）的细胞减灭术等 4 种类型。因进展性卵巢癌的二次手术对生存期的改善没有任何价值，因此，目前不主张对这部分患者进行第二次细胞减灭术。

5. 姑息性手术 目的是解除晚期肿瘤症状。术前要判断引起梗阻的部位，能不能通过改道手术解除症状。例如，盆腔肿块压迫直肠导致梗阻，可以行结肠造口；梗阻在回盲部或升结肠，可以行小肠和结肠的端侧吻合或侧侧吻合，以解除梗阻症状。

（二）化学治疗

卵巢癌对化学治疗敏感，51%的患者对铂类联合化学治疗有良好的反应。

1. 化学治疗指征 ①Ia、Ib 期，细胞分化差；②Ic 期以上；③手术前，伴有大量腹水或有远处转移；④治疗后；⑤二次手术探查阳性者，包括细胞学检查呈阳性；⑥进展性卵巢癌。

2. 新辅助化学治疗 目的是为了控制腹水或转移灶，缩小肿瘤，有利于手术切除，一般不超过 3 个疗程。采用腹腔化学治疗、介入化学治疗或静脉化学治疗。

3. 术后辅助化学治疗 是卵巢癌重要的治疗措施之一。

目的是诱导缓解和巩固治疗效果，一般应用 6 ~ 9 个疗程。PAC 方案：顺铂（DDP）、多柔比星、环磷酰胺（CTX）；或 PT 方案：顺铂、紫杉醇为卵巢上皮癌的一线化学治疗药物。常用的化学治疗方案及剂量见表 8-5。

表 8-5 卵巢癌化疗的常用方案

病理类型	化学治疗方案
上皮癌	PAC 或 PC 方案
	DDP 20mg/m², 第 1 ~ 3 日
	（ADM 40 mg/m², 第 1 日）
	CTX 270mg/m², 第 1、第 3 日
	PT 方案
	DDP 20 mg/m², 第 1 ~ 3 日
	TAX 135 mg/m², 第 1 日
生殖细胞肿瘤	PEB 方案
	DDP 20mg/m², 第 1 ~ 3 日
	VP-16 100mg/m², 第 1 ~ 3 日
	BLM 10mg/m², 第 1 ~ 3 日
	PVB 方案
	DDP 20mg/m², 第 1 ~ 3 日
	VCP 1.5mg/m², 第 1 日
	BLM 10mg/m², 第 1 ~ 3 日
	VAC 方案
	VCR 1.5mg/m², 第 1 日
	ACTD 400μg, 第 1 ~ 3 日
	CTX 5 ~ 7 mg/m², 第 1 ~ 3 日

DDP. 顺铂；ADM. 多柔比星；CTX. 环磷酰胺；TAX. 紫杉醇；VP-16. 依托泊苷；BLM. 博来霉素；VCR. 长春新碱；ACTD。放线菌素

4. 化学治疗药物

（1）一线化学治疗：卵巢癌常将铂类为基础的联合化学治疗作为一线化学治疗，包括首次治疗时的腹腔化学治疗、新辅助化学治疗和术后辅助化学治疗，以及肿瘤复发后铂类药物敏感者继续选用的铂类联合化学治疗。首次细胞减灭术

后的化学治疗分为诱导缓解、巩固治疗。诱导缓解的目的是消灭残留病灶，达到临床完全缓解。巩固治疗是在诱导缓解的基础上，进一步巩固治疗效果所采用的化学治疗。

（2）二线化学治疗：常用非铂类药物，包括紫杉醇等单药用在卵巢癌的复发或铂类耐药后的治疗。卵巢癌复发后的化学治疗亦称挽救化学治疗。紫杉醇是常用药物，对铂类耐药者，它的有效率达到 19%～36%，其他的二线化学治疗药物还有异环磷酰胺、拓扑特肯、伊立替康（CPT-Ⅱ）、吉西他滨、脂质体多柔比星以及口服的依托泊苷等。

此外，卵巢癌亦可进行腹腔化学治疗和介入化学治疗。术前腹腔化学治疗可以减少腹水，术后腹腔化学治疗可以杀灭盆、腹腔内微小残留灶，全身反应轻，但对有明显肠粘连者不宜选用。选用的药物有 DDP 与 5-Fu 或 DDP 与 VP16 联合，每周重复。腹腔化学治疗的主要获益者是满意的细胞减灭术后的病例。选择性应用介入化学治疗，可控制盆腔内较大的病灶，缩小肿瘤，缓解肿瘤压迫症状。

（三）放射治疗

放射治疗可用于卵巢无性细胞瘤术后的辅助治疗，但卵巢无性细胞瘤对化学治疗也高度敏感，特别是需要保存生育功能的年轻妇女，化学治疗已逐步取代放射治疗。放射治疗已不是卵巢上皮癌的常规治疗手段，目前主要用于卵巢癌的姑息性治疗，如控制肿瘤进一步发展、缓解疼痛或出血症状等。根据肿瘤范围，可以给予盆腔和（或）腹腔的放射治疗，包括腹主动脉旁淋巴结区域的放射治疗。卵巢癌锁骨上淋巴结转移、脑转移或骨转移者可用放射治疗作为姑息治疗。

（四）复发性卵巢癌的治疗

卵巢癌复发指卵巢癌患者首次治疗后临床缓解，并且持续 6 个月以上，再次出现盆、腹腔病灶，称为卵巢癌复发。早期卵巢癌复发的时间界定是连续缓解 2 年以上。卵巢癌经过系统的首次治疗后，约48%的病例出现肿瘤复发。盆腔或腹腔内孤立的复发病灶首选手术治疗，对铂类药物敏感者术后仍可以选用铂类联合化学治疗或改用二线化学治疗；铂类耐药者则应改用二线化学治疗，也可以直接采用二线化学治疗。缓解期在1年以上的卵巢癌二次细胞减灭术有肯定的治疗价值，但术后需要有有效的二线化学治疗的配合。孕激素和抗雌激素类药物治疗卵巢癌的总体疗效在10%～15%，不能耐受化学治疗或对多种化学治疗药物耐药者，选择内分泌治疗。

第九章

骨、软组织及皮肤肿瘤

第一节　骨　肉　瘤

骨肉瘤是恶性的成骨性肿瘤，是除多发性骨髓瘤外最常见的骨恶性肿瘤。每年发病率为 2 ~ 3/100 万，其高发年龄为 10 ~ 20 岁，男性多于女性。骨肉瘤的病因尚不明确。但有几种危险因素已被确定，包括遗传因素、放射治疗及化学治疗的因素，以及肿瘤、外伤和矫形置入物等因素。中年以上发生者多继发于 Paget 病、骨巨细胞瘤和纤维性骨结构不良等。

【诊断】

(一) 临床表现

骨肉瘤最突出的特点是转移极早，好发部位是长管骨的干骺端、股骨远端和胫骨近端。

1. 症状　骨肉瘤最常见的临床表现是疼痛。疼痛在早期较轻，为暂时性或间隙性隐痛，以后逐渐加重，变为持续性疼痛，最后可以变为剧烈疼痛，疼痛以夜间较明显。如肿瘤侵犯邻近的关节，使关节出现不同程度的功能受限，表现为屈伸疼痛和受限以及跛行等。10% ~ 20% 的骨肉瘤在初次诊断时已有远处转移，其中 90% 转移到肺。骨肉瘤发生肺转移，可表现为咳嗽、咯血及胸痛等症状。

2. 体征　局部肿胀，早期可无肿胀或有轻度肿胀，以后逐渐加重。肿块的质地因肿瘤类型不同而不一样。局部压痛明显。

（二）辅助检查

1. 影像学检查

（1）X线：根据X线片表现，骨肉瘤病变周围梁模糊或骨密度增加，并引起骨膜反应性成骨。肿瘤突破骨皮质，进入软组织形成瘤块影。常见有三角形骨膜成骨，称为Codman三角。

（2）CT和MRI：用于判断肿瘤有无远处转移、跳跃转移，肿瘤对周围侵犯及沿髓腔蔓延。

2. 组织病理学检查　手术切除后标本均应常规进行组织病理学检查，以进一步确定诊断。

3. 实验室检查　血碱性磷酸酶（AKP）在骨肉瘤患者中往往增高，这与肿瘤组织内AKP的含量高相一致。AKP的高低通常与疗效和预后有一定的关系。

（三）诊断与分期

1. 诊断要点　临床上根据患者的年龄、症状和体征，结合X线检查和（或）CT、MRI检查即可确立临床诊断。最后确诊必须通过组织病理学检查。胸部影像学检查很重要，一经确诊为骨肉瘤，胸部CT检查是推荐的标准检查。

2. 分期

（1）骨肿瘤的TNM分期

T　　　原发肿瘤。

T_x　　原发肿瘤不能确定。

T_0　　未发现原发肿瘤。

T_1　　肿瘤最大径≤8cm。

T_2　　肿瘤最大径＞8cm。

T_3　　在原发部位有非连续的肿瘤。

N　　局部淋巴结转移。

N_x　　局部淋巴结转移不能确定。

N_0　　无局部淋巴结转移。

N_1　　有局部淋巴结转移。

M　　远处转移。

M_0　　无远处转移。

M_1　　有远处转移。

M_{1a}　　肺转移。

M_{1b}　　其他远处转移。

G　　病理学分级。

G_x　　病理学分级不能确定。

G_1　　高分化。

G_2　　中分化。

G_3　　低分化。

G_4　　未分化。

注：尤因肉瘤和恶性淋巴瘤均分入 G_4。

R　　残存肿瘤。

R_x　　残存肿瘤状态不能确定。

R_0　　没有残存肿瘤。

R_1　　显微镜下残存肿瘤。

R_2　　肉眼残存肿瘤。

（2）骨肿瘤的临床病理分期

Ⅰa 期　　　$G_{1,2}$，T_1，N_0，M_0

Ⅰb 期　　　$G_{1,2}$，T_2，N_0，M_0

Ⅱa 期　　　$G_{3,4}$，T_1，N_0，M_0

Ⅱb 期　　　$G_{3,4}$，T_2，N_0，M_0

Ⅲ 期　　　任何 G，T_3，N_0，M_0

Ⅳa 期　　　任何 G，任何 T，N_0，M_{1a}

Ⅳb 期　　　任何 G，任何 T，N_1，任何 M

任何 G，　　任何 T，任何 N，M_{1b}

（四）鉴别诊断

骨肉瘤有时需与骨纤维肉瘤、急性与慢性骨髓炎、网织细胞肉瘤、软骨肉瘤及骨转移癌相鉴别。

【治疗】

（一）治疗原则

对于低分级的骨肉瘤，手术治疗是主要的治疗方法。对于高分级的骨肉瘤需要进行多学科的联合治疗，即术前 3～4 周期的联合化学治疗，然后进行根治性手术，待伤口愈合后（通常术后 2～3 周）再进行术后化学治疗。

（二）治疗方法

1. 手术治疗　对属Ⅰa 亚型的骨肉瘤可行广泛切除，对Ⅰb 及Ⅱa 可做保肢手术，部分Ⅱb 型仍可考虑保肢手术。对体积较大的高度恶性骨肉瘤，截肢和关节解脱术仍是重要的治疗措施。

2. 化学治疗　骨肉瘤单纯手术治疗（截肢术或保留肢体手术）其 5 年无病生存率均 < 20%。尽管局部复发率很低，但是在诊断时 80% 的患者可能已有微小播散，从而导致远处转移。化学治疗作为骨肉瘤标准治疗的一个部分可以提高无病生存率和总生存率。化学治疗可用于手术前后及姑息治疗。化学治疗的主要目的是消灭微小转移病灶。术前化学治疗可使肿瘤缩小，以利手术进行。姑息化学治疗可减轻症状，延长生存期。

常用的药物有高剂量甲氨蝶呤（MTX）、多柔比星（ADM）、顺铂（DDP）、异环磷酰胺（IFO）等。手术前化学治疗疗程 2～6 个周期，手术后化学治疗疗程为 2～12 个周期。手术后化学治疗方案根据术后病理检查结果决定。

（1）PA 方案：DDP 90mg/m^2，静脉滴注（6 小时以上），

随后给予足够的水化；多柔比星 $75mg/m^2$，静脉滴注（72～96小时），在 DDP 后用药；每 3 周为 1 个周期。

（2）AP + 大剂量 MTX 方案：ADM $25mg/m^2$，静脉注射，第 1～3 天；DDP $100mg/m^2$，静脉滴注（24 小时），第 2 天；MTX $8000mg/m^2$，静脉滴注（4 小时），在用 ADM/DDP 之前 10 天用；CF $12～16mg/m^2$，静脉注射或口服，MTX 开始后 24小时，连用 10 次；每 4～5 周为 1 个周期。

（3）BCD 方案：BLM $15U/m^2$，静脉注射，第 1、第 2 天；CTX $600mg/（m^2 \cdot d）$，静脉注射，第 1、第 2 日；放线菌素 $600\mu g/（m^2 \cdot d）$，静脉注射，第 1、第 2 天；

（4）IE 方案：异环磷酰胺 $3000mg/m^2$，静脉注射（3 小时），第 1～4 日；VP-16 $75mg/m^2$，静脉注射（1 小时），第 1～4 日；每 3～4 周重复 1 次。

（5）T-10 及联合方案

①手术前 T-10 方案：MTX $8～12g/m^2$，静脉注射，第 1、第 8、第 15 和第 22 天（每周 1 次，共 4 周）；CF $10～15mg/m^2$，口服，每 6 小时 1 次，共 10 次，从每次用 MTX 后 20 小时开始，在第 29 天进行手术治疗（在临床允许的情况下）。

②手术后肿瘤分级为 1～2 级者：ADM $30mg/m^2$，静脉注射，每 3 周 1 次，共 2 次；DDP $120mg/m^2$，静脉注射，每 3周 1 次，共 2 次；随后在第 6 周用 BCD 方案，总共重复 2 个周期。

③手术后肿瘤分级为 3～4 级者：MTX $8～12g/m^2$，静脉注射，在第 3 和第 4 周、第 8 和第 9 周；ADM $30mg/m^2$，静脉注射，2 次，第 5 周；随后用 BCD 方案。

3. 放射治疗 骨肉瘤的放射治疗主要用于不能手术或拒绝手术的患者，也可以用于姑息治疗。放射治疗可以与化学治疗联合应用，先对受侵骨行全骨照射至 50Gy 以后，再缩射至原病变范围追加剂量至 60Gy 以上。

第二节 软组织肉瘤

发生于软组织的恶性肿瘤均称为软组织肉瘤。软组织肉瘤是一种解剖部位和组织类型多样化的少见恶性肿瘤，包括纤维组织、脂肪组织、平滑肌组织、横纹肌组织、间皮组织、滑膜组织、血管和淋巴管组织及神经组织等。软组织肉瘤可发生于任何年龄，以 20~50 岁为高发年龄。男性发病略多于女性。软组织肉瘤多发生于肢体、躯干和腹膜后间隙。

目前认为软组织肉瘤不是单一因素所致。引起软组织肉瘤的因素可能有先天性畸形、家族性遗传、异物刺激、化学物质刺激、病毒因素、创伤学说、内分泌因素和放射因素。

【诊断】

(一) 临床表现

软组织肉瘤的主要表现是局部肿块，因肿瘤的部位不同而表现不同的症状。软组织肉瘤位于浅表部位的患者可以触及肿块；位于深部者出现症状较晚；发生于胃肠道者可能引起胃肠梗阻及便血等症状。软组织肉瘤的形状、大小很不一致，可为圆球形或橄榄球形，小者直径为 1~2cm，大者 20~30cm，甚至更大。

部分软组织肉瘤可发生疼痛，疼痛的强度与肿瘤的来源、大小和部位有关。平滑肌肉瘤常有疼痛，滑膜肉瘤和横纹肌肉瘤可有疼痛或无疼痛。脂肪肉瘤大多无疼痛。肿瘤破溃及合并感染者多有疼痛。

(二) 辅助检查

1. CT 和 MRI 检查 由于 CT 或 MRI 检查具有较高的密度分辨率和空间分辨率，可以较清楚地显示软组织肿块。MRI 检查对于肢体、腹腔及腹膜后的软组织肿瘤有较好的分辨率，可以区分肿瘤与周围软组织的关系。

2. 细胞学检查 细胞学检查简单易行。在临床上发现肿块难以定性时,可行细针穿刺细胞学检查。当肿瘤位于体表并有破溃时可直接涂片或刮片进行细胞学检查。

3. 组织病理学 组织病理学检查准确可靠。组织学检查可采用针刺活检、咬取活检及术中组织活检。取材部位以肿瘤组织边缘最佳,注意不要采取坏死组织。术中组织活检,应首先送冷冻切片检查,以便决定手术方式。对于深部肿瘤有区域淋巴结肿大者,可取淋巴结做病理检查。

(三) 诊断与分期

1. 诊断要点 软组织肉瘤的确诊必须通过组织病理学检查。在进行病理分类的同时还应进行组织分化程度的分级。

2. 临床分期

(1) TNM 分期

T   原发肿瘤的体积。

T_x 无法确定原发肿瘤的体积。

T_0 原发肿瘤未扪及。

T_1 原发肿瘤最大直径≤5cm。

T_{1a} 浅表肿瘤。

T_{1b} 深部肿瘤。

T_2 原发肿瘤最大直径>5cm。

T_{2a} 浅表肿瘤。

T_{2b} 深部肿瘤。

N   区域淋巴结。

N_x 局部淋巴结不能评价。

N_0 病理检查无淋巴结转移。

N_1 有淋巴结转移。

M   远处血行转移。

M_x 不能评价远处转移。

M_0 无远处转移。

M_1 有远处转移。

G   病理分级。

R   残存肿瘤。

R_x 残存肿瘤状态不能确定。

R_0 没有残存肿瘤。

R_1 显微镜下残存肿瘤。

R_2 肉眼残存肿瘤。

另外，需要描述有无淋巴及血管浸润。

（2）软组织肉瘤的临床病理分期

Ⅰ期 T_{1a}，N_0，M_0，$G_{1\sim2}$；T_{1b}，N_0，M_0，$G_{1\sim2}$；T_{2a}，N_0，M_0，$G_{1\sim2}$；T_{2b}，N_0，M_0，$G_{1\sim2}$

Ⅱ期 T_{1a}，N_0，M_0，$G_{3\sim4}$；T_{1b}，N_0，M_0，$G_{3\sim4}$；T_{2a}，N_0，M_0，$G_{3\sim4}$

Ⅲ期 T_{2b}，N_0，M_0，$G_{3\sim4}$

Ⅳ期   任何 T，N_1，M_0，任何 G；任何 T，任何 N，M_1，任何 G

3. 临床特征和诊断要点   以下是一些重要的软组织肉瘤临床特征和诊断要点。

（1）纤维肉瘤：好发于中年人，男性比女性多见，其多发于深部软组织，以四肢的大腿和膝部最常见，其次为前臂和小腿，易侵及邻近骨骼。肿瘤常为结节状或分叶状，一般与周围组织分界较清，组织学上纤维肉瘤由类似于成纤维细胞的瘤细胞和含量不等的胶原纤维等组成，病理诊断一般应用 Masson 或 Van Gieson 染色，再用肌源性抗体等排除法来确诊，纤维组织肿瘤目前尚无专一性抗体标记。

（2）恶性纤维组织细胞瘤：是欧美地区发病率最高的恶性软组织肿瘤，在国内以前常被误诊为纤维肉瘤、骨肉瘤等其他恶性肿瘤。该病多发于老年人。恶性纤维组织细胞瘤一般为单发的分叶状肿块，多位于深部软组织，肿块边界清楚，可有假包膜。组织学上一般由发生间变的组织细胞、纤维母细胞瘤、多核巨细胞及炎症细胞组成。病理诊断时对双向分化的恶性纤维组织细胞瘤，应采用纤维与组织细胞两种标记抗体，可应用 Vmentin 和抗胰蛋白酶或抗糜蛋白酶抗体标记。多形性恶性纤维组织细胞瘤与多形性脂肪肉瘤、多形性横纹肌肉瘤较难分辨，可以辅以肌球蛋白等抗体进行区别。

（3）平滑肌肉瘤：以 40~70 岁多发，男性多于女性。部位多发生于子宫和胃肠道的平滑肌组织，而皮肤和皮下的平滑肌肉瘤多发生于四肢。发于皮肤的肿瘤多呈结节状，而发于深部软组织的肿瘤多为不规则或分叶状。免疫组化多采用间接排除法，肌动蛋白、肌浆球蛋白及结蛋白对平滑肌肿瘤标记强阳性，而组织细胞阴性，肌球蛋白和 S-100 蛋白表达阴性排除了纤维组织细胞瘤和神经源性肿瘤以及横纹肌肉瘤的可能。

（4）横纹肌肉瘤：是小儿软组织肉瘤中最多见的一种。不过其发病年龄跨度很大，从新生儿到老年均可发病。横纹肌肉瘤由各种分化程度不同的横纹肌细胞组成，可分为胚胎型、葡萄簇型、梭形细胞型、腺泡型和多形性型。腺泡型横纹肌肉瘤和多形性型横纹肌肉瘤以四肢最常见，而胚胎型横纹肌肉瘤则好发于头颈部与泌尿生殖系统。横纹肌肉瘤病理上如果能找到有横纹的带状肌母细胞，比较易于确诊，但有时难以与软组织恶性淋巴瘤、尤因肉瘤、周围性神经母细胞瘤等鉴别。肌球蛋白抗体是横纹肌比较特异的抗体标记，此外肌浆球蛋白和结蛋白抗体亦可作阳性标记，而白细胞共同抗原（LCA）和 S-100 抗体则能排除淋巴瘤和神经母细胞瘤。

（5）血管肉瘤：男、女发病率相近，可发生于任何年龄组。临床上多表现为无痛性迅速增大的肿块，早期类似于瘀血样斑块，边缘较硬，呈蓝色或紫红色，以后进行性增大隆起，呈丘疹状或结节状。血管肉瘤多为单发，肿瘤为圆形或卵圆形。组织学特点是瘤组织内有许多不规则的血管腔，相互连接吻合形成血管网，血管壁多衬有异形性的内皮细胞。病理上波纹蛋白标记阳性的皮细胞位于网状纤维包围之中是血管肉瘤的一个形态学特点。

（6）滑膜肉瘤：多发于青壮年，男性稍多于女性。发病部位又以四肢大关节为多，尤其是膝关节附近，但较少累及邻近关节，如有侵犯多系肿瘤直接侵犯，发生于关节腔内者很少见。与其他软组织肿瘤相比滑膜肉瘤很少出现疼痛，多表现为生长缓慢的无痛性肿块，肿瘤呈结节状或分叶状。滑膜肉瘤是由纤维型与上皮型两种细胞组成的双向分化肿瘤。

（7）脂肪肉瘤：是常见的恶性软组织肿瘤，在美国其发病率仅次于恶性纤维组织细胞瘤而居第二位，男、女发病率相当，其好发年龄为 40～60 岁，是典型的成人和成年后肿瘤。脂肪肉瘤多发于下肢和深部软组织，有学者认为，中年女性大腿部发现生长较快的肿块应首先考虑脂肪肉瘤。脂肪肉瘤在大小和形态上差异较大，肿块一般边界较清楚，有假包膜。脂肪肉瘤由脂母细胞和前母细胞组成，有高分化型、黏液型、圆细胞及多形细胞型，分化差的脂肪肉瘤远处转移发生率较高，常见的转移部位有肺、肝、骨等。脂肪肉瘤缺乏特异性免疫组化标记抗体，目前只有采用系列性抗体来排除多形性横纹肌肉瘤、恶性纤维组织细胞瘤等一些较难鉴别的肿瘤。

（8）恶性周围神经鞘瘤：以 20～50 岁多见，可继发于神经纤维瘤恶性变。肿瘤生长迅速，常压迫周围神经出现远侧肢体的麻木感和放射性疼痛，以大腿、臀部和锁骨上区较为常见。恶性周围神经鞘瘤一般体积均较大，多为结节状、分叶状或不规则状，边界可清楚或不清楚，常有假包膜。组织学上形态变异较大，免疫组化 S-100、NSE、髓鞘基质蛋白标记均为阳性标志物。

（四）鉴别诊断

遇到软组织包块首先需排除一些非肿瘤性的病变。如血肿，常有外伤史，局部触痛明显，穿刺为血性，经过一段时间血肿机化吸收后逐渐变小；而炎症性包块的红、肿、热、痛表现明显。这些非肿瘤性的病变通过体格检查和询问病史，一般不难做出判断。而肿瘤性的包块需明确病变的性质是良性的还是恶性的。通过对肿块的部位、大小、质地，边界是否清楚，生长速度快慢，是否有区域淋巴结转移等，可以对一部分肿瘤做出初步判断。例如，脂肪肉瘤体积多较大，质软或中等；纤维肉瘤多质硬，生长相对缓慢；滑膜肉瘤生长较快，多位于大关节附近；横纹肌肉瘤多沿纵行肌肉内生长；恶性纤维组织细胞瘤好发于臀部与大腿。而影像学检查往往是鉴别诊断常用的辅助方法，仔细阅片观察有无骨破坏，是否有骨膜反应，肿块是否呈浸润性生长，有无包膜等表现，这些对肿瘤良、恶性的判断多有所帮助。

一旦做出恶性肿瘤的判断，所带来的治疗后果往往是严重的，因此需审慎。组织病理学的诊断是最可靠、也是鉴别诊断的关键，免疫组化标记则可帮助判断肿瘤起源。例如，波形蛋白可用于鉴别癌及肉瘤，角蛋白可用于鉴别间皮肉瘤、上皮样肉瘤、上皮型滑膜肉瘤，结蛋白用于诊断平滑肌源性肿瘤、横纹肌肉瘤、软组织腺泡状肉瘤等，S-100 蛋白主要见于神经源性肿瘤，α_1 抗胰蛋白酶可作为恶性纤维组织细胞瘤的诊断标志，第Ⅷ因子相关抗原（F8）可作为血管瘤及血管肉瘤的诊断标志。

【治疗】

早期发现和早期治疗是软组织肉瘤治疗的关键，正确制订首次治疗方案是获得理想治疗效果的第一步。目前恶性肿瘤的治疗需要多学科的综合，治疗前根据临床表现和影像学资料正确判断病情，合理、有序地选择手术、放射治疗、化学治疗等各种肿瘤治疗手段，方能有效彻底根除原发肿瘤，减少局部复发与远处转移，并且做到最大限度地保存肢体及脏器的功能。

（一）手术治疗

手术治疗是软组织肉瘤的主要治疗手段。合理完善的综合治疗，已使截肢率明显下降，生存率逐年上升。因此，对于肉瘤的综合治疗应于术前即开始考虑应用。如手术前化学治疗、肢体动脉插管化学治疗、局部介入化学治疗、动脉热灌注药物、术前放射治疗等，均应根据不同的治疗模式予以考虑制订。新辅助化疗的应用，可使肿瘤缩小，反应区范围变小，有助于手术实施。外科医师在治疗肉瘤前要充分评估各种治疗措施的利弊，合理综合应用，以达到最佳疗效。

（二）放射治疗

软组织肉瘤对放射治疗并不敏感，单独放射治疗对软组织肉瘤的局部控制率较低，所以放射治疗以往仅为手术后的辅助治疗。近年来，已证实软组织肉瘤的综合治疗要优于任何一种的单一治疗手段，而放射治疗成为综合治疗中的重要一环。

1. 术后放射治疗　指先行局部肿瘤的相应切除手术，待伤口愈合后再进行放射治疗。由于手术后对肿瘤病理类型、恶性程度和侵犯范围有了明确的了解，为放射治疗方案的制订提供了有利的依据，通过对手术残存的肿瘤细胞进行杀灭，可明显降低术后肿瘤的局部复发率。一般而言，对低度恶性肿瘤放射总剂量至少要达到6000cGy，而高度恶性的肿瘤放射总剂量最少为6500～7000cGy。但是，由于手术对肿瘤血供的影响，使得肿瘤细胞乏氧从而降低对放射治疗的敏感性，这成为术后放射治疗的缺点。

2. 术前放射治疗　其目的多因为肿瘤较大，术前放射治疗可缩小肿瘤体积以提高手术切除率。此外，术前放射治疗还可以减少肿瘤血供，杀死肿瘤周围的亚临床灶，从而降低术后的复发和转移。

3. 后装近距离放射治疗 多由外科和放射科医师共同完成，在术中肿瘤被切除后将放射源管置入瘤床，多在手术后3~7天开始进行后装治疗，治疗量于5天左右给完。后装近距离放射治疗常导致伤口难以愈合类的并发症。

（三）化学治疗

由于软组织肉瘤的化学治疗已取得了一定的疗效，可以作为手术及放射治疗的辅助治疗，也是综合治疗的重要手段之一。横纹肌肉瘤、恶性间皮瘤、尤因肉瘤等对化学治疗相对较为敏感。至于化学治疗时机的选择（术前还是术后）目前没有定论。体积较大并且恶性程度高的软组织肉瘤可应用术前化学治疗（新辅助化学治疗），使瘤体积缩小，有利于提高手术切除率以及保肢的可能，还能减少术中扩散。用药方法目前多以局部动脉灌注为主，提高局部药物浓度以增加肿瘤对化学治疗药物的反应率。术后化学治疗已广泛用于软组织肉瘤，尤其是高度恶性的软组织肉瘤。术后短期内应用，可能减少远处转移，提高生存率。至于根治术后使用辅助化学治疗是否能改善生存期尚存有争论。

化学治疗药物环磷酰胺（CTX）、阿霉素（ADM）以及达卡巴嗪（DTIC）是软组织肉瘤治疗中最重要的几个化学治疗药物，不过它们的单药反应率均未超过30%，因此临床上很少使用单药化学治疗。

治疗方案：联合化学治疗方案多以异环磷酰胺（IFO）和ADM为主。

（1）AI方案：ADM $50mg/m^2$，静脉注射，第1天；异环磷酰胺 $5000mg/m^2$，静脉滴注（24小时），第1天（Mesna解救）；每3周重复1次。

（2）MAID方案：ADM $60mg/m^2$，连续输注（72小时）；达卡巴嗪 $1g/m^2$，连续输注（72小时）；异环磷酰胺 $6g/m^2$，连续输注（72小时）；Mesna $10g/m^2$，连续输注（96小时）；

每3周重复1次。

（3）IVA方案：ADM 60mg/m²，静脉注射，第1天；顺铂100mg/m²，静脉滴注，第1天；异环磷酰胺3g/（m²·d），静脉滴注，第1~2天（Mesna解救）。

第三节　黑色素瘤

恶性黑色素瘤是一种来源于黑色素细胞的高度恶性肿瘤。该病起病隐袭，高度恶性，约占皮肤恶性肿瘤的1%。恶性黑色素瘤可见于任何年龄，多见于中、老年人，好发于白色人种。我国恶性黑色素瘤的发病率不高，但有逐渐增高的趋势。

【诊断】

（一）临床表现

1. 症状

（1）恶性黑色素瘤多发生于中年以上尤其是老年人中，以妇女较多，常见于足部、面部、腹部、臀部或颈部等处。

（2）绝大多数患者的恶性黑色素瘤原发于皮肤，少数原发于眼部，偶然原发于口腔、鼻或支气管等上呼吸道黏膜、泌尿生殖道或胃肠道的黏膜、肛门、肝、脾等处。

2. 体征

（1）浅表播散型黑色素瘤：占70%，早期为扁平状，长期生长皮损进一步扩大，周边呈锯齿状。

（2）结节性黑色素瘤：占15%~30%，初起损害是一个红蓝色或蓝黑色丘疹或结节，像是一个血疱或血管瘤，可以溃破出血。

（3）雀斑型：占4%~10%，几乎局限于头颈部，多为棕黄色皮损。

（4）肢端雀斑型：占2%~8%，出现于手掌和足底下，呈棕黄色或褐色，可突然颜色改变。多发生于老年人，侵袭性强。

（二）辅助检查

（1）组织病理学检查，以明确肿瘤病理类型。

（2）X线、超声波等影像学检查，有助于确诊肿瘤有无内脏转移。

（三）诊断与分期

（1）详细了解病史、病程、肿瘤部位、大小、形状、颜色及肿瘤生长的速度，并行全面体格检查及免疫组化（HMB-45）等特殊检查。确诊需经组织病理学检查诊断。

当皮损出现以下变化时，常提示黑色素瘤的可能：①颜色改变；②表面不规则隆起，粗糙，渗液；③周边呈锯齿状；④皮损迅速增长、结痂等。

（2）临床病理分期

①UICC 及 AJCC（2002年）皮肤恶性黑色素瘤 TNM 分期标准

T	原发肿瘤。
T_x	原发肿瘤不能确定。
T_0	无原发肿瘤证据。
T_{is}	原位恶性黑色素瘤。
T_1	肿瘤厚度 1.0mm，有或无溃疡。
T_{1a}	肿瘤厚度 1.0mm 及 Clark Ⅱ 或Ⅲ级，无溃疡。
T_{1b}	肿瘤厚度 1.0mm 及 ClarkⅣ或Ⅴ级，有溃疡。
T_2	肿瘤厚度 1.01～2.0mm，有或无溃疡。
T_{2a}	肿瘤厚度 1.01～2.0mm，无溃疡。
T_{2b}	肿瘤厚度 1.01～2.0mm，有溃疡。
T_3	肿瘤厚度 2.01～4.0mm，有或无溃疡。
T_{3a}	肿瘤厚度 2.01～4.0mm，无溃疡。
T_{3b}	肿瘤厚度 2.01～4.0mm，有溃疡。
T_4	肿瘤厚度 >4.0mm，有或无溃疡。

T_{4a}　肿瘤厚度 >4.0mm，无溃疡。

T_{4b}　肿瘤厚度 >4.0mm，有溃疡。

N　局部区域淋巴结。

N_1　仅 1 个淋巴结转移。

N_{1a}　镜下发现淋巴结转移。

N_{1b}　临床发现淋巴结转移。

N_2　2 ~ 3 个淋巴结转移或淋巴引流区域内转移性病灶。

N_{2a}　镜下发现淋巴结转移。

N_{2b}　临床发现淋巴结转移。

N_{2c}　卫星灶或淋巴引流区域内转移，无淋巴结转移。

N_3　≥4 个淋巴结转移，转移淋巴结融合成团，淋巴引流区域内转移性病灶或卫星灶伴区域淋巴结转移。

M　远处转移。

M_{1a}　皮肤转移、皮下组织转移或远处淋巴结转移。

M_{1b}　肺转移。

M_{1c}　转移到其他器官或其他任何部位远处转移伴血清乳酸脱氢酶（LDH）升高。

②临床分期

0 期　　T_{is}，N_0，M_0

Ⅰ A 期　　T_{is}，N_0，M_0

Ⅰ B 期　　T_{1b}，N_0，M_0；T_{2a}，N_0，M_0

Ⅱ A 期　　T_{2b}，N_0，M_0；T_{3a}，N_0，M_0

Ⅱ B 期　　T_{3b}，N_0，M_0；T_{4a}，N_0，M_0

Ⅱ C 期　　T_{4b}，N_0，M_0

Ⅲ 期　　　任何 T，$N_{1 \sim 3}$ M_0

Ⅳ 期　　　任何 T，任何 N，M_1

③病理分期

0 期　　　T_{is}，N_0，M_0

Ⅰ a 期　　T_{is}，N_0，M_0

Ⅰb 期　　T_{1b}，N_0，M_0；T_{2a}，N_0，M_0

Ⅱa 期　　T_{2b}，N_0，M_0；T_{3a}，N_0，M_0

Ⅱb 期　　T_{3b}，N_0，M_0；T_{4a}，N_0，M_0

Ⅱc 期　　T_{4b}，N_0，M_0

Ⅲ 期　　任何 T，$N_{1\sim3}$，M_0

Ⅲa 期　　T 1~4a，N_{1a}，M_0；$T_{1\sim4a}$，N_{2a}，M_0

Ⅲb 期　　$T_{1\sim4b}$，N_{1a}，M_0；$T_{1\sim4b}$，N_{2a}，M_0；$T_{1\sim4a}$，N_{1b}，M_0；$T_{1\sim4a}$，N_{2b}，M_0；$T_{1\sim4a/b}$，N_{2c}，M_0

Ⅲc 期　　$T_{1\sim4b}$，N_{1b}，M_0；$T_{1\sim4b}$，N_{2b}，M_0；任何 T，N_3，M_0

Ⅳ 期　　任何 T，任何 N，M_1

（四）鉴别诊断

普通痣常呈圆形或卵圆形，将其一分为二，两半对称；边缘规则、光滑、完整，与周围皮肤分界清楚，颜色为棕黄色、棕色或黑色，恶性黑色素瘤常在棕黄色或棕褐色的基础上掺杂粉红色、白色、蓝黑色等多种色彩；普通痣的直径一般都 <5mm。恶性黑色素瘤则为不规则形状，边界参差不齐呈锯齿状，直径常 >5mm。

恶性黑色素瘤还应与其他含有色素的皮肤病损（如老年性色素性疣、硬化性血管瘤、甲下血肿以及色素性基底细胞上皮瘤等）鉴别。与这些疾病相比较，恶性黑色素瘤的病程进展较快，常伴有区域淋巴结肿大。无色素性恶性黑色素瘤表现为无色素沉着的结节样或菜花样块物，有时表现为周围呈虫蚀样的溃疡，常与皮肤癌或软组织肉瘤相混淆，确诊需病理检查。

【治疗】

（一）治疗原则

治疗恶性黑色素瘤的方法有外科手术、放射治疗、化学治疗等。选择治疗方法取决于原发灶的部位、病灶浸润的深度及范围、淋巴结转移的状况及临床分期的情况来选择不同的治疗方法。

(二) 治疗方法

1. 活检手术 对疑为恶性黑色素瘤者,应将病灶连周围1cm的正常皮肤及皮下脂肪整块切除后做病理检查,如证实为恶性黑色素瘤,则根据其浸润深度,再决定是否需行补充广泛切除。一般不做切取或钳取活检。一旦活检手术诊为恶性黑色素瘤后,应立即手术治疗。

2. 原发灶广泛切除 在距离肿瘤附近 1~2cm 的正常皮肤处切除肿瘤。有学者认为,切除范围的直径至少是肿瘤最大直径的 2~3 倍。根治手术还应清除区域性淋巴结。

3. 放射治疗 黑色素瘤对放射治疗相对不敏感,除了某些极早期的雀斑型恶性黑色素瘤对放射治疗有效外,通常放射治疗不是第一选择治疗方式。然而,在 60 岁以上、病变厚度 >1mm 者,放射治疗与手术疗效相近。放射治疗可用于大手术影响到面容者或不能手术的晚期患者。放射治疗可用于治疗转移性病灶。

4. 化学治疗 恶性黑色素瘤对化学治疗药物敏感性欠佳。常用药物有:DTIC、BCNU、HU 等。常用联合化学治疗方案:DDP $50mg/m^2$,静脉注射,第 1~3 天;DTIC $350mg/m^2$,静脉注射,第 1~3 天。据报道,单独使用 DTIC 的有效率为 20% 左右,DDP 仅 15%,但两者合用时的有效率为 32%。

5. 免疫治疗 干扰素、白细胞介素等免疫治疗对部分恶性黑色素瘤患者治疗有效。

6. 其他 近年来,国内外学者应用靶向药物伊马替尼治疗恶性黑色素瘤,疗效显著,但需进一步观察。

第十章

小儿肿瘤 ◀◀◀

第一节 肾母细胞瘤

肾母细胞瘤（Wilms 瘤）是儿童最多见的泌尿系统肿瘤，约占小儿实体瘤的 6.3%。病例见于 7 岁以前，以 2～4 岁最多，成年人及老年人罕见。肾母细胞瘤的致病原因可能与遗传和先天发育畸形有关。

【诊断】

（一）临床表现

1. 症状 临床表现通常是腹部肿块，约占 83%，多是家长在给患儿更衣或洗澡时发现。当肿瘤较大时，可出现腹痛、血尿、发热、贫血等症状。腹痛可因局部肿瘤浸润、肿瘤出血和坏死、肿瘤压迫周围脏器而引起。

2. 体征 腹部肿块多位于上腹部一侧，肿块表面光滑，中等硬度，多无压痛，较固定。肿瘤增大引发压迫症状，如下肢水肿、腹壁静脉曲张。另外，还可有高血压、精索静脉曲张、疝气、睾丸增大、库欣综合征、胸腔积液等表现。

（二）辅助检查

1. B 超检查 可作为首选的筛选性检查，了解肿块是否来自肾及对侧肾是否正常，肾静脉、下腔静脉内有无瘤栓。

2. 静脉肾盂造影　可见患侧肾盂、肾盏被挤压、移位、拉长、扩张、变形或破坏。

3. CT 或 MRI　能提供精确的肾及腹膜后解剖图像，显示肿瘤的性质、范围和对邻近组织是否有侵犯，对腹主动脉旁淋巴结的转移情况有诊断意义。

4. 胸部 X 线片　可发现肺转移。

（三）诊断与分期

1. 诊断要点　婴幼儿上腹部包块，一般无全身症状。超声波检查、静脉肾盂造影及 CT 或 MRI 检查见肿瘤位于肾内，诊断可确立。

2. 分期

（1）Ⅰ期：肿瘤局限于肾内，完整切除，肾被膜完整，术中肿瘤无破裂、无残留。

（2）Ⅱ期：肿瘤已扩展达肾周围组织，但可全部切除，肿瘤已浸润假被膜达肾软组织，肾外静脉内有瘤栓。术前曾做过穿刺或活检但仅限于肾窝，切除边缘无肿瘤残留。

（3）Ⅲ期：腹部残留非血源性肿瘤。

①肾门、主动脉旁淋巴结受侵。

②弥漫性腹腔播散，术前或术中肿瘤散落。

③腹膜有肿瘤种植。

④镜检或肉眼检查有肿瘤残留。

⑤局部浸润重要脏器，肿瘤未能全部切除。

⑥手术前或手术中不能确定肿瘤破裂到腹腔。

（4）Ⅳ期：转移瘤经血行转移至肺、肝、骨、脑或腹腔、盆腔外的淋巴结转移。

（5）Ⅴ期：双侧肾母细胞癌。

（四）鉴别诊断

本瘤应与神经母细胞瘤、畸胎瘤和肾盂积水相鉴别。

1. 神经母细胞瘤　腹部的神经母细胞瘤应与肾母细胞瘤

鉴别。前者腹部肿块表面凹凸不平、固定、质硬。常出现早期远处转移，X 线片见肿块内有泥沙样钙化，B 超、肾盂造影见肿块位于肾外。

2. 畸胎瘤 病程长，肿块光滑，呈囊实相间，腹部 X 线片可见骨骼、牙齿影或成片、成块状钙化灶。B 超检查见肿瘤位于肾外。

3. 肾囊肿或肾积水 肿块表面光滑，囊性感，透光试验阳性，B 超检查可鉴别。

【治疗】

（一）治疗原则

肾母细胞瘤对放线菌素 D 及放射治疗均非常敏感，因此，手术联合放射治疗和（或）化学治疗是该病治疗的基本原则。

1. 良好型

（1）Ⅰ期、Ⅱ期：手术 + 化学治疗（ACD + VCR）18 周。

（2）Ⅲ期：手术 + 化学治疗（ACD + VCR + ADM）24 周 + 放射治疗（10 ~ 20Gy）。

2. 间变型

（1）Ⅰ期：手术 + 化学治疗（ACD + VCR）18 周。

（2）Ⅱ期、Ⅲ期：手术 + 化学治疗（ACD + VCR + ADM）24 周 + 放射治疗（10 ~ 20Gy）。

3. 预后差的组织结构和所有Ⅳ期 手术 + 化学治疗（ACD + VCR + ADM）24 周 + 放射治疗（20Gy）。合并有肺转移的患者行全肺放射治疗（12Gy）。全肺照射后立即给予的化学治疗剂量应减少 50%。

4. Ⅴ期 先化学治疗，病灶缩小后再行部分肾切除术。

（二）治疗方法

1. 手术治疗 能够手术切除的肿瘤应及时进行手术。如术中有残留应放入银夹，以便进行术后放射治疗定位。少数肿瘤过大，估计切除有困难时应采用术前短期化学治疗、放射治疗或两者联合应用，肿瘤缩小后再手术切除。对已有远处转移的病例，如原发肿瘤能切除则切除，因为转移灶经放射治疗或化学治疗后部分病例还能达到根治。双侧肾母细胞瘤的治疗主张一侧手术加术后放射治疗，另一侧用放射治疗20Gy后再用化学治疗。

2. 放射治疗 有研究证实，术后放射治疗开始时间超过10天会使腹部肿瘤复发危险增加，因此要注意放射治疗时机。术后放射治疗主要针对Ⅱ、Ⅲ、Ⅳ期的患者，但对于年龄＜1岁，病变为Ⅰ、Ⅱ期者术后不做放射治疗。Ⅱ期术后瘤床照射20Gy，1岁以内的婴儿用10Gy。Ⅲ期伴腹部播散者，应做全腹照射至15Gy。残留大块肿瘤时，应追加照射5～10Gy。预后差的组织结构，放射治疗量按年龄进行调节至12～40Gy。

3. 化学治疗 常用化学治疗药物有放线菌素（ACD）、长春新碱（VCR）、多柔比星（ADM）、顺铂（DDP）。根据治疗原则，可选择下列药物及方法化学治疗。

放线菌素15μg/（kg·d），连用5天，每6周重复1次，2个疗程后每3个月重复1次。单次极量为400μg。VCR 1.5mg/（m^2·d），每周1次，连用10次，此后每2周1次，单次极量为2mg。

ADM 40mg/（m^2·d），每4周1次，总量为300～400mg/m^2，可与ACD交替应用。

CTX 400～600mg/（m^2·d），每4周1次，可与其他药物交替应用。

第二节 神经母细胞瘤

神经母细胞瘤是儿童中最常见的原发于颅外的实体瘤，其特点是临床表现的异质性。90%以上的神经母细胞瘤患儿是10岁以前被诊断的，男性发病率略高于女性，诊断中位年龄为22个月。

【诊断】

（一）临床表现

1. 症状

（1）常见症状：最常见是腹部肿块，儿茶酚胺增高会出现多汗、潮红、头痛、高血压。

（2）局部压迫症状：颈部肿瘤压迫星状神经节引起Horner综合征，表现为患侧瞳孔缩小，上睑下垂。胸部肿瘤位于后纵隔，生长到一定程度时可影响肺扩张，从而出现咳嗽、呼吸道感染、吞咽困难及循环障碍。腹部肿块压迫症状表现为消化功能障碍、食欲减退、呕吐等。盆腔肿瘤压迫直肠或膀胱，引起便秘或尿潴留。

（3）转移症状：本病常发生血液性转移或淋巴结转移，其发病率为62%。骨、肝、骨髓、肺及皮肤是最常见的转移部位。转移至颅骨、眼眶时局部出现瘀斑和隆起，有时引起眼球突出。骨转移多侵犯长骨骨骺端、颅骨、脊柱、骨盆、胸骨等部位，常因骨痛、关节痛而懒于行走，甚至出现病理性骨折。骨髓转移表现为难治性贫血、出血及血小板减少。转移至皮肤形成皮下结节，还可转移至肝、脑、肺等。

2. 体征 腹部肿块多位于上腹部，质较硬，表面凸凹不平，边界不清楚，不活动。该瘤血管丰富，质脆，易破裂，常因内出血急诊就医。原发于颈部者，常表现为无痛性肿块。在有转移的患儿常见眶周瘀斑。

（二）辅助检查

1. 实验室检查 晚期患儿可见中度至重度贫血，少数患儿有血小板减少。儿茶酚胺及代谢物可在尿液中测得。

2. 特殊检查

（1）X线检查：部分患儿X线片见肿瘤区微细的沙粒状钙化。X线胸片表现为后纵隔增宽影像，有骨转移者骨摄片可见不同程度的骨质破坏。

（2）静脉肾盂造影：肿块位于肾外，肾被肿瘤挤压移位，出现肾盂变形和肾盂积水。

（3）超声波检查：可显示肿瘤大小、性质、有无钙化等。

（4）CT 及 MRI 检查：可显示肿瘤大小、位置与周围脏器的关系，提示是否能手术切除。

（5）骨髓穿刺涂片检查：有骨髓转移者可找到小网形或卵圆形癌细胞。

（6）骨 ECT 检查：能较早地发现骨转移征象。

（三）诊断及分期

1. 诊断要点　7 岁以内小儿发现腹部肿块或原发的椎旁肿瘤，肿块坚硬，表面凸凹不平，固定；X 线片见肿瘤内有沙粒状钙化；尿香草扁桃酸（VMA）及高香草酸（HVA）增高；骨髓像可见转移的肿瘤细胞呈菊花团样。

2. 分期　国际神经母细胞瘤分期系统（INSS）。

Ⅰ期：局限的肿瘤可完整切除，有或无镜下残留病变；有代表性的同侧淋巴结镜下未见肿瘤组织（与病变相连或与原发病变一起切除的淋巴结可能为阳性）。

ⅡA 期：局限的肿瘤不能完整切除，同侧有代表性的非黏附的淋巴结镜下阴性。

ⅡB 期：局限的肿瘤，完整或不完整切除，同侧非黏附的淋巴结发现肿瘤，对侧肿大的淋巴结必须阴性。

Ⅲ期：不能切除的单侧肿瘤已浸润过中线（以脊柱为界），有或无局部淋巴结受累；或局限性单侧肿瘤有对侧淋巴结转移；或中线肿瘤（不可能）浸润累及双侧或通过淋巴结累及两侧。

Ⅳ期：任何原发肿瘤有远处淋巴结、骨、骨髓、肝、皮肤或其他器官（Ⅳs 期限定的除外）转移。Ⅳs 期，局限化原发肿瘤（如 Ⅰ、Ⅱa、Ⅰb 期），播散仅限于皮肤、肝或骨髓

（恶性有核细胞不到10%，限于不到1岁的婴儿）。

（四）鉴别诊断

本瘤应与肾母细胞瘤、急性白血病等相鉴别。

1. 肾母细胞瘤　本瘤与神经母细胞瘤一样，病程较短，但该瘤肿块表面光滑，腹部 X 线片罕见肿瘤内钙化点，静脉肾盂造影见肾盂、肾盏拉长变形，超声波检查显示肿瘤在肾内。

2. 急性白血病　神经母细胞瘤发生骨髓浸润时，表现为中、重度贫血，血小板减少，易误诊为急性白血病，但后者骨髓像中肿瘤细胞为非菊花团样肿瘤细胞，而为各种幼稚的血源性肿瘤细胞，无其他实体肿瘤存在。

【治疗】

（一）治疗原则

Ⅰ期　切除原发肿瘤。手术完整切除者不加用放射治疗和化学治疗。

Ⅱ期　尽量切除原发肿瘤，术后酌情化学治疗。

Ⅲ期　尽可能切除肿瘤，术中安置银夹定位，术后化学治疗和放射治疗。但肿瘤过大时，应术前化学治疗，待肿瘤缩小，再择期手术。

Ⅳ期　术前化学治疗，病例缓解者进行延期手术，术后化学治疗和放射治疗。

Ⅳs期　手术切除原发肿瘤，术后化学治疗。

（二）治疗方法

治疗原则是低危组除非有脊髓压迫或呼吸系统压迫者需接受短程化学治疗，一般仅行手术治疗。中危组能接受原发肿瘤切除及标准化学治疗。高危组治疗分为强化诱导治疗、清髓治疗、微小残存灶治疗。

1. 手术治疗　神经母细胞瘤手术指征的掌握，强调肿瘤诊断的准确性和切除可能性的判断。临床判断原发肿瘤可能切除而全身情况允许者均应争取一期完整切除肿瘤；而临床表现不典型、诊断不确定者，均应手术探查，病理活检明确诊断。

腹部神经母细胞瘤患儿多采用横切口，充分暴露肿瘤与周围组织的关系。I期肿瘤的包膜完整，与周围组织无浸润、粘连，力争完整切除肿瘤。II及III期肿瘤常与脊柱旁组织有粘连，需仔细剥离，而与肿瘤重要血管及器官粘连明显者，不必强调为追求肿瘤完全切除而强行剥离，更不主张广泛切除周围累及器官，即使残留部分肿瘤，可在术后化学治疗后再行二次手术。

纵隔神经母细胞瘤多与脊柱旁沟、肋间隙及大血管蒂有粘连，但由于纵隔神经母细胞瘤常恶性程度较低，多数可以完整切除；椎旁及椎管内哑铃状神经母细胞瘤，一旦有肌张力改变、括约肌失禁等神经症状，应急诊行椎板切除术，并仔细清除椎管内肿瘤，而椎管外肿瘤，可以一期同时切除，多数为椎管内切除后即行化学治疗，待神经症状缓解、椎管外肿瘤缩小后再行二期手术；颈部及盆腔肿瘤常与血管、神经及直肠、膀胱等器官关系密切，一期完整切除常有困难，可予术前化学治疗后再行手术切除。腔静脉血栓形成者，术前化学治疗后可有明显缩小，甚至消失。根治术中欲去除瘤栓时，均应在明视下血管阻断后切开取栓；较长血栓或暴露困难者均应在体外循环下切开取栓，以防术中血栓脱落。

术前化学治疗后的延期手术，要点是完整切除肿瘤。包括沿大血管解剖、完整切除肿瘤的外伸浸润部分和转移的淋巴结；残留肿瘤化学治疗后二次手术的要点是争取肿瘤切除的同时，对区域淋巴结进行清扫和可能残留肿瘤细胞的"肿瘤床"的剥除。

2. 放射治疗 ①对中危者手术后或化学治疗后进展、二次手术肿瘤残存者需放射治疗。②高危者接受清髓化学治疗、全身放射治疗、骨髓移植可显著改善预后；③未完全切除或淋巴结有浸润的病例术后可行放射治疗；④姑息性放射治疗给予 20Gy，即可缓解症状。

3. 放学治疗 化学治疗在低危组中仅用于复发或有症状者；中危组接受中等强度化学治疗后可获得长期生存；清髓治疗合并骨髓移植是高危组的标准治疗。

常采用 VCR、CTX、ADM、DDP 及 Vm-26 等。常采用联合化学治疗 OPEC 方案：VCR 1.5mg/m^2，静脉注射，第 1 天；CTX 600mg/m^2，静脉注射，第 1 天；DDP 60mg/m^2，静脉滴注，第 2 天（必须水化）；Vm-26 150mg/m^2，静脉滴注，第 4 天。